KARSTEN DUSSE

ACHTSAM **MORDEN** DURCH BEWUSSTE ERNÄHRUNG

KARSTEN DUSSE

ACHTSAM **MORDEN** DURCH BEWUSSTE ERNÄHRUNG

ROMAN

HEYNE

MIX
Papier | Fördert gute Waldnutzung
FSC® C014496

Penguin Random House Verlagsgruppe FSC® N001967

Originalausgabe 01/2024

Neumarkter Str. 28, 81673 München
Printed in Germany
Umschlaggestaltung: © Cornelia Niere, München
Umschlagabbildung: © Cornelia Niere unter Verwendung von Shutterstock.com (Arctic ice, Alex Lukin, mrspopman 1985)
Herstellung: Mariam En Nazer
Satz: satz-bau Leingärtner, Nabburg
Druck und Bindung: GGP Media GmbH, Pößneck
ISBN: 978-3-453-27387-0

www.heyne.de

Für Lina

»Anfang und Wurzel alles Guten ist die Freude des Magens.
Selbst Weisheit und alles, was noch über sie hinausgeht,
steht in Beziehung zu ihr.«

EPIKUR,
PHILOSOPHIE DER FREUDE

INHALTSVERZEICHNIS

HAUPTSPEISE

AMUSE-GUEULE

PROLOG

»Lebenslügen haben dicke Beine.«

JOSCHKA BREITNER,
SCHÖNER WOHNEN IM EIGENEN KÖRPER

GEWALT IST WIE eine Packung Kinderpflaster: Manchmal braucht man sie zur Ersten Hilfe. Als Jurist war mir klar, dass Gewalt auch bei der Nothilfe grundsätzlich nicht grob unverhältnismäßig angewendet werden sollte. Dass ich dem Zopf tragenden Vollidioten vor dem Zooausgang aus zehn Metern Entfernung zielgenau mein Handy an die Schläfe geworfen hatte, war sicherlich grob unverhältnismäßig. Verhältnismäßig wäre gewesen, ihm aus einem Meter Entfernung mit einer Motorsäge zunächst die Arme und dann ein Bein abzusägen, um dem dann dümmlich herumhüpfenden Rumpf wertungsfrei und liebevoll beim Ausbluten zuzusehen. Das mag nach einer brutalen Gewaltfantasie klingen, aber die schlichte Realität war: Der Zopfmann hatte gerade versucht, meine Tochter zu entführen.

Dass ich ihn trotzdem lediglich mit meinem Handy gestoppt hatte, hatte zwei einfache Gründe: Zum einen waren Motorsägen im Zoo verboten. Jedenfalls für Besucher.
Zum anderen hatte mich mein eigener Körper daran gehindert, mich dem Gangster überhaupt nur auf Motorsägen-Entfernung zu nähern. Für Verfolgungsjagden taugte meine irdische Hülle anscheinend nicht mehr. Ich war nicht dick. Jedenfalls hatte ich mir das bis zu diesem Zeitpunkt noch eingeredet. Ich war lediglich ein wenig überernährt und untertrainiert. *Dick* begann erst ab einem Gürtelloch weiter und einer Hosenweite größer. Leider waren der seit Monaten zu enge Gürtel und die seit Wochen zu enge Hose ein nicht unwesentlicher Grund

für meine Immobilität. Obwohl ich mit Adrenalin vollgepumpt war, überkamen mich auf dem 800-Meter-Sprint vom Zoorestaurant bis zum Zooausgang nach 200 Metern Seitenstechen, nach 400 Metern Kurzatmigkeit und nach 600 Metern Bluthochdruckrauschen in den Ohren. All das komplettiert durch einen refluxbedingten Reizhusten nach den ersten drei Schritten. Dass ich trotz alledem am Zooausgang wenigstens auf Handy-Wurfentfernung zu dem Verbrecher aufschließen konnte, der mein Kind an der Hand hielt, hatte rein hormonelle Gründe: Adrenalin.

Mit dem Schläfenwurf hatte ich einen reinen Glückstreffer gelandet. Ich war nie ein guter Werfer gewesen. Zu meiner grenzenlosen Erleichterung schrie der Kriminelle aber sofort laut auf und ließ meine Tochter Emily instinktiv los, um nach seiner Stirn zu greifen. Zu meiner innigsten Freude zeigte sich dort eine klaffende Wunde, die sich auf der Stelle mit Blut füllte.

»Hau ab, Locke, der Typ ist wahnsinnig!«, rief plötzlich ein Kerl auf der anderen Seite der Zooausgangsdrehtür.

Mit meinem hochroten Kopf, meinem fiepsenden Japsen und den wild um mich schlagenden Armen musste ich ausgesehen haben wie ein Hummer, der von einem verblödeten Koch falsch herum ins kochende Wasser gesteckt worden war.

Der *Locke*-Rufer stand vor dem Zooeingang neben einem zum Eisstand umfunktionierten Lastenfahrrad. Anstelle des Lastenkorbes war eine große Kiste zwischen die beiden Vorderräder montiert worden, mit einer silbernen Kuppel darauf, einem Sonnenschirm darüber und der Aufschrift *Eis* daran. An der Vorderseite der Kiste stand eine Klappe sperrangelweit offen. Groß genug, um ein Kind in die Kiste zu stoßen. Offenbar gehörten Zopfmann *Locke* und der Eismann zusammen. Der Ruf von Letzterem riss Locke aus seiner irritierten Starre, und er löste den Blick von seiner blutverschmierten Hand. Er schaute zum Eismann, zu mir, auf das Handy, das vor ihm auf dem Boden lag. Dann rannte er ohne Emily in Richtung Ausgang weg. Nicht

ohne sich vorher noch kurz nach meinem Handy gebückt zu haben, um es einzustecken. Der Eismann ergriff mit seinem Rad ebenfalls die Flucht.
Keuchend überwand ich die letzten zehn Meter zu meiner Tochter. Ich nahm Emily in die Arme. Sie zuckte zusammen. Erst als ich ihr die Kopfhörer abnahm, die ihr der Entführer aufgesetzt hatte, und ihr die von innen mit Panzerband zugeklebte Kindersonnenbrille absetzte, erkannte mich meine Tochter.
»Papa, was ist los? Ist die Überraschung schon zu Ende?«, fragte sie mich überrascht.
Was auch immer ihr Locke erzählt hatte, damit sie mit ihm ging, Emily schien gar nicht bemerkt zu haben, dass sie entführt werden sollte. Aus den Kopfhörern ertönte ein Kinderlied: »Komm, wir nehmen den Zug zum Zoo, und der Elefant macht so: Täterä-Täterätätä, Täterä-Täterätäta, Täterä…tä…Tät…er…«
Die Bluetoothverbindung zur Playlist des flüchtenden Täteräters brach offensichtlich ab.

Meine völlige Erschöpfung wich dem Gefühl endloser Liebe. Dankbar nahm ich meine Tochter in die Arme. Gott sei Dank schien sie nicht im Ansatz zu verstehen, welche Panik gerade von mir abfiel. Dieses völlige Glücksgefühl hätte ich mit keiner Entspannungstechnik der Welt erreichen können.
Doch die wolkenlose Erleichterung, Emily gerettet zu haben, wurde schnell überlagert von den Schatten dreier sich deutlich am Horizont abzeichnenden Problem-Kumulanten.

Zunächst einmal: Ich hatte keine Ahnung, von wem und aus welchem Grund Emily soeben hatte entführt werden sollen. Ganz grob ließ sich sicherlich sagen, dass da wohl irgendwelche Humanismus-Versager ein Kind instrumentalisieren wollten, um die Interessen von Erwachsenen durchzusetzen. Ich würde diese Typen finden und ebenso grob dafür sorgen, dass sie eine Vorstellung davon bekämen, welche Folgen derartige Tabubrüche mit sich brachten. Kein Kind war Spielball von Erwachsenen. Schon gar nicht meine Tochter.

Ganz offensichtlich stellte ich zudem selbst ein sich auftürmendes Problem dar: Form und Zustand meines Körpers hatten mich in meiner Mobilität derart eingeschränkt, dass ich meine Tochter nur mit Mühe – und einer großen Portion Stresshormonen – vor einer elementaren Gefahr bewahren konnte. Ich wusste, dass ich meine Ernährung seit über einem Jahr ziemlich hatte schleifen lassen. Ich konnte aus dem Inhalt einer Chipstüte mehr Befriedigung herauskitzeln als aus dem Anblick meines nackten Spiegelbilds. Aber wenn ich im Badezimmer über das Waschbecken guckte, hatte ich bislang immer wieder Ausreden parat, warum ich an dem Körper im Spiegel ad hoc nichts ändern müsste. Von »Also von vorne betrachtet, eingeatmet und mit nach hinten gelehntem Oberkörper geht's doch noch« über »Na und? Was soll dieser Körper auf dem freien Markt denn noch leisten müssen? Ich gehe auf die fünfzig zu und habe ja schon ein Kind!« bis hin zu »Mit diesem Körper bin ich aktiver Teil der Body-Positivity-Bewegung. Diese Wampe ist mein Mitgliedsausweis bei den Guten« hatte ich jede Ausrede parat, meinen Körper abgekoppelt vom Bruttoinlandsprodukt wachsen zu lassen. Damit war es jetzt vorbei. Deutlicher als mit der nur um Haaresbreite verhinderten Entführung meiner Tochter hätte mir auch ein Herzinfarkt nicht aufzeigen können, dass die Realität meines Körpers diametral meinen emotionalen Bedürfnissen entgegenstand.

Und zu guter Letzt musste ich schlicht und ergreifend das Handy wiederhaben, das ich dem Schurken gerade an den Kopf gedonnert hatte. Minuten vor der Entführung hatte ich damit noch die im Tigergehege versteckte Marihuanaplantage fotografiert, die mein nicht ganz legales Firmenkonsortium gerade eröffnet hatte. Diese Fotos durften nicht in falsche Hände geraten. Waren es aber anscheinend gerade.

Ich spürte, wie meine körperliche Erschöpfung einer körperlichen Anspannung wich. Einer Anspannung, die ich am nächsten Tag mit meinem Entspannungscoach würde besprechen müssen. Vielleicht könnten wir dabei ja auch ein ganz kleines bisschen an meinen Gewaltfantasien arbeiten. Und irgendwie meine Einstellung zum Thema Ernährung besprechen.
Damals wusste ich noch nicht, wie wunderbar Ernährung, Entspannung und das Auflösen von Gewaltfantasien miteinander kombiniert werden können.

VORSPEISE

1 RILKE

»Es gibt keine dicken Seelen. Es gibt nur zarte Seelen, die sich in einem dicken Körper nicht wohlfühlen.«

JOSCHKA BREITNER,
SCHÖNER WOHNEN IM EIGENEN KÖRPER

NOCH EINE WOCHE vor der versuchten Entführung meiner Tochter ließen sich alle Probleme in meinem Leben auf einen einzigen Knopf reduzieren: den Knopf an meiner Jeans. Den über dem Reißverschluss. War der Knopf auf, war ich glücklich. War der Knopf zu, war ich es nicht. Dank Achtsamkeit hatte ich meine Mitte gefunden. Der Knopf wies mich immer wieder schmerzhaft darauf hin, dass sich die Ränder meines Körpers offensichtlich immer weiter von dieser Mitte entfernten.
Ich hatte seit längerer Zeit dieses Rilke-Gefühl. Alles bei mir drehte sich um meine Mitte. Und zwar in so kleinen Kreisen, dass ich gar nicht bemerkte, wie Gitterstäbe aus Ereignislosigkeit, Genügsamkeit und Homeoffice an mir vorüberzogen. Den Willen, der ab und an zwischen diesen Gitterstäben hindurch in die erfrischenden Gefahren der Freiheit entweichen wollte, betäubte ich mit Nahrung. So lange, bis mein Körper nicht mehr durch die selbst gesetzten Stäbe passte.
Dank meines Achtsamkeitscoaches Joschka Breitner hatte ich gelernt, Stresssituationen wertungsfrei und liebevoll zu begegnen. Ich wusste, welchen Einfluss mein inneres Kind auf mein Verhalten hatte. Ich war auf dem Jakobsweg dem Sinn des Lebens näher gekommen. Dank Osho wusste ich es zu schätzen, im Hier und Jetzt zu leben.
Mangels akuter Probleme hatten wir den Coachingrhythmus inzwischen auf eine Sitzung alle zwei bis drei Monate heruntergefahren. Nächsten Donnerstag war wieder einer dieser Termine, auf die ich mich regelmäßig freute.
Aber seit ich in mir selbst ruhte, fehlte mir vor allem eines: Bewegung. Geistig wie körperlich.

Immer wenn der Knopf zu war, wurde mir das schmerzhaft bewusst. Es gab Tage, an denen beschränkte sich mein Bewegungsradius auf das Treppenhaus des Altbaus, in dem ich wohnte. Das Treppenhaus verband alle meine Lebensbereiche miteinander. Ganz oben, in der dritten Etage, unter dem Dach, wohnte ich. In der Etage darunter befand sich meine Rechtsanwaltskanzlei. In der ersten Etage wohnte Sascha, ein Freund und Arbeitskollege. Im Erdgeschoss befanden sich die Räumlichkeiten des von ihm geleiteten Kindergartens, den ich regelmäßig zum Mittagessen aufsuchte. Ich konnte ganze Tage innerhalb meines Wohnhauses verbringen und zwischen Familienleben, Arbeit, Freundschaft und Freizeit wechseln, ohne auch nur ein einziges Mal die Hose schließen zu müssen.

Der einzige Mensch, der mühelos zwischen den Stäben durchkroch und meinen künstlichen Käfig mit Realität flutete, war meine Tochter Emily. Wenn sie, wie heute, bei mir übernachtete, kreiste ich nicht um mich, sondern um sie. In einer gemeinsamen Umlaufbahn mit meiner Ex-Frau. Dass es dabei zu keinerlei Kollisionen kam, lag nicht nur an unserem guten Verhältnis zueinander, sondern auch an unserer guten elterlichen Kommunikation. Wenn sich zwei unterschiedliche Kinderzimmer ein perfektes Kind teilen, dann geht das manchmal nicht ohne logistische Absprache. So wie heute. Während ich mit offener Hose am Schreibtisch meiner Kanzlei saß und zum x-ten Mal die Homepage meiner bevorzugten Tageszeitung aktualisierte, ohne dass sich die Nachrichtenlage der Welt dadurch auch nur einen Hauch änderte, klingelte mein Handy. Es war Katharina, meine Ex-Frau.

»Ist morgen nicht Spieletag in der Schule?«, fragte sie mich ohne langwierige Begrüßungsfloskeln.

Seit Emilys Einschulung vor über einem Jahr hatten wir als Eltern gelernt, uns das Denken in Mon-, Diens-, Donners- oder Freitagen abzugewöhnen. Die Schulwoche teilte sich im Wesentlichen auf in Spiele-, Kuscheltier- und Maltage, an denen, statt Unterricht, Lieblingsspiele oder Lieblingskuscheltiere mitgebracht werden konnten und Lieblingsbilder gemalt wurden. Aufgelockert wurde diese liebevolle Distanz zum Unterricht durch Ausflugs- und Projekttage. Alles, was mich nach eineinhalb Jahren Grundschulalltag tatsächlich noch gewundert hätte, wäre gewesen, wenn es mal eine einzige Woche voller ganz normaler Schultage mit Unterricht gegeben hätte.

»Keine Ahnung«, erwiderte ich. »Diese Woche ist irgendein Projekttag mit Theaterstück *und* ein Spieletag. Aber wann was ist ... Stand das nicht in dem Elternbrief?«

»Ist der bei dir?«

»Hast du den nicht?«

Ich war nie ein Freund von digitaler Kommunikation gewesen. Aber auf den Rechnern von zwei getrennt lebenden Eltern wären zwei PDF-Dateien mit Schulterminen der gemeinsamen Tochter wahrscheinlich weniger schnell verloren gegangen als ein einzelner, auf Ökopapier ausgedruckter Elternbrief im Ranzen einer Achtjährigen beim Pendeln zwischen zwei Kinderzimmern. Katharina löste sowohl das Problem der Verantwortlichkeit für das Verlieren des Elternbriefes als auch der daraus folgenden Konsequenzen pragmatisch.

»Da wir nicht am Telefon klären können, wo du den Elternbrief hingelegt hast, tun wir einfach so, als sei jeder nächste Tag Spieletag. Emily will *Kroko-Doc* mit in die Schule bringen. Ich schmeiß dir den Karton gleich kurz rein, damit sie ihn morgen mitnehmen kann, okay?«

»*Kroko-Doc* ... Das ist dieses Russisch Roulette für Kinder, richtig?«, erinnerte ich mich. Alle Spieler mussten im Wechsel einem Plastik-Krokodil einen Zahn im Mund eindrücken – so lange, bis durch einen Zufallsmechanismus das Maul zuschnappte und der betroffene Spieler rausflog. Toll für einen Spieleabend. Nichts, wofür der Staat Grundschulen errichten musste.

»Richtig«, bestätigte Katharina. »Ich bin in zehn Minuten vor der Tür. Kommst du runter?«

Ich schaute auf die Uhr. In zehn Minuten wäre ohnehin Cateringzeit im Kindergarten. Eine Uhrzeit, die mir mein Magen mit einem Grummeln bestätigte. Wie üblich, wenn ich alleine schlief, hatte ich heute noch nichts gefrühstückt.

»Alles klar, bis gleich«, verabschiedete ich mich von der Mutter meiner Tochter.

Ich würde von Katharina an der Haustür das Spiel entgegennehmen und dann im Anschluss gleich im Kindergarten im Erdgeschoss etwas essen gehen. Ich würde durch einen einzigen Gang die Treppe hinunter zwei Dinge erledigen können. Das war der Unterschied zwischen Effizienz und Bewegung.

Noch vor vier Jahren hätte ich mir nichts sehnlicher als die heutige Bewegungsarmut gewünscht. Damals war ich als angestellter Anwalt in einer Großkanzlei tätig gewesen. Dort ganz befreit mit offener Hose rumzulaufen, wäre undenkbar gewesen. Ich betreute damals 24/7 einen einzigen Mandanten, Dragan, einen Großkriminellen. Damals sah ich aufgrund meiner Arbeitszeiten meine Tochter nicht, dafür aber meine Ehe in die Brüche gehen. Ein zu enger Hosenknopf als größtes meiner Probleme wäre mein Paradies gewesen. Dank meines achtsamen Lebenswandels hatte sich all dies fulminant geändert. Ich hatte meinen Mandanten getötet, in der Kanzlei gekündigt, mich in Freundschaft von meiner Frau getrennt, arbeitete als Einzelanwalt und hatte viel Zeit für meine sich prächtig entwickelnde Tochter.

In meinem neuen Leben hatte ich nun alles unter einem Dach.

Und fühlte mich trotzdem wie Rilkes Panther.

In moppelig.

Mein neues Leben hatte seinen Preis. Dessen größeren Teil hatte dankenswerterweise mein krimineller Ex-Mandant bezahlt. Mit seinem Leben. Aber damit mein neues Leben unbehelligt funktionierte, musste ich seitdem vor aller Welt so tun, als würde Dragan noch leben, indem ich seine Geschäfte in dessen Namen als sein Anwalt weiterführte. Diesen Preis musste ich zahlen. Täglich. Ein schlechtes Gewissen hatte ich deswegen nicht. Meine private Haltung zum Verbrechen war rein pragmatischer Natur: Es war nun einmal vorhanden. Auch Staatsanwälte und Polizisten konnten ohne Gewissensbisse einen seriösen Beruf darauf aufbauen. Warum also nicht ich? Früher hatte ich Dragans Verbrechen lediglich als Anwalt vertuscht. Heute musste ich sie zusätzlich auch noch planen. Meine persönliche *Schuld* an den illegalen Handlungen, die ich koordinierte, betrachtete ich rein betriebswirtschaftlich: Ich schaute nicht auf die negative Differenz zwischen meinem Handeln und legalem Handeln. Ich schaute nur auf den positiven Saldo im Vergleich zwischen Dragans Brutalität und meiner. Ich als Einzelperson konnte das Verbrechen an sich von außen ohnehin nicht stoppen. Aber von innen konnte ich es zumindest menschlicher gestalten. Nur aussteigen war keine Option. Ich war die zentrale Karte, die mein legal aussehendes Kartenhaus zusammenbrechen lassen würde, wenn ich sie herauszöge. Die Karte, die, gestärkt durch eine achtsame Lebensweise, auch unter der Last weiterer achtsam begangener Morde nicht zusammenbrach.

Dazu bestand auch nicht wirklich Anlass zur Sorge. Ich hatte mir mein neues Leben eingerichtet. Ich hatte den Mut gefunden, Dinge zu ändern, die ich ändern konnte. Notfalls durch Mord. Ich hatte die Gelassenheit gefunden, die Dinge zu akzeptieren, die nicht zu ändern waren. Zum Beispiel die Tatsache, dass ich gemordet hatte. Und während ich nach der Weisheit suchte, diese änderbaren Dinge von den unveränderlichen Dingen zu unterscheiden, stopfte ich Junkfood in mich hinein.

Wie sich herausstellte, war vor allem Dragans autoritärer Führungsstil bei der Vertuschung seines Todes eine große Hilfe. Er hatte von seinen Mitarbeitern stets mit grober Gewaltandrohung absoluten Gehorsam gefordert. Ich machte das anders. Da ich die Begriffe *Gewalt* und *Gehorsam* nicht mochte, basierte mein Führungsstil auf dem wunderbaren Begriff der *Solidarität*. Das lief zwar auf das Gleiche raus – wer aus der Reihe tanzte, wurde ausgegrenzt –, klang aber viel schöner. Meine solidarischen Mitarbeiter waren bei illegalen Aktionen viel begeisterter bei der Stange zu halten als Dragans unterdrückte. Und weil sie bei ihm unter Androhung von Gewalt gelernt hatten, auch die absurdesten Anweisungen eines Psychopathen nicht zu hinterfragen, hinterfragten sie bei mir aus Solidarität auch die Gründe für dessen Abwesenheit nicht.

Ich hatte Dragans Verbrecherorganisation sehr effizient in verschiedene, nach außen legal erscheinende Geschäftssparten eines mittelständischen Unternehmens gegliedert und sie mit kompetenten Geschäftsführern ausgestattet. Seine Rotlichtbetriebe traten nun nach außen als exklusive Begleit- oder Modelagenturen auf. Der Waffenhandel steckte im seriösen Mantel eines Security-Unternehmens. Der Drogenhandel wurde von einer Event-Agentur abgewickelt. Aus einem Sex-, Drugs- und Gewalt-Clan war ein Verbrechensunternehmen geworden, das ebenso bequem wie langweilig mit offenem Hosenknopf im Homeoffice vom Schreibtisch aus geführt werden konnte.
Ein gut organisiertes Mafiaunternehmen unterscheidet sich organisatorisch nicht sonderlich von einem innovativen Start-up. Vor allem, wenn die problematische Frage vermieden werden sollte, was man eigentlich konkret beruflich mache. Diesbezüglich ist Homeoffice eine tolle Sache: Sofern keine Probleme auftauchen, kann man diese bequem per Telefon lösen. Leider kann man kein gemeinsames Feuer entzünden, wenn sich alle Holzscheite im Homeoffice befinden. Und dieses gemeinsame Brennen für eine reale Sache fehlte mir zwischenzeitlich ein wenig.
Früher hatten wir reale Probleme noch mit Eierhandgranaten an Autobahnparkplätzen geregelt. Das war mitunter stressig. Aber man kam zumindest regelmäßig mal vor die Tür. Heute wurden virtuelle Probleme per Zoom-Konferenz besprochen. Gewalt wurde den Teilnehmern nur noch optisch, durch die unkreative Auswahl der virtuellen Hintergründe, angetan. Wenigstens trafen wir uns zweimal im Jahr zu einem Jour-fixe-Abendessen, um uns nicht komplett digital zu entfremden. Das nächste Jour-fixe-Treffen stand sogar morgen an. Aber eines war mir zwischenzeitlich bewusst geworden: Etwas Entscheidendes war auf diesem Weg in die Arbeitsisolation leider verloren gegangen: das befriedigende Gefühl, gemeinsam an realen Lösungen zu wachsen. Die realen Probleme waren irgendwann einfach in irgendwelchen Excel-Tabellen verschwunden. Ganz ehrlich: Sie fehlten mir allmählich ein wenig. Egal ob Knopf auf oder zu.

Selbstverständlich bot meine Nähe zum Verbrechen auch persönliche Vorteile. Als meine Tochter einen Kindergartenplatz brauchte, übernahm ich mit Mafiamethoden eine Elterninitiative. Als Sascha, Dragans ehemaliger Fahrer, Zweifel an Dragans Verbleib bekam, machte ich ihn zum Kindergartenleiter. Wie sich herausstellte, war beides ein Glücksgriff. Wir konnten durch die liebevolle Vergabe von Kindergartenplätzen wesentlich mehr Eltern gefügig machen, als Dragan das durch Drohungen und Gewalt jemals geschafft hätte.

Der Geschäftsbereich *Kindergarten* war eine Oase der Lebensbejahung. Er unterschied sich von allen anderen Geschäftsbereichen vor allem dadurch, dass ich in allen anderen Bereichen jeglichen Bezug zu Minderjährigen ausschloss. Zum Wohle der Kinder.
Wer ein Kind in die Welt setzt, gibt dem Schicksal eine Geisel. Als Vater wusste ich genau, welche Verantwortung damit einherging.
Geburt und Tod sind das Ein- und Ausatmen der Menschheit. Jede neue Generation stellt einen neuen Atemzug dar. Von all den Dingen, die ich in meinem Leben geschaffen hatte, war das Einzige, was für den Fortbestand der Menschheit wirklich zählte, meine Tochter, Emily.
Wer dabei erwischt wurde, dass er Waffen oder Drogen an Kinder verkaufte oder Minderjährige auch nur in den Dunstkreis des Escort-Gewerbes brachte, hatte inoffiziell mit wesentlich härteren Sanktionen zu rechnen, als sie das offizielle Strafrecht zu bieten gehabt hätte.

Ich schaute auf die Uhr: Die zehn Minuten waren um. Ich ging durch das Treppenhaus hinunter zur Eingangstür. Die Holzstufen des Altbaus knarzten unter meinen Schritten. Das zumindest lag nicht an meinem Gewicht. Wahrscheinlich hätten die Stufen auch bei einer Katze geknarzt. Allerdings hatte ich keine Katze, um diese These zu bestätigen. Ich hätte gerne mit einem Haustier meinen und Emilys Alltag bereichert. Aber Katharina wollte keine Haustiere. Wir mussten unserer Tochter vor zwei Jahren den gewaltsamen Tod zweier geliebter Hauskaninchen, Lümmel und Puschel, mithilfe einer Lügengeschichte

verschweigen. Emily hatte diese Episode längst vergessen. Katharina nicht. Nie wieder wollte sie den Verlust eines weiteren Haustieres erleben müssen. Deshalb wollte sie erst gar kein neues für unsere Tochter haben. Egal ob in ihrem oder in meinem Haushalt.
Als ich die Haustür öffnete, stand Katharina bereits davor. Meine Ex-Frau war eine attraktive Frau, die sich figürliches Selbstbewusstsein leisten konnte. Sie musste nicht redundant von anderen verlangen, den Gürtel enger zu schnallen. Sie konnte es, ohne Schnappatmung zu bekommen, bei sich selber tun.
»Da bist du ja schon«, begrüßte ich sie herzlich. »Warum klingelst du nicht?«
»Weil ich seit zwei Minuten höre, wie du die Treppe runterpolterst«, war ihre schwerwiegende Erklärung.
»Ja, nun ... Danke, dass du das Spiel für Emily vorbeibringst. Ich hätte es ansonsten natürlich auch abgeholt.«
Was für Politessen Knöllchen waren, waren für Katharina Seitenhiebe. Sie konnte an keiner noch so kleinen Belanglosigkeit vorbeigehen, ohne welche zu verteilen.
»Ach Quatsch, als alleinerziehende Mutter mit Bürojob hab ich doch jede Menge Zeit. Da musst du dich doch nicht wegen eines Kinderspiels von deinen wichtigen Anwaltshomeofficedingen losreißen.«
Katharina arbeitete als Juristin in einer Versicherung. Manchmal hatte ich das Gefühl, als stünden nur zwei Aspekte ihres Jobs ihrer Lebensfreude entgegen: Versicherung und Juristin.
»Wie kommst du darauf, dass ich wichtige Dinge zu tun hätte?« Ich war weniger über ihren ironischen Ton überrascht als darüber, wie sie ihn nun begründete.
»Sonst hättest du bestimmt Zeit gefunden, deine Hose zu schließen«, erklärte Katharina lächelnd und zeigte auf meinen Knopf. Ich machte ihn zu und sog dazu die Luft ein.
»Sorry«, sagte ich mit leicht schmerzverzerrtem Gesicht. Katharina war bei aller Freude an kleinen Spitzen ein sensibler Mensch. Ein Mensch, der mich gut kannte.

»Geht's dir gut, Björn?«, fragte sie mich tatsächlich besorgt.
»Wieso fragst du?«, fragte ich überrascht.
»Du siehst in letzter Zeit immer … wie soll ich sagen … immer aufgedunsener aus.«
Katharina hatte gut reden.
»Mein Körper ist von der Natur vielleicht einfach nicht ganz so gesegnet worden wie deiner.« Dieser Satz war eigentlich sowohl Mitleid heischend als auch als Kompliment gemeint. Die Kombination kam aber offensichtlich nicht ganz so gut an.
»Richtig, Björn«, erwiderte Katharina ungewohnt sarkastisch. »Meine Figur basiert ausschließlich auf gutem Bindegewebe und fünf Litern Wasser pro Tag.«
»Echt jetzt?«
»Natürlich nicht. Fett fällt weder vom Körper noch vom Himmel. Man muss für beides etwas tun. Aber wenn du dir eingestehen müsstest, dass ausschließlich mein Verhalten als Frau für den gesegneten Zustand meines Körpers verantwortlich ist, müsstest du dir auch eingestehen, dass ausschließlich dein Verhalten als Mann für den desolaten Zustand deines Körpers verantwortlich ist. Ich wollte dir diese Lebenslüge nicht zerstören.«
Ich hielt mich als Mann für ziemlich emanzipiert, musste aber aus intellektueller Neugier kurz bei meiner Ex-Frau nachfragen:
»Was am Zustand unserer Körper ist jetzt eine Frau-Mann-Nummer?«
»Es ist eine Ich-als-Frau-du-als-Mann-Nummer. Ich als Frau litt mit dickem Bauch unter Wehen. Du als Mann bist mit dickem Bauch wehleidig. Unsere unterschiedliche Auffassung in Bezug auf Disziplin zeigt sich doch schon daran, dass ich bereits acht Wochen nach der Geburt unserer Tochter wieder einen fitteren Körper hatte als du heute, acht Jahre danach. Beides könnte etwas mit Disziplin und Ernährung zu tun haben. Also heul hier nicht rum mit deiner Wampe. Akzeptier sie oder tu was dagegen.«
Auch schlanke Menschen konnten also schlechte Laune haben. Ich versuchte die warum auch immer entstandenen Wogen wieder zu glätten.

»Ja, ich hab vielleicht ein paar Kilo zu viel. Homeoffice und so …«
»Noch so eine Lebenslüge. Wenn es dir drinnen schlecht geht, such dir draußen ein Hobby!«
»Ich hätte ja gerne eine Katze …«
»Ein Hobby! Kein Streicheltier. Irgendwas mit Natur. Etwas, bei dem du mal rauskommst. Täte dir mal ganz gut. Und der Hose auch.«
Ich zuckte akzeptierend mit den Schultern und hoffte auf ein stimmungsaufhellendes Mittagessen.
»Mal sehen …«
»Wie wäre es, wenn Emily auch morgen nach der Schule bei dir vorbeikommt und ihr macht mal einen gemeinsamen Fahrradausflug? Dann könntest du deine väterlichen Pfunde gleich in väterliche Quality-Time umsetzen.«
»So sehr sorgst du dich um meinen Körper?«
»Nein. Aber ich wollte elegant das Thema wechseln und dachte, so klingt es schöner als: Kannst du Emily morgen übernehmen? Ich habe noch ein Meeting in der Versicherung …«
»Ich werde immer für Emily und dich da sein. Auch ohne dass du meinen Körper veralberst«, sagte ich in liebevollem Tonfall.
»Mein lieber Ex-Mann, der einzige Mensch, der deinen Körper veralbern kann, bist du selber. In der Art und Weise, wie du ihn pflegst. Ich danke dir trotzdem wegen morgen.« Katharina gab mir ein Küsschen auf die Wange. Ich versprach ihr, Emily morgen nach der Fahrradtour bei ihr vorbeizubringen.

Mit *Kroko-Doc* in der Hand schlenderte ich zurück in den Hausflur und klingelte an der Kindergartentür. Vielleicht sollte ich tatsächlich einfach mal wieder Sport treiben. Und gesündere Sachen essen. Die Tür ging auf. Sascha grinste mich an.
»Es gibt Chicken-Nuggets mit Erbsen und Kartoffelpüree. Möchtest du was?«, begrüßte er mich. Chicken-Nuggets – heute würde ich nichts an meiner Ernährung ändern. Dafür war Hühnerpressfleisch viel zu lecker.

»Ich will den Kindern nichts wegessen. Jedenfalls kein Gemüse. Ein paar Nuggets reichen.«
»Geh schon mal ins Büro und mach uns zwei Espressi. Ich besorg dir was zu essen«, zeigte Sascha in Richtung seines Arbeitszimmers und verschwand in der Kindergartenküche.
Ich betrat Saschas Büro, das von den Vorbetreibern des Kindergartens sehr stylish eingerichtet worden war: mit Designermöbeln und einer extrem teuren Siebträger-Kaffeemaschine. Neben der Kaffeemühle stand eine ebenso stylishe 2-Liter-Apothekerflasche. Auf dem durchsichtigen Glas war ein Papieraufkleber in Form eines Tigerkopfes befestigt. In indisch anmutender Schrift stand dort *Tiger-Shit* drauf geschrieben. Die Flasche war gefüllt mit grünlichen Knospen. Optisch war der Befund des Inhaltes eigentlich bereits eindeutig. Ich öffnete trotzdem den Deckel, um am Inhalt zu riechen. Ein wohlvertrauter, süßlich-harziger Duft strömte mir entgegen. In einer Intensität, wie ich sie bislang noch an keinen anderen Marihuanaknospen gerochen hatte.

2 GIER

»Die Gier nach etwas ist ein untrügliches Zeichen dafür, dass Sie dieses Etwas gar nicht brauchen.«

JOSCHKA BREITNER,
SCHÖNER WOHNEN IM EIGENEN KÖRPER

HÄTTE ICH ZU diesem Zeitpunkt des Tages bereits irgendetwas gegessen, hätte ich emotional vielleicht anders reagiert. Aber auf leeren Magen ein volles Glasgefäß mit Cannabisknospen in meinem verbrechensfreien Kindergarten zu sehen, löste eine gewisse Gereiztheit in mir aus. Drogen und Kinder waren voneinander zu trennen wie Badewanne und Föhn.

»Ist das etwa Gras?«, fragte ich Sascha ein wenig forsch, als er zurückkehrte, und hob dabei die Apothekerflasche in meiner Hand hoch.

»Feinstes Marihuana«, bejahte Sascha, von meiner Stimmung völlig unbeeindruckt, und stellte mir einen Kindergartenteller voller Chicken-Nuggets auf den Besprechungstisch. Ich zählte nach: zwölf Stück. Auf einem Teller, auf dem intelligenter gestapelt locker fünfzehn Stück hätten Platz haben können. Einzig der Ausblick auf sofortigen Genuss von Frittierfett, Panade und Pressfleisch verhinderten eine weitere Stimmungsverschlechterung.

»Hat die Nemo-Gruppe nach der Projektwoche *Käfer* jetzt Projektwoche *Kiffen*? Dann sollten wir uns vielleicht noch einmal grundsätzlich über den pädagogischen Ansatz dieses Kindergartens unterhalten …«, merkte ich an und biss noch im Stehen hastig in das erste Chicken-Nugget. Was für eine Wohltat im Mund.

»Die Flasche ist eher eine Bewerbung für einen Kindergartenplatz. Ein Freund von mir, Gerd, würde gerne mit uns ins Geschäft kommen und im Gegenzug seine Tochter bei uns anmelden.«

»Für ein Glas voll Gras?«

Ich verschlang ein zweites Chicken-Nugget und setzte mich kauend an

den Besprechungstisch. Meine Stimmung stieg mit jedem Bissen. Wir hatten schon Kindergartenplätze gegen die Einstellung von Ermittlungen oder für die Erteilung von Baugenehmigungen vergeben. Nicht jedoch gegen eine Handvoll Joints.
»Ist das nicht ein ziemlich läppisches Angebot?«
»Du musst das schon in einem etwas größeren Zusammenhang sehen«, relativierte Sascha.
»Du hast sehr klein angefangen ...«
»Ich kann noch kleiner starten: Wie du weißt, rauche ich ganz gerne mal einen Joint. Das Gras beziehe ich von Gerd.«
Die Wärme des dritten Nuggets strömte durch meinen Mund. Ich schaute Sascha dennoch irritiert an. Dass er kiffte, irritierte mich nicht. Ich sah keinen Unterschied darin, ob ich mir nach dem Zubettgehen meiner eigenen Tochter ein Glas Rioja zur Entspannung gönnte oder ob sich Sascha nach der Abholung von vierzig nicht-eigenen Kindern bei einem Feierabendjoint entspannte. Außerhalb des Kindergartens. Irritierend war für mich nicht nur die randvolle Flasche im Kindergarten, sondern vor allem die Tatsache, dass Sascha für seine eigenen Drogen offensichtlich nicht auf die von mir im Homeoffice organisierte Infrastruktur zurückgriff.
»Für wen importiert Stanislav eigentlich jeden Monat dreihundert Kilo marokkanisches Gras, wenn selbst du nicht bei ihm kaufst?«
Beim Verschlingen des vierten Nuggets war ich emotional wieder dazu in der Lage, das Gras rein geschäftlich zu sehen, ohne den drohenden Untergang des Kindergartens zu befürchten.
»Warum geht ein McDonald's-Mitarbeiter nach Feierabend nicht bei McDonald's essen?«, fragte Sascha zurück. Zum Glück rein rhetorisch, sodass er die Antwort gleich mitlieferte. Mir selbst fiel beim besten Willen keine ein – ich aß jeden zweiten Abend freiwillig bei McDonald's.
»Um Arbeit und Freizeit voneinander zu trennen«, löste Sascha auf. »Das marokkanische Gras von Stanislav ist unter beruflichen Gesichtspunkten völlig okay. Aber Gerd baut selber feinstes Biomarihuana an.

Hier, vor Ort. Stanislav besorgt gute Royal TS' für den Alltag. Gerd produziert Kobe-Rind-Burger für die Freizeit. So selten, wie ich kiffe, leiste ich mir dann lieber das Beste, was es auf dem Markt gibt.«
»Ein Edel-Öke-Möken-Nischenprodukt? Was soll daran für uns interessant sein?« Ich stapelte die nächsten beiden Chicken-Nuggets übereinander, um sie gleichzeitig essen zu können.
»Bislang war der Marihuana-Anbau nur eine Liebhaberei von Gerd. Jetzt brennt er dafür, gemeinsam mit einem kleinen Team durch ein Naturprodukt etwas Großes zu erschaffen. Sein Ansatz ist ... unkonventionell.«
Gemeinsam für etwas brennen, Großes erschaffen, unkonventionell. Die Worte triggerten eine Sehnsucht in mir. Das Unkonventionellste in meinem Leben war derzeit die unnatürliche Art und Weise, wie ich Chicken-Nuggets aß. Wobei mich das Spielen mit Fast Food deutlich entspannte.
»Okay – lass hören!«, forderte ich Sascha mit vollem Mund auf.
»Gerd ist Tigerpfleger im städtischen Zoo. Er baut sein Gras im Keller des Tigergeheges an. Bislang nur in einem kleinen Raum – aber der ganze Keller steht leer, und er würde gerne expandieren.«
Ich verschluckte mich beinahe am Geflügel-Pressfleisch.
»Willst du mich verarschen?«
»Nein – hör zu: Der gesamte Innenbereich des Tigergeheges ist unterkellert. Über vierhundert Quadratmeter. Darin waren neben dem Kühlraum früher mal eine Tiefgarage mit Anlieferrampe, ein Schlachtraum und das Frischfutterlager untergebracht. Bei einer Renovierung letztes Jahr hat der Zoo das Tigergehege völlig umgebaut und außerdem für alle Fleischfresser ein gemeinsames zentrales Futterhaus errichtet. Der Keller unter dem Tigergehege steht jetzt leer. Niemand guckt da rein – jedenfalls niemand, der keine Lust hat, von einem Tiger angegriffen zu werden.«
»Die Tiger bewachen den Keller?«, fragte ich ungläubig und nahm die nächsten beiden Chicken-Nuggets in die Hand.
»Das Tigergehege ist während der Renovierung komplett umgestaltet

und erweitert worden. Der einzige Zugang zum Keller liegt jetzt, nach dem Umbau, innerhalb des neuen Innengeheges. Was niemanden stört, da den Keller offiziell niemand mehr benutzt. Der Keller kann also nur von den Tigerpflegern betreten werden. Und auch das nur, wenn die Tiger im Außengehege eingeschlossen sind. Gerd kann seinem Hobby also völlig ungestört nachgehen.«

Das war es, was mich die ganze Zeit unbewusst fasziniert hatte: Marihuana-Anbau war also ein Hobby. In diesem Fall sogar eines mit Bezug zu Katzen. Hatte Katharina mir nicht noch vor fünf Minuten gesagt, ich sollte mir gegen meine Wehleidigkeit in Bezug auf meine Figur ein naturnahes Hobby suchen? Unsinnigerweise ohne Katzen? Etwas Naturnäheres als die realistische Gefahr, bei der Ausübung eines Hobbys von einem Tiger gefressen zu werden, war kaum vorstellbar.

Aber bei aller gedanklichen Freude über diese spannende Perspektive, durch Gerds Angebot sehr zeitnah in ein sehr außergewöhnliches Hobby außerhalb meines eigenen Käfigs einzusteigen, behielt ich nach außen meine professionelle Skepsis.

»Eine vierhundert Quadratmeter große Plantage im Keller ... ist das nicht energetisch völliger Unfug? Marihuana braucht eine Raumtemperatur von siebenundzwanzig Grad und zwölf Stunden Beleuchtung am Tag. Beim ersten Blick auf die Stromrechnung macht der Zoodirektor den Keller doch gleich wieder dicht.«

»Nein ... und genau das ist der wirtschaftlich interessanteste Punkt an Gerds Konzept. Der Strom für das Licht kann unbemerkt abgezweigt werden. Da es nach dem Umbau noch gar keine Vergleichswerte für den Stromverbrauch im Tigerhaus gibt, fällt das keinem auf. Und die Warmluft kann Gerd aus dem Tigerinnengehege in den Keller leiten«, erklärte mir Sascha.

»Tiger*innengehege? Hast du gerade eine Raubkatze gegendert?«, fragte ich verdutzt.

»Das Innengehege der Tiger.« Sascha verdrehte leicht genervt die Augen. »Tiger-innen-gehege. Die Tiere haben einen unbeheizten, großen Außenbereich und ein zu jeder Jahreszeit auf dreißig Grad erwärmtes Innengehege. Mit ein paar Lüftungsrohren und Ventilatoren aus dem Baumarkt lässt sich die vom Zoo ohnehin zur Verfügung gestellte Warmluft unbemerkt aus dem Innenraum des Tigergeheges in den Keller leiten.«

Ich suchte nach dem Fachbegriff dafür, eigene Energie einzusparen, indem man einfach die Energie der Nachbarn verbrauchte. *Klimaneutralität* – das war's.

Ich nahm die Flasche mit dem Marihuana in die Hand und betrachtete das Etikett.

»Klimaneutrales Gras aus dem Tigergehege. *Tiger-Shit.* Passender Name.«

»Der Name ist durchaus wörtlich gemeint«, ergänzte Sascha. »Gerd düngt den Nährboden seiner Pflanzen mit den Ausscheidungen seiner Wildkatzen …«

»Das Gras wächst auf Tigerkot?« Bei dem Gedanken musste das nächste Nugget kurz vor meinem Mund innehalten. »Das bringt was?«

»Geschmacklich ist das völlig irrelevant. Aber Marketingtechnisch ist es genial. Es gibt Menschen, die zahlen Unmengen für eine streng limitierte Menge an Kaffeebohnen aus den Ausscheidungen von vietnamesischen Schleichkatzen. Die Cannabisknospen von Gerd haben halt die kraftvolle Gelassenheit eines Tigers aufgesogen.«

»Und was genau will Gerd von uns?«

Vor mir lagen nur noch drei weitere Pressfleisch-Plätzchen. Gleich wäre der Spaß vorbei. Als eine letzte Form der Genusssteigerung stapelte ich alle drei übereinander und biss ab.

»In erster Linie wünscht sich Gerd Zugang zu unserem Vertrieb. Außerdem braucht er finanzielle Unterstützung für die Anschaffung des Equipments und Manpower, um gemeinsam den Keller auszubauen«, erklärte Sascha.

Während ich mein Nugget-Triple zerkaute, hatte ich Zeit, diese Informationen auf mich wirken zu lassen. Allein um ein wenig Schwung in mein eingefahrenes Leben zu bringen, fand ich den Gedanken reizvoll, Gerds unorthodoxe Geschäftsidee zu unterstützen. Es mussten ja nicht direkt wieder Eierhandgranaten auf Autobahnrastplätzen sein, die mich mit dem realen Leben in Berührung brachten. Aber ein bisschen unorthodoxe Kriminalität, um aus der Lethargie des Homeoffices rauszukommen, klang verlockend. Gerd wollte aus einem Hobby einen Beruf machen. Ich könnte aus einem Teil meines Berufes ein Hobby machen.

»Und du meinst, wir sollten sein Produkt parallel zu unserem verkaufen?«

»Ich meine, wir sollten unsere Produkte vermischen. Dann können wir alles zusammen als klimaneutrales Ökomarihuana verkaufen.«

Ich sah auf den Teller. Er war leer. Den Mengen an Chicken-Nuggets nach, die ich binnen kürzester Zeit in mich reingestopft hatte, hätte ich längst satt sein müssen. Aber ich hatte noch Appetit. Meine Stimmung sank. Da das mit dem Fressen ja nun wohl erledigt war, hatte ich jetzt Zeit für die Moral.

»Aber das Gras aus Marokko wird doch weiterhin mit Pestiziden besprüht und mit Schiffsdiesel übers Mittelmeer geschmuggelt. Daran ist nichts öko«, nörgelte ich mit ungestillter Gier.

»Exakt. Diese Vermischung stört beim Ökostrom aber auch keinen. Hauptsache, die Kunden können sich einreden, in ihrer Tüte wäre ausschließlich der ökologische Anteil«, erklärte mir Sascha.

Mangels Nuggets auf dem Teller fing ich nun aus schlechter Laune heraus an, nach moralischer Befriedigung zu suchen.

»Warum machen wir nicht eine komplette Drogenwende und steigen komplett aus den dreckigen Plantagen in Marokko aus? Wir sollten unsere Drogensparte nur noch mit sauberem klimaneutralem Gras betreiben.«

Ich sah eine erste Irritation in Saschas Augen.

»Geht leider nicht«, dämpfte er meine Begeisterung. »Selbst bei Vollbetrieb würde Gerds Plantage nicht grundrauschfähig sein.«

»Grundrauschfähig?«, wollte ich wissen.

»Wie soll ich das sonst bezeichnen? Grundrausch ... der Grundbedarf an Tüten halt. Stanislav liefert jeden Monat dreihundert Kilo aus

Marokko. Unsere Kunden brauchen also im Schnitt 3,6 Tonnen Gras pro Jahr, um high zu werden. Mal mehr, mal weniger. Die Marokkaner haben jede Menge Speicherkapazität und liefern dann und in der Menge, in der wir bestellen. Gerd kann pro Jahr maximal die Hälfte davon liefern. Und das auch immer nur dann, wenn wieder eine Ernte versandfertig verarbeitet ist. Der hat gar keinen Raum, das Zeug zu lagern und exakt dann zu liefern, wenn es gebraucht wird.«

Solange mein Grundbedürfnis nach Chicken-Nuggets nicht befriedigt ist, soll mir keiner mit sachlichen Argumenten kommen … dachte ich mir, vor Gier langsam etwas sauer werdend. Mein Verlangen nach Fast Food verwischte bei mir allmählich alle emotionalen Graustufen. Ich kannte dieses irrationale Gefühl bei mir bestens. Dann gab es nur noch Schwarz oder Weiß. Chicken-Nuggets oder Weltuntergang. In dieser Stimmung traf ich spontan eine folgenreiche Entscheidung: Wenn ich meine Langeweile schon nicht mit Essen betäuben konnte, so wollte ich wenigstens aus Langeweile die Welt retten. Die Vision, nicht nur aus meinem Käfig auszubrechen, sondern dabei auch noch etwas Gutes für den Planeten zu tun, wollte ich mir nicht von kleinkarierter Realität madig machen lassen. Schon gar nicht auf gierigen Magen. Die Vision, als erster Mafiabetrieb mit unserer Drogensparte von industriellem Gras zu hundert Prozent auf lokales Ökogras umzusteigen und damit rauschmäßig unabhängig zu sein, kam hinter meinem begrenzten Horizont zum Vorschein. Gierig, wie ich war. Ich brauchte nur noch ein paar rationale Argumente mehr, um auch den kleinlich denkenden Sascha davon zu überzeugen. Das Problem war: Ich hatte keine. Ich hatte im Grunde nur meinen akut ungestillten Appetit, meine generelle Langeweile und meinen kindlichen Willen, gegen beides etwas zu unternehmen. Aber wenn ich als Anwalt eins gelernt hatte, dann, wie man argumentiert, wenn man nichts zu sagen hat: Man nimmt einfach die Argumente der Gegenseite auseinander.

»Sascha, jetzt mal ganz ehrlich: Was spricht gegen einen Ausstieg aus der Plantage in Marokko?«

Da Sascha weder in meinen Magen noch in meinen Kopf schauen konnte, machte die Frage für ihn keinerlei Sinn. Alles, was er ursprünglich von mir wollte, war, dass ich Gerd den kleinen Finger reichte. Dass ich zusätzlich aus frustrierter Essenslust darüber redete, mir aus Langeweile die ganze Hand abzuhacken, hatte er nicht erwartet.

»Abgesehen davon, dass wir eine funktionierende Lieferkette an die Wand fahren und durch ein Produkt ersetzen, das wir nicht in ausreichender Menge herstellen können?«

»Wir steigen aus einer Hochrisikotechnologie aus, um uns nachhaltig unabhängig zu machen.«

»Hochrisiko? Hasch-Anbau in Marokko?«

Es klopfte. Die Jahrespraktikantin trat ein. Mit einem weiteren Teller Chicken-Nuggets in der Hand.

»Die sind noch übrig – wollt ihr die noch?«

»Nein danke …«, setzte Sascha gerade an.

»Auf jeden Fall«, nahm ich ihr den Teller aus der Hand und aß zufrieden weiter. Schlagartig war ich wieder viel weniger auf Krawall gebürstet. Was mir die Notwendigkeit nahm, die Floskel zu begründen, warum Hasch-Anbau in Marokko eine Hochrisikotechnologie sein sollte.

»Gut – das mit Marokko müssen wir ja nicht sofort entscheiden.«

Vielleicht war es genau diese Herausforderung, die mich reizte: Dinge nicht bis zu Ende zu denken, sondern unterwegs die auftretenden Probleme zu lösen. Wenn sie denn überhaupt auftraten. Das zu verhindern, war doch genau die realistische Aufgabe, nach der ich mich sehnte. Mich reizte es, mal wieder etwas Spannenderes im Leben zu tun als Videokonferenzen zu führen oder persönlich die Frage nach dem tagesaktuellen Kindergericht zu klären. Ich war mir in diesem Moment sicher: Der Einstieg in eine Bioplantage im heimischen Zoo war genau die reizvolle Alternative dazu, die mich immer öfter überkommende Alltagslangeweile durch Chicken-Nuggets zu betäuben. Und der Ausstieg aus Marokko war die mich leitende Vision. Ich stopfte ein weiteres Hühnchen-Pressfleisch-Pellet in mich hinein.

»Wenn Gerd von uns die Finanzierung, Manpower und einen Kindergartenplatz bekommt, was bekommen wir dann von Gerd?«, wollte ich noch wissen.
»Zwei Drittel der Ernte und freien Eintritt in den Zoo.«
Na bitte. Wenn das nicht das Tüpfelchen auf dem i war. Hätte es für mich noch Pro-Argumente gebraucht, wäre dies das Entscheidende gewesen. Ich mochte den Zoo.
»Ich glaube, ich sollte Gerd mal persönlich kennenlernen.«
Endlich war ich auch für Sascha wieder auf der von ihm gewollten Spur.
»Sehr gut. Ich mach uns mal einen zeitnahen Termin.«
»Wie wäre es mit morgen?«
Jetzt war Sascha wieder überrascht.
»So schnell? Wir haben doch keinen Zeitdruck.«
»Morgen Abend ist Jour fixe. Da können wir das Thema gleich ansprechen und absegnen lassen.«
Feuer entzündet man, solange das Streichholz brennt. Wenn ich ein neues, gemeinsames Feuer entfachten wollte, dann sollte ich die Begeisterung der restlichen Führungsriege von Dragans Firmenkonsortium mit meiner eigenen anstecken, solange dieses noch Funken sprühte. Würde mich Gerds Zooplantage morgen in der Realität so faszinieren wie bereits heute in meiner Vorstellung, würde ich diese Energie noch am gleichen Abend in Ergebnisse umsetzen wollen.
»Wie du meinst …«, kommentierte Sascha nicht ganz so brennend. Ich schaute auf die Uhr. Gleich würde Emily vorbeikommen. Ich stand auf.
»Also geht es morgen in den Zoo!«
Ich spürte ein Ende meines Rilke-Gefühls nahen.

3 GÖNNEN

»Gönnen Sie Mitstreitern den Erfolg. Hadern Sie nicht mit Ihrem Misserfolg, sondern freuen Sie sich über den Erfolg des Konkurrenten. Und nutzen Sie diese Energie, um ihm den Erfolg beim nächsten Mal wieder streitig zu machen.«

JOSCHKA BREITNER,
ENTSCHLEUNIGT AUF DER ÜBERHOLSPUR – ACHTSAMKEIT FÜR FÜHRUNGSKRÄFTE

EMILY KAM GEGEN halb drei zu mir nach Hause. Nach dem Essen in der Schulbetreuung. Wenn ich mich ganz bewusst konzentrierte, konnte ich auch bei ihren Schritten ein leichtes Knarzen der Treppenstufen hören. Als meine Tochter in der obersten Etage angekommen war, stand ich bereits in der geöffneten Wohnungstür und strahlte sie an.

»Wie war es in der Schule?«, fragte ich sie, als sie in den Flur trat. Sie warf wortlos ihren Tornister auf den Boden und ihre Jacke in die Ecke. Am Deckel ihres Schulranzens schepperte ein kleiner Delfinanhänger. Eine kostengünstige Plastikimitation eines Swarovski-Schmuckstücks. Dasselbe Delfinmotiv, das auch auf dem Rücken ihrer blauen Lieblingsjacke eingestickt war. Emily liebte Delfine seit ihrer Kindergartenzeit. Ich auch. Der Delfin war bereits vor der Übernahme das positiv besetzte Logo des Kindergartens: *Wie ein Fisch im Wasser.* Delfinbilder hingen überall im Kindergarten aus. Dass Delfine gar keine Fische sind, störte die damaligen Betreiber nicht im Geringsten. Es war ihnen wichtiger, den Kindern Gefühle zu vermitteln als Wissen. Und Delfine waren gefühlt immer gut gelaunt. Ich hatte noch nie von einem Delfin gehört, der genervt aus der Schule gekommen wäre. Ganz im Gegensatz zu meiner Tochter heute.

Ich fuhr verwundert fort: »Und – kannst du bitte die Jacke an die Garderobe hängen?«

Meine Tochter schaute mich empört an.

»Welche Frage soll ich denn jetzt beantworten? Wie es war oder ob ich die Jacke aufhängen kann?« Sie klang nach sechs Stunden Schule inklusive Mittagessen so genervt wie ich früher nach achtzehn Stunden ohne

Mahlzeit in der Großkanzlei. Das war verwunderlich. Normalerweise war Emily ein ausgeglichenes, fröhliches Mädchen.

»War es anstrengend heute?«, fragte ich verständnisvoll. Emily nickte.

»Was habt ihr denn gemacht?«

»Gemalt.«

»Was *gemalt*?«

»Biene Maja, ein Bild vom Urlaub und ein paar Pferdebilder.«

»In Mathe, Deutsch und Religion?«, hakte ich verwundert nach.

»Frau Meyer-Dreyen war nicht da.«

Frau Meyer-Dreyen war Emilys Klassenlehrerin. Wenn sie da war. Frau Meyer-Dreyen hatte so gar nichts von meiner eigenen strengen, anspruchsvollen und fordernden Grundschullehrerin vor gut vierzig Jahren. Jedenfalls nichts, was Autorität, Anspruch und Leistungsgedanken betraf. Emilys Lehrerin war eine Lehrerin aus Leidenschaft. Wann immer sie es trotz Leiden wie einer Erkältung ihrer eigenen beiden Kinder, einer Dienstreise ihres Mannes oder der Beerdigung eines verschwägerten Angehörigen schaffte, ging sie dieser Leidenschaft auch nach. Mit ihren beiden Anfang dreißig Jahre alten Beinen stand sie gelassen auf dem Boden der Verbeamtung auf Lebenszeit. Hektische Pisa-Studien und laute Hilfeschreie aus der Industrie brachten sie nicht aus der Ruhe. Ihr Unterrichtsansatz basierte auf einer klaren Struktur: Grundschule war Kindergarten minus Windeln. Es sei denn, es gab Blitzeis oder Wind. Dann war Schule gar nicht. Aber wenn a) Schule und b) Frau Meyer-Dreyen da war, bemühte sie sich nach Kräften, die Kinder nicht mit allzu viel Wissensvermittlung zu belasten. Im Deutschunterricht wurden nur Fehler in Wörtern korrigiert, die die Kinder schon kannten. In Mathematik wurde in aller Ruhe darüber gesprochen, wie sich die Kinder beim Anschauen einer Rechenaufgabe fühlten. Ihr Unterrichtskonzept kam gut an. Zumindest bei den Kindern. Es förderte zwar nicht direkt die Schreib- oder Rechenkompetenz, aber die emotionalen Kompetenzen unserer Tochter entwickelten sich prächtig. Entsprechend gut war Emily dazu in der Lage, Katharina und mir mitzuteilen, wie schlecht sie sich dabei fühlte, mit uns zu Hause jeden Tag kleine Schreib- und Rechenaufgaben zu üben. Sie empfand es als selbstsüchtig von uns, dass wir über die Anforderungen ihrer beliebten Klassenlehrerin hinaus ihre Freizeit damit verplemperten, dass sie die von einer Zweitklässlerin zu erwartenden Kenntnisse nicht nur empfand, sondern auch beherrschte.

Katharina und ich hatten eine Zeit gebraucht, um festzustellen, dass es zwischen der Außendarstellung und den Inhalten von Frau Meyer-Dreyen eine Diskrepanz gab. Von außen machte Emilys Klasse immer einen top organisierten Eindruck. Emilys Lehrerin war die einzige Lehrkraft der Grundschule, die ihre Klasse auf dem Schulhof stets in einer langen Reihe von je zwei Kindern an der Hand antreten ließ. Mittlerweile wussten wir auch, warum: Im Gegensatz zu Satzbauteilen und Grundrechenarten war den Kindern das Aufstellen in Zweierreihen innerhalb einer Fünf-Minuten-Pause beigebracht und für den guten Außeneindruck von Frau Meyer-Dreyen jederzeit abrufbar. Wenn sie denn da war. Auf Elternebene wurde Frau Meyer-Dreyen deshalb von uns gerne *Frau Zweier-Reihen* genannt.

Heute war Frau Meyer-Dreyen also mal wieder nicht da gewesen, und eine ganze Klasse hatte Stunden mit Malen statt mit Mathe verbracht. Malen als Burn-out-Therapie – also gegen Stress durch Überforderung – ist generell ein gutes Konzept. Wenn es Stress zu kompensieren gibt. Vierundzwanzig wissbegierige Grundschüler über einen ganzen Tag lang durch Malen in ein Bore-out – Stress durch völlige Unterforderung – zu treiben, war in meinen Augen fragwürdig.

Meine Tochter hatte bereits in der Schule bis zur Gereiztheit all die Tätigkeiten erledigt, die ich mir eigentlich für heute Nachmittag vorgenommen hatte: gepflegtes Nichtstun als Entspannung von geleisteter Arbeit. Stattdessen durfte ich nun die Aggressionen meiner unterforderten Tochter auffangen und gleichzeitig ihr Hirn trainieren, damit dieses lebenswichtige Denkorgan nicht auf Dauer erschlaffte. Ich fühlte mich fremdgesteuert von einer Lehrerin, die durch ihre Abwesenheit die Gitterstäbe meines Rilke-Käfigs noch ein wenig enger zusammengeschoben hatte.

Die mich überkommende Wut darüber, dass nicht nur meine Lebenszeit, sondern vor allem die Lebenszeit meiner Tochter nicht nur morgen mit einem Spieletag vergeudet würde, sondern auch heute wieder über Stunden mit dem Malen irgendwelcher Bilder verplempert worden war, durfte ich a) meine Tochter nicht spüren lassen, weil sie b) nichts dafür konnte und ich c) auch keinen Keil zwischen sie und ihr notwendiges Vertrauen in die Allwissenheit der geliebten Klassenlehrerin treiben wollte. Ich versuchte, wertungsfrei und liebevoll mit der Situation umzugehen.

Joschka Breitner, mein Achtsamkeitstrainer, hatte mir die Kunst des Gönnens beigebracht: Wer gönnen kann, kann auch bei Misserfolgen fair bleiben. Vor allem sich selbst gegenüber. Wer dazu in der Lage war, sich nicht über den eigenen Misserfolg zu grämen, sondern sich sportlich über den Erfolg eines Konkurrenten freuen zu können, zöge daraus sogar noch Energie, die er für die nächste Herausforderung nutzen konnte. Für mich war die an diesem Schultag verplemperte Lebenszeit meiner Tochter eine Niederlage. Ich überlegte, für wen das Bildermalen im Mathematikunterricht meiner Tochter ein Erfolg sein könnte. Ich sah ein achtjähriges chinesisches Mädchen vor mir, das auf der anderen Seite der Welt bereits binomische Formeln lernte, während die spätere Konkurrenz auf dem Weltmarkt zeitgleich beim Malen von Biene-Maja-Bildern sein Potenzial vergeudete. Ich freute mich für das chinesische Mädchen.

Mit der daraus gewonnenen Energie vertrieb ich meine Wut auf das Schulsystem und nahm meine Tochter herzlich in den Arm. Wir setzten uns an den Esstisch und redeten darüber, was wir am Nachmittag gemeinsam unternehmen wollten. Ich war für ein kleines Diktat und ein paar Kopfrechenaufgaben. Emily für eine Einkaufstour. In mir nahm der Kompromissvorschlag Formen an, die Wissenslücke zu China ein wenig zu verkleinern, indem wir den Nachmittag für ein kapitalistisches Lern-Bootcamp nutzten. Mit einem Deutsch-Mathe-Sachkunde-Ausflug ins Shoppingcenter.

»Wie wäre es, wenn wir einkaufen gehen und währenddessen ein bisschen für die Schule üben?«, fragte ich meine Tochter.
»Ich habe keine Zeit zum Üben, wenn ich einkaufe«, entgegnete Emily und verwechselte dabei offensichtlich die Worte *Zeit* und *Lust*.
»Aber vielleicht auf dem Hinweg?«
»Da habe ich auch keine Zeit.«
»Wir haben jetzt zwei Minuten vor halb drei. Wenn wir jetzt losfahren, sind wir um dreizehn Minuten vor drei im Shoppingcenter. Wie viel Zeit ist das denn?«
Emily dachte laut nach: »Zwei Minuten vor halb drei sind zweiunddreißig Minuten vor ... minus dreizehn ... neunzehn Minuten?«
»Du hast recht. Das ist in der Tat nicht genügend Zeit zum Rechnen ...«
»Das ist keine Zeit für gar nichts!«

Ich respektierte die Tatsache, dass meine Tochter keine Zeit zum Lernen hatte. Auf dem Hinweg verdiente sich Emily zehn Cent für jeden Buchstaben eines fehlerfrei buchstabierten Wortes. Im Buchladen des Einkaufscenters durfte sich Emily ein Kinderbuch aussuchen und mir den Klappentext vorlesen. Anschließend bat ich sie, mir zu sagen, wie viel Wechselgeld sie zurückbekäme, wenn sie das Buch mit einem Zwanzigeuroschein bezahlte. Ich ließ mir zu meiner eigenen Belohnung für mein subversives Lern-Bootcamp in einer Bäckerei noch eine Tüte Quarkbällchen in meinen Rilke-Käfig werfen. Auf dem Rückweg hörten wir eine Folge *Was ist Was* über die Bedeutung von Geld.
Trotz des befriedigenden Gefühls, im Distanzkampf mit China von meiner Tochter völlig unbemerkt zumindest eine erfolgreiche Trainingseinheit absolviert zu haben, schlief ich in der folgenden Nacht schlecht. Sowohl der unterbewusste Ärger über das Schulsystem als auch die Vorfreude auf den morgigen Zoobesuch mochten eine gewisse Unruhe in mir ausgelöst haben. Wahrscheinlicher aber war, dass mein Essverhalten vor dem Einschlafen mir die Nacht gründlich vermiest hatte.

Emily hatte wie üblich in der Übermittagsbetreuung der Schule gegessen sowie ein Quarkbällchen unterwegs. Ich zwanzig Chicken-Nuggets im Kindergarten und fünf Quarkbällchen im Auto. Für das Abendessen hatte ich uns nach unserem Ausflug Spaghetti bolognese gekocht. Eines von zwei Lieblingsessen meiner Tochter.
Aber die Spaghetti bolognese sollten nur die Spitze des Eisbergs sein, der im Laufe des Abends von innen an meine Magenwand rammte.

4 REFLUX

»Was Ihnen nachts durch den Kopf geht,
kann Ihren Schlaf nur dann stören, wenn das,
was Ihnen nachts durch die Speiseröhre geht,
Ihnen den Schlaf nicht vorher schon geraubt hat.«

JOSCHKA BREITNER,
SCHÖNER WOHNEN IM EIGENEN KÖRPER

»DIE SOSSE SCHMECKT anders«, stellte Emily bereits nach dem ersten Bissen fest.

Ich liebe meine Tochter. Und ich habe ihre Mutter einmal geliebt. In Situationen wie diesen erinnerte mich Emily mit ihren gerade mal acht Jahren sehr an ihre Mutter. Jedenfalls in der Art, wie sie mit der Betonung von vier einfachen Worten nicht nur eine Feststellung, sondern zwischen den vier Worten auch gleich noch drei Vorwürfe ausdrücken konnte.

Die Feststellung *Die Soße schmeckt anders* enthielt die Vorwürfe: *Die Soße schmeckt nicht* sowie *Bist du so naiv zu glauben, ich sei so naiv, das nicht zu bemerken?* und zu guter Letzt: *Ich habe mich so auf die Spaghetti bolognese gefreut – warum verdirbst du mir das?*

Die Soße schmeckte in erster Linie deshalb anders, weil das Fertigpulver aus der Tüte das eines anderen Herstellers war als sonst. Ich hatte die Tüten bereits im Regal nicht auseinanderhalten können, geschweige denn beim Essen am Geschmack. Emily war da anders.

»Ich habe ein neues Rezept für die Soße ausprobiert«, versuchte ich mich herauszureden.

»Ist da Schwein drin in der Soße?«, wollte Emily wissen. Ich ahnte, worauf das hinauslief. Katharina hatte nach einem Besuch auf einem Ökostreichelzoo-Bauernhof vor drei Monaten beschlossen, kein Schweinefleisch mehr zu essen. Dass sie damit den glücklichen Schweinen auf dem Ökobauernhof die Existenzgrundlage entzog, nahm sie in Kauf. Diese Entscheidung schien inzwischen auf Emilys Ernährungsgewohnheiten abgefärbt zu haben.

»Da ist Hackfleisch drin«, versuchte ich den drohenden Konflikt zu vermeiden.
»Woraus besteht Hackfleisch?«
»Aus klein gehacktem Fleisch.«
»Von welchem Tier?« Emily wurde langsam ungeduldig.
»Halb und halb.«
»Halb was?« Jetzt verdrehte sie bereits genervt die Augen.
»Halb Rind und halb ... Schwein.«
Emily schob den Teller von sich. »Ich esse kein Schweinefleisch mehr.«
Emily war nicht meine Partnerin, sondern mein Kind. Wie mein Kind mit Lebensmitteln umging, war in meinen Augen keine Frage der Argumente, sondern der Erziehung. Kindeserziehung wiederum war eine Frage der Abwägung widerstreitender Prinzipien. Eines meiner Prinzipien war das *Ich-lass-mir-doch-als-Erwachsener-nicht-von-einer-Achtjährigen-auf-der-Nase-herumtanzen*-Prinzip. Dieses Prinzip greift auch und vor allem dann, wenn es sich bei der Achtjährigen um meine meiner Ex-Frau immer ähnlicher werdende Tochter handelt.
Ein anderes, mir ebenfalls sehr wichtiges Prinzip, war allerdings das *Irgendwann-muss-auch-mal-Feierabend-sein*-Prinzip. Letzteres setzte sich hier durch.
Um eine Diskussion über Sinn oder Unsinn von Schweinefleischkonsum mit einer Achtjährigen zu vermeiden, die ich bereits verloren hatte, ohne sie zu führen, schlug ich eine friedensbringende Alternative vor: Emilys anderes Lieblingsessen.
»Wie wäre es mit Pfannkuchen?«
»Super. Mit Zimt und Zucker?«
»Von mir aus ...«
Positiv betrachtet hatte ich gerade einen Streit verhindert, bevor er entstand.
»Darf ich vor dem Fernseher essen?«
Ich wusste, dass Katharina Wert darauf legte, alle Mahlzeiten mit Emily am Tisch einzunehmen, um sich dabei mit ihr über den Tag zu

unterhalten. Streng genommen hatten Emily und ich uns ja gerade ein Stück weit über den Tag unterhalten. Jedenfalls über das Abendessen. Ich sah also durchaus Spielraum, ihr den Fernsehwunsch zu erfüllen. In engen pädagogischen Grenzen.

»Gut, aber du guckst keine Trickfilme.«

»Darf ich *Anna und die wilden Tiere* …?«, wollte meine Tochter wissen.

»… aus dem Fenster schmeißen?«, fragte ich ein wenig zu forsch. Ich mochte es nicht, wenn meine Tochter bei der Satzbildung das Vollverb unterschlug.

»… gucken!« Emily verdrehte wieder die Augen, lieferte damit aber zumindest den fehlenden Satzteil nach.

»Okay. Darfst du. Wenn ich in der Zeit Zeitung lesen darf.«

Mir war klar, dass es Emily vollständig egal war, was ich tat, während sie vor dem Fernseher essen durfte. Aber so hatte ich mir wenigstens das Gefühl vermittelt, wir würden in unserer Familie die Eckdaten des Zusammenlebens immer wieder gemeinsam aushandeln.

Ich backte Emily schnell vier Pfannkuchen und streuselte ihr eine selbst gemischte Zimt-Zucker-Mischung darüber. Den Teller mit dem Abendessen stellte ich vor ihr auf den Wohnzimmertisch, einen alten Reisekoffer, zwischen Lümmelsofa und Fernseher.

Ich setzte mich an den Esstisch der offenen Küche, welche nahtlos an das Wohnzimmer anschloss. Lebensmittel zu verschwenden, war nicht mein Ding. So aß ich drei volle Teller von Emilys und meinen Spaghetti, während ich online am Laptop Zeitungsartikel las und dabei *Anna und die wilden Tiere* mithörte.

Diese drei gleichzeitig ausgeführten Tätigkeiten hatten nicht das Geringste mit der von meinem Achtsamkeitscoach vermittelten Single-Tasking-Philosophie zu tun. Aber am Ende des Tages war ich einfach froh, wenn der Tag irgendwann einfach rum war. Notfalls mithilfe von unachtsamem Multitasking. Sicherlich wäre manchen Menschen bereits eine der drei Tätigkeiten alleine schon zu viel. Zum Beispiel alleine drei Teller Spaghetti bolognese zu essen. Nach zwanzig Chicken-

Nuggets zum Mittagessen. Aber die Spaghetti und die Nuggets sollten in meinem Magen im Verlaufe des Abends nicht lange alleine bleiben. Im Anschluss an das Abendessen brachte ich Emily ins Bett. Nach einer Gutenachtgeschichte drückte mich meine Tochter ganz fest. Kurz vor dem Einschlafen war sie nicht mehr das große Schulkind mit Hang zu Diskussionen, sondern wieder das kleine, anhängliche Kindergartenkind.

»Ich freu mich schon, dass ich morgen *Kroko-Doc* mit in die Schule nehmen kann, Papa.«

Das hatte ich beinahe vergessen: Kein Deutsch-Mathe-Sachkunde wegen Malen war heute gewesen. Morgen war kein Deutsch-Mathe-Sachkunde wegen Spieletag. Zumindest konnte man Frau Meyer-Dreyen nicht vorwerfen, sie würde keine Abwechslung in die Ausfallbegründungen für den Schulalltag bringen.

»Gut, dass du das sagst. Ich stell dir die Tasche mit dem Spiel gleich direkt neben den Tornister.«

»Kannst du mich morgen nicht fahren?«

»Aber du bist doch schon groß genug, alleine zu laufen ...«

»Aber die Tasche mit dem Spiel ist auch sehr groß ...«

»Alles klar. Ich fahre dich. Schlaf gut.«

»Gute Nacht, Papa. *Toniebox*?«

Nachdem ich die *Toniebox* angemacht, Emily einen Gutenachtkuss gegeben und so getan hatte, als würde ich in meinem Bett nebenan ebenfalls einschlafen, und nachdem ich aufgestanden war, mich überzeugt hatte, dass Emily schlief, die *Toniebox* ausgeschaltet, die Türen angelehnt und das Licht im Flur bis auf eine Stehlampe gelöscht hatte, waren für mich alle Pflichten des Tages erledigt. Da ich durch das fremdgesteuerte Abendprogramm vollständig erschöpft war, wusste ich nichts Besseres mit mir anzufangen, als mich aufs Sofa vor den Fernseher zu lümmeln. Mit einem Glas Rioja. Und den drei von Emily übrig gelassenen Pfannkuchen. Mit Zimt und Zucker. Irgendwann musste ich noch einmal aufgestanden sein, denn auf einmal stand auch noch ein leerer *Magnum-Double-Salted-Caramel*-Eisbecher auf dem

Wohnzimmertisch-Koffer. Offenbar aus Versehen, weil ich schlicht vergessen hatte, den Becher nach der mir fest vorgenommenen ersten Hälfte wieder ins Eisfach zu stellen. Als mir das Versehen auffiel, war der Becher allerdings schon leer. Da ich den ganzen Tag über auch wenig getrunken hatte, trank ich, als ich das Glas Rioja ausgetrunken hatte, vor dem Fernseher liegend eine komplette 1,5-Liter-Flasche Mineralwasser aus.

Ich ging gegen 22 Uhr ins Bett und schlief zunächst gut ein. Um nach circa einer Stunde aufzuwachen. Weil mir meine Blase höflich vorschlug, auf Toilette zu gehen. Ich schlief im Anschluss wieder ein, um nach zwei weiteren Stunden mit einem Heißhunger auf *Haribo-Colorado* aufzuwachen. Ich ging in die Küche, schüttete mir eine halbe Tüte von den gemischten Weingummi-Lakritz-Dingern in ein Nachtischschälchen und ging damit zurück ins Bett. Ich stellte das Schälchen auf meinen Nachttisch und schaffte es, alle Colorados innerhalb von fünf Minuten beim erneuten Einschlafen nebenbei in mich reinzumümmeln. Ich wurde mit drei Stunden Schlaf am Stück belohnt. Danach weckte mich ein Brennen in der oberen Speiseröhre. Es fühlte sich an, als hätte mir jemand von unten aus dem Magen Salzsäure in den Hals gekippt. Und als hätte jemand diese Säure mit einem Bolognese-Zimt-Karamell-Lakritz-Flavor versetzt.

Ich wusste, dass Reflux kein römischer Feldherr war. Trotzdem wurde ich mit steter Regelmäßigkeit nachts von ihm besiegt. Und ich wusste, dass ich innerhalb der nächsten halben Stunde nicht wieder einschlafen würde. Nicht bevor das widerliche Kratzen im Hals abgeklungen war. Ich schlich durch den von der Stehlampe erleuchteten Flur, um kurz durch Emilys geöffnete Kinderzimmertür nach meiner Tochter zu schauen. Sie schlief wie ein Engel nach dem Genuss eines einzelnen Pfannkuchens und träumte wahrscheinlich von Annas wilden Tieren. Ihr Anblick beruhigte meine Seele, aber nicht meinen Magen. Ich versuchte, mein aufgewühltes Inneres mit einer ausgedehnten Stehmeditation in den Griff zu bekommen. Ich stellte mich vor mein Bett, die Beine schulterbreit auseinander, die Arme seitlich an meinem Körper herabhängend. Ich nahm eine gerade Körperhaltung an und versuchte ruhig und tief zu atmen. Ich spürte, wie mein Kopf auf meiner Wirbelsäule saß, wie sich bei jedem Atemzug Verspannungen in meinen Schultern lösten. Ich empfand meinen Körper wie eine Wasserpflanze in Ufernähe, die langsam im leichten Wellengang hin und her schwankte, dabei aber nie ihre Mitte verlor. Das Brennen in meinem Hals ließ nach. Was auch daran lag, dass meine aufrechte Position der Salzsäure in der Speiseröhre ermöglichte, wieder zurück in den Magen zu fließen.

Ich führte die Meditation knappe zehn Minuten durch, bevor ich mich durch ein bewusstes Schütteln meines Körpers wieder in die reale Welt zurückbegab. Ich stopfte mir die Tagesdecke meines Bettes unter das Kopfkissen und legte mich wieder hin. Mein erhöht liegender Oberkörper ließ dem Magen nun physikalisch keine Chance, weitere Magensäure körperaufwärts zu schicken. Irgendwann schlief ich wieder ein. Zweieinhalb Stunden später klingelte der Wecker.

Ich fühlte mich übernächtigt und bereits vor dem Frühstück pappsatt. Mein Hals kratzte.

Ich duschte ausgiebig. Jedenfalls lange genug, bis der Badezimmerspiegel zu beschlagen war, als dass ich mich darin hätte nackt sehen müssen. Ich zog mich an, weckte meine Tochter und bereitete alles für Emilys und mein Frühstück vor.

Angeblich ist das Frühstück die wichtigste Mahlzeit des Tages. Dieses mir faktisch nicht näher einleuchtende Wissen wollte ich auch an meine Tochter weitergeben und bestand deshalb, in Absprache mit Katharina, darauf, dass Emily vor dem Weg zur Schule immer etwas aß. Ich selbst hatte morgens in der Regel keinen Hunger. Was sich durch meine Fressgelage nachts ganz gut erklären ließ. Um Emily ein gutes Vorbild zu sein, zwang ich mich trotzdem, etwas zu essen. Wir frühstückten also gemeinsam. Emily ihr Lieblingsmüsli. Ich eine Scheibe Brot mit Salat.

Um ganz genau zu sein: Emily ihr Schokomüsli, ich meinen Toast mit Fleischsalat.

5 AYUR UND VEDA

»Füllen Sie nicht das Leben mit Mahlzeiten,
sondern die Mahlzeiten mit Leben.«

JOSCHKA BREITNER,
SCHÖNER WOHNEN IM EIGENEN KÖRPER

ALS ICH MIT Sascha vor dem Zoo aus meinem Auto stieg, fiel mein Blick auf die Tüte mit dem *Kroko-Doc*-Spiel, die weiterhin verträumt auf der Rückbank meines Wagens lag. Eine Dreiviertelstunde, nachdem ich Emily an der Schule abgesetzt hatte. Ich hatte schlicht vergessen, es ihr mitzugeben. Leider ließ sich dies nun nicht mehr ändern. Ich würde mit dem unterschwelligen Ärger über meine eigene Vergesslichkeit leben müssen. Ich gönnte meiner Tochter, der ich offensichtlich durch meine Vergesslichkeit einen Spieletag versaut hatte, einen Vater, der heute eine Art Spieltag im Zoo haben würde.

Gerd hatte Sascha das Zoocafé zum Kennenlernen vorgeschlagen. Ein für mich bereits sehr positiv besetzter Ort. Das Zoocafé hatten meine Ex-Frau Katharina und ich vor gut zwei Jahren ausgewählt, um unserer Tochter Emily gemeinsam Katharinas damaligen Freund, einen Heiko, vorzustellen. Emilys Begeisterung über Heiko hielt sich damals in Grenzen. Meine Freude über den Ort rührte daher, dass Katharina Heiko nur kurze Zeit später vor meinen Augen, am Ende des Jakobsweges, erschossen hatte. Eine für uns auf Elternebene vieles vereinfachende Handlung. Heikos Leiche war in der Brandung der spanischen Atlantikküste verschwunden, Heikos Geist aus unserem Leben. Das Zoocafé war geblieben. Es war der Ausgangspunkt dieser für alle Beteiligten – außer Heiko – positiven Entwicklung. Ich kehrte gerne ins Zoocafé zurück.

Für gewöhnlich hatte ich ein festes Ritual bei meinen Besuchen: Ich ging zuallererst schnurstracks zum Kiosk neben dem Café, kaufte mir dort eine *Capri-Sonne* und ein Matschbrötchen und ging erst danach trinkend und essend von Gehege zu Gehege. Jetzt, wo ich quasi nicht als Besucher, sondern aus beruflichen Gründen im Zoo war, wurde mir auf dem Weg zum Zoocafé zum ersten Mal bewusst, wie viel Raum das Thema Essen im Zoo einnahm. Sowohl innerhalb als auch außerhalb der Gehege. Überall hingen Schilder, die auf die Fütterungszeiten der Tiere hinwiesen. Und um den Menschen die Zeiten dazwischen mit der Gelegenheit der Selbstfütterung zu verkürzen, standen den Besuchern neben dem Café und dem Kiosk noch zahlreiche Verkaufsstände für Eis, Würstchen und Süßigkeiten zur Verfügung. Alle fünfzig Meter konnte man die Leere des Tages mit Snacks füllen.

Gerd war mir gleich auf den ersten Blick sympathisch. Auf den ersten Blick von ihm. Sein Blick war ruhig, klar und freundlich. Es heißt immer, die Augen seien das Tor zur Seele. Und über diesem Tor von Gerd schien in großen Buchstaben „Herzlich willkommen" zu stehen. Er hatte die offensten, ehrlichsten Augen, die ich je bei einem Menschen gesehen hatte. Als sich unsere Blicke zum ersten Mal trafen, sah ich Herzlichkeit, Neugierde und Vorfreude in seinem. Die blaue Regenbogenhaut seiner Augäpfel schien je nach Stimmung changieren zu können.

Aber auch körperlich war Gerd eine attraktive Erscheinung. Ihm schien das Überangebot an Nahrung rund um seinen Arbeitsplatz nichts anzuhaben. Hätte Gerd mit Anzug in einem Großraumbüro gesessen, hätten alle Schreibtische fett und deplatziert gewirkt. Auf der Terrasse des Zoocafés sitzend, in grünen Arbeitshosen, mit Gummistiefeln an den Füßen und einer leeren Schubkarre neben sich, komplettierte er einfach die Umgebung. Vom Naturell wirkte er wie ein Sonnenschein. Durch die tägliche Arbeit an viel frischer Luft war seine Haut wettergegerbt. Viele kleine Lachfalten hatten sich um seine Augenwinkel gebildet. Als er uns kommen sah, stand er mit einem einladenden Lächeln im Gesicht auf und ging auf mich zu. Sascha stellte uns beide vor.

»Björn, das ist Gerd. Gerd, das ist Björn.«

Wir gaben einander die Hand. Gerds Händedruck war kräftig.
»Du wirkst wie der jüngere Bruder von *Crocodile Dundee*«, merkte ich, als Kompliment gemeint, an.
»Und du wie der junge *Dieter Renz*«, erwiderte Gerd. Ich beschloss, das ebenfalls als Kompliment zu sehen. Zu Zeiten von *Crocodile Dundee* war *Dr. Dieter Renz* aus der Fernsehserie *Ein Fall für zwei* Deutschlands bekanntester Rechtsanwalt gewesen. Auch Deutschlands dickster. Aber für Gerd war ich ja der *junge* Renz. Ohne Doktor. Wahrscheinlich war er da noch rank und schlank. Ich schaute verstohlen an mir herunter: War der Knopf wieder auf? Nein. Das bedeutete, dass ich noch Wohlfühlreserven hatte. Spontan öffnete ich den Knopf und atmete befreit aus.
»Tja – ich kann auch ohne Kiffen Fressflashs kriegen«, sagte ich, während ich liebevoll über meinen kleinen Bauch streichelte.
»Ich kann auch ohne Fressflashs kiffen«, spielte Gerd stolz zurück und zog seinen nicht vorhandenen Bauch ein.
Unsere Sympathie basierte offensichtlich auf Gegenseitigkeit.
Gerd war fünfunddreißig Jahre alt und arbeitete, seit er siebzehn war, als Tierpfleger im städtischen Zoo. Von Sascha wusste ich, dass Gerd eine bewegte Vergangenheit hatte. Er war den sogenannten leichten Drogen nie abgeneigt gewesen. Ganz im Gegenteil hatte es eine Phase in seinem Leben gegeben, in der er seinen eigenen Konsum nur noch finanzieren konnte, indem er eine Zeit lang für Dragan als Kleindealer gearbeitet hatte. Daher kannten sich Sascha und Gerd. Erst als Gerd seine jetzige Lebensgefährtin kennenlernte, reduzierte er sowohl seinen Konsum als auch seinen Kontakt zum Milieu. Seit der Geburt seiner ersten Tochter rauchte er tatsächlich nur noch ab und an das zur Entspannung, was er selber anbaute. Seit der Geburt seines zweiten Kindes wusste er zusätzlich den Genuss der Mehreinnahmen durch sein eigenes Produkt zu schätzen.
Alles, was man großziehen und pflegen konnte, schien Gerds Ding zu sein. Egal, ob es sich dabei um seine beiden kleinen Töchter, seine Tiger oder seine Cannabispflanzen handelte. Mit seiner Frau Jessica

und den beiden ein und drei Jahre alten Kindern wohnte er im Erdgeschoss eines Mietshauses hinter dem Zoo. Über eine Feuerfluchttür in der Zoomauer, die in den Garten seines Mietshauses führte, betrug sein Arbeitsweg von der Wohnung zum Tigergehege weniger als eine Minute.

Mit seinen eins fünfundsiebzig Körpergröße war er vielleicht fünf Zentimeter kleiner als ich. Er wirkte sportlich. Nicht im Sinne eines künstlich ausdefinierten Fitness-Freaks, sondern sehr natürlich. Er hatte die notwendigen Muskeln für alle Tätigkeiten, die er täglich so ausführte: Tiger füttern, Kinder tragen, Cannabis gießen. Und vor allem war Gerd Pragmatiker. Da bereits nach wenigen Sätzen Small Talk klar war, dass die Chemie zwischen uns stimmte, schlug Gerd vor, uns von seinen Zookollegen im Kiosk neben dem Café einfach drei Kaffee to go in Pappbechern geben zu lassen, statt Zeit im Café zu verplempern. Wir brachen auf, um uns von ihm seine Miniplantage zeigen zu lassen. Unterwegs machten wir noch einen kleinen Abstecher zu dem neuen Futterhaus, das sich hinter dem Erdmännchengehege befand. Mit einer kompletten Rinderhüfte in Gerds Schubkarre liefen wir von dort aus zum Tigerhaus.

»Warum gibt es im Kindergarten eigentlich nie solche Steaks?«, fragte ich Sascha.

»Wenn wir im Kindergarten täglich solche Steaks servieren würden, wären wir innerhalb von einer Woche pleite«, war die ehrliche Antwort. »Wahrscheinlich zahlen die Eltern von den Tigern einfach ein höheres Verpflegungsgeld.«

»Das gesamte Fressen für die Tiger wird von einer hiesigen Großschlachterei gesponsert«, erklärte uns Gerd.

»Irgendwas scheint bei der Imagevermarktung von Kindergartenkindern falsch zu laufen«, merkte ich an. »Aber ein paar Steaks können wir von der Lende sicherlich abschneiden, um unsere neue Männerfreundschaft mit einer kleinen Grillorgie zu besiegeln, oder? Hätte was schön Männliches«, bemerkte ich sehnsuchtsvoll, da mein Fleischsalat-Toast langsam verdaut war.

»Da musst du nicht mich, sondern die Tiger um Erlaubnis fragen«, antwortete Gerd. »Gleich ist Fütterung. Mit der Lende locke ich Ayur und Veda ins Freigehege, danach können wir uns drinnen gefahrlos aufhalten. Es sei denn, du willst wirklich mit den Tigern übers Teilen reden. Aber wenn du einmal gesehen hast, wie ein bengalischer Tiger eine komplette Rinderlende frisst, wirst du nie wieder auf den Gedanken kommen, gegrillte Steaks zu mümmeln, hätte irgendwas Männliches.«
»Ayur und Veda? Die beiden Tiger heißen wie diese indische Art zu essen?«, wollte ich wissen.
»Ayurveda ist eine indische Heilkunst, die sich auch mit Ernährung beschäftigt«, klärte uns Gerd auf. »Setzt sich zusammen aus zwei Wörtern aus dem Sanskrit: Ayur heißt *Leben*, Veda bedeutet *Wissen*. Als die beiden Tigerbabys zu uns in den Zoo gekommen sind, hatte sich meine Frau gerade mit ayurvedischer Ernährung beschäftigt. Ich hab die beiden Namen einfach aus der Luft gegriffen und an die Tiger verteilt.«
»Die sind aber deswegen offensichtlich keine Vegetarier geworden«, erwähnte ich in Bezug auf die Rinderlende.
»Ayurvedische Ernährung hat mit dem Verzicht auf Fleisch nichts zu tun, aber viel mit dessen Einordnung. Nach der ayurvedischen Lehre gibt es drei Konstitutionstypen, drei *Doshas*.«
»So in Richtung *Apfeltyp mit dickem Bauch* und *Birnentyp mit dickem Hintern*?«, wollte ich wissen.
»Interessiert dich das wirklich?«, versicherte sich Gerd.
»Ja!« Ehrlich gesagt interessierte mich alles an meinem Ausflug in die reale Welt. Ich freute mich, Wissen von realen Menschen außerhalb von *Google* aufzusaugen.
»Also gut.« Gerd überlegte kurz, wie er mir mit einfachen Worten ein offensichtlich kompliziertes System erläutern könnte. »Nach der ayurvedischen Lehre besteht die Welt aus fünf Elementen: dem Feuer, der Luft, dem Wasser, der Erde und dem Raum. Diese fünf Elemente sind in jedem Menschen als Mikrokosmos vorhanden. Sie spiegeln sich in

unseren fünf Sinnen. Wir sehen das Feuer, fühlen die Luft, schmecken das Wasser, riechen die Erde und hören den Raum. So weit klar?«

»So weit klar.«

»Es gibt nun drei Grundtypen von Menschen, die besagten drei *Doshas*. Diese drei Typen sind verschiedene Kombinationen dieser fünf Elemente. Beim *Vata*-Typ dominieren die Elemente Luft und Raum, beim *Pitta*-Typ sind es Feuer und Wasser, beim *Kapha*-Typ Wasser und Erde. Die meisten Menschen sind Mischtypen dieser drei Grundtypen. Alle körperlichen und seelischen Beschwerden lassen sich nach der ayurvedischen Lehre dadurch erklären, dass die Elemente, die in deinem Typ vorherrschen, ins Ungleichgewicht geraten sind. Wenn du mit körperlichen oder seelischen Problemen zu einem ayurvedischen Arzt gehen würdest, würde der zunächst einmal herausfinden, welcher Typ beziehungsweise welche *Dosha*-Mischung du bist. Und dann würde er dafür sorgen, dass die Elemente, die bei dir aus dem Lot gekommen sind, wieder ins Gleichgewicht gebracht werden. Unter anderem über eine spezielle ayurvedische Ernährung, die exakt auf deinen Typ abgestimmt ist. Das, was du isst, heilt das, was dir fehlt. Deine Ernährung und dein Stoffwechsel werden wieder in Einklang gebracht. Mit viel frischem, saisonalen Gemüse. Aber auch mit Fleisch oder Fisch. Alles auf deinen individuellen Typ, dein *Dosha* angepasst.« Gerd fasste mir plötzlich liebevoll an den Bauch. »Wenn du Interesse hast, können wir uns gerne mal ausführlicher über Ayurveda unterhalten.«

Ich mochte Gerd. Aber noch lieber mochte ich Dinge, die ich essen konnte, ohne vorher ein Körpertypus-Studium abgeschlossen zu haben oder einen Tiger um Erlaubnis fragen zu müssen.

»Warum nicht? Ein anderes Mal vielleicht. Ich würde jetzt lieber den Tigern beim Fressen und dann deinen Pflanzen beim Wachsen zusehen.«

Und mir dann auf dem Rückweg bei McDonald's einen Doppelcheeseburger und neun Chicken McNuggets mit männlicher Barbecuesoße gönnen. Wenn wir schon nicht im Zoo grillten.

6 FRESSEN

»Der Mensch ist das einzige Lebewesen,
das Nahrung kocht. Die Zeit, die Sie sich zur Zubereitung
einer Mahlzeit nehmen, ist der Abstand zwischen
kultiviertem Essen und animalischem Fressen.«

JOSCHKA BREITNER,
SCHÖNER WOHNEN IM EIGENEN KÖRPER

ICH ERINNERTE MICH aus meiner eigenen Kindheit daran, dass das Tigerhaus vor der Umgestaltung ein ziemlich hässlicher Siebzigerjahrezweckbau gewesen war. Ein Gussbetonklotz mit Glaskäfigen in Garagengröße innen sowie kleiner Auslauffläche und Badepfütze außen. Für den Umbau des Tigergeheges war zunächst ein an den Zoo grenzendes Wohnhaus abgerissen und das Grundstück dem neuen Gehege einverleibt worden. Die neue Zoomauer grenzte nun direkt an den Garten des Wohnhauses von Gerd. Das auf dem vergrößerten Areal stehende neue Tigerhaus sah aus wie die Vision eines Freizeitparkarchitekten von einem indischen Tempel: ein zweistöckiges Fantasiegebäude mit Türmchen, Rundbogenfenstern und orientalischen Türen, in dem nun Verwaltungs- und Lagerräume untergebracht waren. Wie uns Gerd erklärte, war der Keller des alten Hauses das einzige Element, das unverändert geblieben war. Anstatt die massiven Mauern aus Stahlbeton kostenintensiv abzutragen und zu entsorgen, konnte der leer stehende Keller so kostengünstig als Fundament des neuen Tigerhauses genutzt werden.

Auf der einen Seite war das Gebäude von einem dreihundert Quadratmeter großen Wintergarten umgeben, dem neuen Innengehege der Tiger. Von einem umzäunten Besucherbalkon in der ersten Etage war das Gehege für Besucher einsehbar. An die andere Hälfte des Hauses grenzte das viermal größere Außengehege. Mit dem Wintergarten war es verbunden durch eine Gitterschleuse. Bei fest verschlossener Schleuse konnten sich die Pfleger gefahrlos in einem der Bereiche aufhalten, sofern sich die Tiere im anderen Bereich befanden. Das Außen-

gehege war durch einen Wassergraben und eine Trennwand aus Panzerglas von einer zweiten Besucherterrasse getrennt. Außen- und Innengehege waren für die Tierpfleger gefahrlos durch einen neben den Gehegen verlaufenden Servicegang erreichbar. Vom Gang aus konnten sie die Tiere ebenfalls durch Panzerglasscheiben beobachten. Von hier aus zeigte uns Gerd nun stolz seine Schützlinge.
Ayur und Veda waren beide viereinhalb Jahre alt. Ich kannte die Tiger flüchtig von meinen privaten Zoobesuchen. Ihnen nun, nur durch eine Panzerglasscheibe getrennt, so nahe zu kommen, war ein beeindruckendes Ereignis. Die Tiere machten dem Namen *Königstiger* alle Ehre. Sie waren majestätisch. Nicht im Sinne von adelig. Sie lungerten nicht aufgrund jahrhundertelanger Inzucht genetisch degeneriert im goldenen Käfig herum, sondern waren *majestätisch* im märchenhaften Sinne. Sie waren prächtige Lebewesen, die sich ihrer selbst erkämpften Macht bewusst waren. Das zumindest war die Aussage jeder ihrer Körperbewegungen.
Ayur, das Männchen, war fast drei Meter lang und bestand im Wesentlichen aus einem Muskelmeer, das gelassen unter seinem strahlend orange-schwarz-weißen Fell auf und ab wogte. Sein Schädel war Ehrfurcht einflößend mächtig. Sollte Ayur jemals als Requisite bei *Dinner for one* landen, würde Butler James nicht über dessen Kopf stolpern können, ohne sich vorher die Hoden an Ayurs Stirnplatte zu stoßen.
Veda, das Weibchen, war ein wenig kleiner, aber nicht weniger beeindruckend.
Sie lag zwei Meter von meinem Fenster entfernt und leckte sich eine Vorderpfote. Wie eine Hauskatze. Mit einer Zunge, die die Größe einer Küchenreibe hatte. Und Gerd zufolge war sie auch genauso rau. Diese Katze würde in meinem Treppenhaus Geräusche auf den Stufen machen. Spätestens, wenn die erste Stufe unter dem Gewicht der Tritte barst.
Laut einem deutlich sichtbaren Aushang war in fünf Minuten Fütterungszeit im Außengehege. Auf der Besucherterrasse des Außenbereiches sammelten sich bereits die Zuschauer.

Gerd schloss die Schleuse zwischen den Gehegen. Die Tiger waren jetzt im Innenbereich gefangen. Er ging mit der Rinderhüfte durch den Servicegang zu einer Verbindungstür zum Außengehege. Dort hängte er die Hüfte mit einem Drahtseil an einem Futterpfahl, einem astlosen, entrindeten Baumstamm, auf. Wie eine Fahne schwenkte die Hüfte dort nun in vier Metern Höhe über dem Boden.
Zahlreiche menschliche Zuschauer beobachteten ihn dabei von jenseits des Wassergrabens durch das Panzerglas.
Als Gerd den Außenbereich verlassen und die Schleuse zwischen den Gehegen wieder geöffnet hatte, schlenderten Ayur und Veda routiniert-gemächlich, aber zielstrebig, zu dem Futterpfahl. Gerd schloss die Schleuse wieder hinter ihnen. Das Innengehege war nun für uns sicher.
Veda stand unter dem Futterpfahl und schaute gelassen in die Höhe. Sie schien zunächst wie ein Hündchen *Sitz* machen zu wollen, hielt aber in halber Bewegung inne und sprang dann aus dem Nichts mit unglaublicher Kraft fast drei Meter senkrecht in die Höhe. Sie krallte ihre Vorderpfoten ins Holz des Stammes und zog sich einzig mit den Muskeln ihrer Vorderbeine so nah an die über ihr hängende Lende heran, dass sie sich in ihr verbeißen konnte. Die Lende riss unter dem Gewicht der Tigerdame aus der Seilzugbefestigung und wurde von Veda nach unten gezogen.
Ayur übernahm und teilte die Lende mit einer einzigen Kieferbewegung. Der kinderarmdicke Hüftknochen zerbrach mit einem laut hörbaren Knacken zwischen seinen Zähnen problemlos in zwei Hälften. Mit starkem Rütteln ihrer kräftigen Nackenmuskeln rissen die beiden Tiger Fleischbrocken von den Knochen. Blut lief ihnen aus dem Mund und über ihr Fell, wurde aber immer wieder mit ausschweifenden Zungenbewegungen rückstandslos weggewischt.
Das, was ich hier sah, war im wahrsten Sinne des Wortes animalisches Fressen.
Gerd hatte recht. Jeder noch so männliche Mensch, der ein noch so blutiges, noch so großes Steak vom Grill mit bloßer Hand verzehrte,

wirkte im Vergleich zu den Tigern wie ein mümmelndes Erdmännchen. Zudem würde keiner der beiden Tiger sich nach dem Fressgelage abends vor dem Badezimmerspiegel Gedanken über seine Figur machen müssen. Und das lag nur zum Teil an den figurschmeichelnden Streifen im Fell.

Während die Zoobesucher den Tigern weiter beim Fressen zusahen, folgten Sascha und ich Gerd zunächst ins leere Innengehege und dann durch eine hinter einem Busch unter dem Besucherbalkon verborgene Eingangstür in den Keller.
Die unterirdischen Räumlichkeiten hatten gewaltige Dimensionen. Die Deckenhöhe betrug durchweg vier Meter, was der Tatsache geschuldet war, dass im vorherigen Leben des Tigerhauses hier alle Warenanlieferungen unterirdisch erfolgt waren. Die Zufahrt zur Tiefgarage war inzwischen zugemauert, zugeschüttet und dem Außengelände angegliedert worden.
Im Kellerreich befanden sich die ehemalige Garagenanfahrt, ein Schlachtraum, das einstige Frischfutterlager und der Kühlraum. Ferner eine über die Jahrzehnte verranzte, aber funktionsfähige Mitarbeitertoilette.
Gerds kleine Privatplantage beschränkte sich bislang auf den ehemaligen Kühlraum des Kellers. Sie war mir genauso sympathisch wie er, liebevoll gepflegt und auf dem neuesten Stand der Technik. Auf Tapeziertischen standen viele flache Plastikwannen mit jeweils sechs Blumentöpfen. Aus den Töpfen wuchsen Cannabistriebe unterschiedlichen Alters. Kleine Wasserschläuche führten von Topf zu Topf. Unter der Decke waren unterschiedliche Lampen angebracht für das jeweils passende Licht zum Keimen, zum Wachstum und für die Blütenphase. An einer Wand war ein kleiner Steuerstand eingerichtet, inklusive Hygrometer und Schaltern für Wasser, Licht und Ventilatorensteuerung.
Ohne den scharfen Geruch nach Tigerkot hätte man den Raum für das Pflanzenlabor einer biologischen Fakultät halten können. Die ehe-

malige Warenanlieferung, der Schlachtraum und das Frischfutterlager waren durch große Rolltore miteinander verbunden und alle wesentlich größer als der Kühlraum. Der ehemalige Schlachtraum war gefliest und verfügte noch über die alten Zerlegetische an den Wänden. Unter der Decke verlief ein Transportsystem, mit dem Rinder- oder Schweinehälften an Fleischerhaken hängend von der Tiefgarage kommend durch den Raum bewegt werden konnten. Dazwischen baumelte eine angerostete Knochensäge. In einer Ecke stand ein alter Zirkuswagen mit einem Käfig, der früher offensichtlich zum Transport von Tigern genutzt worden war.

»Habe ich bei der Räumung des Kellers unterschlagen«, lächelte Gerd. »Da richte ich mir später eine kleine Wohlfühllounge drin ein. Der Keller hier wird meine kleine Oase. Unsere – wenn ihr wollt.«

Unsere Oase. Was für eine wohltuende Formulierung. Der Keller hatte für mich etwas Heimeliges: eine Welt für sich, ein Raum außerhalb des Alltags, ein Reich voller Möglichkeiten. So ähnlich stellte ich mir die Garage von Steve Jobs vor, aus der heraus er die Welt verändert hatte. Nur dass der Keller um ein Vielfaches größer war. Der Zookeller mit seinem realen Tigerkäfig könnte für mich der Ausweg aus meinem metaphorischen Pantherkäfig sein. Die Vorstellung, hier ein gemeinsames Feuer zu entzünden, wärmte mich. Aber irgendeinen Haken musste das Ganze doch haben.

»Und das alles hier nutzt niemand außer dir?«, fragte ich Gerd kritisch.

»Für den Zoo existiert der Keller gar nicht mehr. Der dient nur als Fundament. Und wir Tierpfleger sind eh nur zu dritt im Tigergehege. Ich habe einen kleinen Wegschau-Deal mit meinen Kollegen. Sie schauen weg, wenn ich runter in den Keller gehe. Dafür freuen sich beide ab und an über das Gras, das ich mitbringe, wenn ich wieder hochkomme. Sollte dieser Deal rauskommen, verlieren wir alle drei unsere Jobs. Weil ich neben dem Zoo wohne, übernehme ich außerdem anstandslos unangenehme Feiertagsschichten. Der Keller ist ausschließlich mein Reich.«

Ein Reich, das neu verkabelt werden müsste, bevor es mit der für die Plantage notwendigen Technik ausgestattet werden konnte. Den Plan dazu hatte Gerd bereits im Kopf. Er musste nur noch finanziert und umgesetzt werden. Ansonsten war Gerds Klimakonzept für die notwendige Raumtemperatur zum Cannabisanbau genial: Jeder Raum verfügte über ein schmales Kellerfenster unter der Decke, das entweder zum Innen- oder zum Außengehege zeigte. Durch die Fenster zum Innengehege sollten später die Lüftungsschläuche führen, mit denen Warmluft eingesogen werden würde. Durch die Fenster zum Außengehege würde die süßliche Abluft ausgestoßen werden. Ein genialer Ansatz: mit der Energie des einen Nachbarn zu arbeiten, die Industrieabgase mit dem Wind zum anderen Nachbarn wehen lassen, um sich im dabei entstehenden Luftzug die in Unschuld gewaschenen Hände trocken blasen zu lassen.

Das Ganze hatte Hand und Fuß. Der Ausbau der Plantage war eine reale Aufgabe, die mit realen Menschen in die Realität umgesetzt werden konnte. Das war für mich keine Ökospielerei. Das war für mich die Zukunft unserer Drogensparte. Der Cannabisbezug aus Marokko wurde für mich hier im Zookeller zu einer veralteten Übergangstechnologie.

Ich musste nicht lange überlegen: Dragans Event-Agentur würde sich an der neuen Plantage beteiligen. Unsere Drogensparte würde grün werden. Gerd würde für seine Tochter einen Kindergartenplatz bei *Wie ein Fisch im Wasser* bekommen. Emily und ich Dauerkarten für den Zoo. Endlich hatte ich wieder ein brennendes Stück Holz in Reichweite, um ein gemeinsames Feuer zu entfachen.

Ich musste heute Abend auf dem Jour fixe nur noch eine Gruppe Mafiosi davon überzeugen, dass Klimaneutralität beim Hanfanbau unser dringendstes Problem wäre.

7 WIR

»Egoismus ist die Freiheit, für seine eigenen Fehler geradestehen zu können, anstatt sie einer Gruppe in die Schuhe schieben zu müssen.«

JOSCHKA BREITNER,
ENTSCHLEUNIGT AUF DER ÜBERHOLSPUR – ACHTSAMKEIT FÜR FÜHRUNGSKRÄFTE

ALS EMILY VON der Schule nach Hause kam, entschuldigte ich mich zuallererst bei ihr dafür, dass ich das *Kroko-Doc*-Spiel im Wagen vergessen hatte.

»Kein Problem«, erwiderte meine Tochter nebenbei. »Wir hatten heute doch keinen Spieletag. Sondern Projekttag.«

Das Projekt war laut dem verlorenen Elternbrief eine Theateraufführung. Im Gegensatz zu Mal- und Kuscheltier- und Spieletagen konnte ich der Vermittlung klassischer Bildung durchaus etwas abgewinnen. Und sei es nur klassisches Kindertheater in Form von Kasperl und Seppel.

»Das ist ja ... toll! Wovon handelte denn das Theaterstück?«, wollte ich wissen.

»Vom kleinen Ich und dem großen *WIR*«, bekam ich als kryptische Antwort.

»Wer ist das große *WIR*?«, fragte ich verwundert nach.

Meine Tochter kramte einen mit einer grünen Hand bedruckten Flyer aus ihrem Ranzen, überreichte ihn mir und dröselte mir daraufhin das Theaterstück inhaltlich auf. Das kleine Ich und das große *WIR* schienen die Kasperles und Seppels der Neuzeit zu sein. Eine laut Flyer-Beschreibung auf Kinderpädagogik spezialisierte und vom Kultusministerium finanzierte Theatergruppe hatte den Kindern das Stück vorgespielt. Es handelte vom kleinen egoistischen Ich, das immer nur an sich selbst dachte, keine Freunde hatte und allen anderen schadete. Erst als es seine Selbstsucht ablegte, in erster Linie an die Gemeinschaft dachte und im großen *WIR* aufging, verbesserte sich nicht nur sein eigenes Leben, sondern auch das der ganzen Welt schlagartig.

»Wir alle gemeinsam sind das große *WIR*«, erklärte mir meine Tochter stolz.

»Und ... wie sieht das große *WIR* aus?«, fragte ich mehr mich als Emily, da mir das Ganze doch sehr abstrakt vorkam.

»Wer eine grüne Hand hat, gehört dazu«, klärte mich Emily auf.

»Wie soll das denn gehen?«

»Na, wenn einer mit grüner Farbe an der Hand einem anderen die Hand gibt, hat der auch grüne Farbe an der Hand. Schau mal!«

Emily zeigte mir ihre Hand. Tatsächlich: Sie hatte grüne Farbe auf der Handfläche. Offensichtlich hatten die Darsteller ihre Hände mit reichlich Farbe angemalt und Kindern die Hand gegeben, die dann anderen Kindern die Hand gegeben hatten, bis schließlich alle grüne Hände hatten und damit auch optisch im großen *WIR* aufgegangen waren. Im Biounterricht hätte ich diese Herangehensweise zur Erklärung von Infektionsketten für kreativ gehalten.

»Und das Theaterstück ging den ganzen Tag lang?«

»Nein – vorher und nachher durften wir malen.«

Anstatt kleines Einmaleins und Großbuchstaben gab es für meine Tochter heute also Kasperletheater in Grün. Ich versuchte wieder, mich achtsam über den Erfolg derjenigen zu freuen, die von dieser Pädagogik profitierten. Ich sah eine ganze Klasse achtjähriger chinesischer Kinder vor mir, denen vor Lachen Tränen über die Wangen liefen, während sie sich in ihre kleinen Hände klatschten, deren Farbe keinerlei Rolle spielte.

»Gab es sonst noch was Besonderes in der Schule?«, fragte ich eher aus Routine.

»Nö«, antworte Emily, ohne zu überlegen. Um sich, nach dem Überlegen, zu korrigieren. »Doch!«, fiel ihr ein. »Frau Meyer-Dreyen ist nach dem Stück auf die Bühne gegangen und hat gesagt, dass Maltes Mama uns alle in den Zoo einlädt.«

Malte Borken war ein Klassenkamerad von Emily. Maltes Mama, Frau

Borken, war dessen überdurchschnittlich attraktive Mutter. Da es in Emilys Klasse wesentlich mehr Klassenkameraden als überdurchschnittlich attraktive Mütter dazu gab, hatte ich bei Maltes Mama direkt ein Gesicht vor Augen. Ich hatte sie bei bislang zwei Terminen an Elternabenden getroffen. Die Familie ihres Mannes, Maltes Vater, hatte über drei Generationen hinweg aus einem lokalen Fleischereifachgeschäft ein internationales Fleischerei-Imperium aufgebaut, die *Deutschfleisch GmbH.* Um ganz genau zu sein: die beiden Imperien *Deutschfleisch-Nord* und *Deutschfleisch-Süd.* Maltes Vater und dessen Bruder hatten sich nach dem Tod des Großvaters überworfen und das Erbe aufgeteilt. *Deutschfleisch-Nord* wurde von Maltes Vater geführt. Mit Hunderten von Zuchtbetrieben in Deutschland, mehreren Schlachthäusern in Osteuropa und einer riesigen Lkw-Flotte, bestehend aus Tiertransportern für den Hin- und Kühltransportern für den Rückweg. In der Zeitung hatte ich mal gelesen, dass *Deutschfleisch-Nord* und *Deutschfleisch-Süd* zusammen fast dreißig Prozent des deutschlandweiten Fleischkonsums abdeckten. Das Hackfleisch, das mir letzte Nacht die Speiseröhre hochgekommen war, war also mit einer gewissen Wahrscheinlichkeit auf den Vater des Kindes zurückzuführen, dessen Mutter heute Vormittag anscheinend die Klasse meiner Tochter in den Zoo eingeladen hatte.
»Warum lädt Maltes Mama euch in den Zoo ein?«, fragte ich interessiert.
»Zur Belohnung, weil wir ein so tolles großes *WIR* sind! Und weil wir in Sachkunde gerade *Zoo* durchnehmen. Außerdem hat Maltes Mama im Zoo irgendwas zu sagen. Ihr kriegt aber noch einen Brief, in dem das drinsteht.«
»Was hat Maltes Mama denn mit dem Zoo zu tun?«, fragte ich meine Tochter und schweifte in Gedanken ab.

Maltes Mutter war gefühlt sicherlich zehn Jahre jünger als ich, also so um Mitte/Ende dreißig. Ihre Attraktivität mag mit ein Grund dafür gewesen sein, dass Maltes so um Mitte/Ende sechzig Jahre alter Vater sie in dritter Ehe geheiratet hatte. Aber vor allem bestach die jetzige Frau Borken durch ihre unzweifelhaft vorhandene emotionale Sensibilität. Schon als Sekretärin hatte sie sich nicht von den Milliarden ihres dreißig Jahre älteren Chefs blenden oder von der Tatsache abschrecken lassen, dass er einen ganzen Kopf kleiner war als sie. Einzig und allein ihr Feingefühl dafür, dass es sich bei dem ältlichen, cholerischen Zwerg hinter der Vorzimmerwand um einen Seelenverwandten handeln musste, öffnete Bürozwischentüren und Herzen. Ihre Wunschkindschwangerschaft kam überraschend. Zumindest für die damals noch aktuelle Frau Borken. Der noch nicht geborene Malte zog den Stecker aus den lebensverlängernden Maßnahmen der Ehe Nummer zwei und ebnete den Weg für Herrn Borkens dritte Hochzeit aus Liebe. Aus der ehemaligen Sekretärin wurde die dem Vorstand angehörende Compliance-Beauftragte der Schlachtbetriebe. Der kleine Mann und die große Frau. Eine klassische Beziehung auf Augenhöhe. Sofern sie sich bückte.

Die jetzige Frau Borken hatte auf Elternabenden immer ein wenig wie ein Hase in einem zu engen Zobelpelz gewirkt. Eigentlich ganz bodenständig und niedlich, aber irgendwie dann doch einen Hauch neben der Spur. Am letzten Elternabend hatten wir zufälligerweise nebeneinandergesessen und waren ins Gespräch gekommen. Frau Meyer-Dreyen versuchte damals gerade, uns Eltern eine E-Mail des Kultusministeriums auf einem Teil namens *Smartboard* hochzuladen, welches dort an der Wand hing, wo früher mal ein Teil Namens *Tafel* gehangen hatte. Die Tafel lief mit Kreide, war selbsterklärend und vollständig fehlerresistent. Das neue Teil lief mit Strom, hatte eine 200-seitige Bedienungsanleitung und wurde von Frau Meyer-Dreyen offensichtlich nicht beherrscht. Die Zeit, die sie zum Scheitern brauchte, überbrückten Frau Borken und ich mit Small Talk. Ich zeigte auf einen Swarovski-Eulenanhänger an der Handtasche von Maltes Mutter.

»Meine Tochter hat auch so einen Anhänger, allerdings als Delfin«, eröffnete ich das Gespräch. Frau Borken nahm den Eulenanhänger kurz in die Hand.

»Ich liebe Eulen. Ich habe die finanzielle Schirmherrschaft für eine Eulenaufzuchtstation übernommen. Wir päppeln pro Jahr rund zehn aus dem Nest gefallene, verletzte oder erschöpfte Eulen auf und setzen sie anschließend wieder in die Freiheit aus.«

»Das klingt nach einem guten Engagement«, erwähnte ich mit einem Hauch zu viel Mitleid in der Stimme.

»Ich hoffe, Sie halten das nicht für paradox«, erwähnte Frau Borken ein wenig entschuldigend.

»Was soll daran paradox sein?«, war ich ein wenig irritiert.

»Na, dass ich mit dem Geld, das mein Mann durch das Schlachten von Tieren verdient, das Überleben von Tieren sichere.«

Ich hielt es für völlig nachvollziehbar, dass sich Maltes Mutter mit dem Aufpäppeln von ein paar Eulen ihr schlechtes Gewissen wegen der von ihrem Mann getöteten Tiere erleichterte. Ich persönlich aß ganz bewusst und ohne schlechtes Gewissen Fleisch. Der Tod der paar Tiere, die ich über mein Leben verteilt aß, diente allerdings auch lediglich meiner Ernährung und nicht meinem Lebensstandard. Zudem konnte ich mein Gewissen in der Masse der Verbraucher verstecken. Maltes Mutter stand mit ihrem Gewissen über die Millionen getöteter Tiere pro Jahr in der Öffentlichkeit.

In letzter Zeit waren die Betriebe ihres Mannes ein paarmal negativ durch die lokale Presse gegangen. Unter anderem, weil Tierschutzaktivisten die Zufahrt zu einem seiner Schlachthöfe blockiert hatten. Das Bild vom Banner mit der Parole *Schlachten ist Mord* war bei vielen Lesern hängen geblieben. Insofern konnte ich es verstehen, wenn Maltes Mutter ihre Seele durch Tierschutz erleichterte.

»Ich verdiene mein Geld mit der Verteidigung von Verbrechern und engagiere mich privat auf Elternabenden dafür, dass sich Kinder an Regeln halten. Das ist auch nicht paradox«, antwortete ich Frau Borken aufmunternd.

Paradox erschien mir an dem Abend lediglich der lächerliche Preis, den sie als Ablass zahlte. Ich wusste aus der Zeitung, dass die Firmen ihres Mannes allein im letzten Jahr fünfzehn Millionen Schweine

verarbeitet hatten. Alle 1,5 Millionen Schweine mal eine Eule zu retten, war ein homöopathisch kleines Seelenpflaster.
Dieser Elternabend lag schon einige Wochen zurück. Meine Tochter holte mich zurück in die Realität.

»Malte hat gesagt, seine Eltern haben die Futterpatenschaft für die Tiger im Zoo übernommen. Was ist eine Patenschaft?«
»Eine Patenschaft übernehmen bedeutet, sich um jemanden zu kümmern«, erklärte ich meiner Tochter, während mir klar wurde, welch ein grandioser Ansatz hinter der Futterpatenschaft steckte: Man konnte sein schlechtes Gewissen wegen des Tötens von Tieren einfach zusammen mit den toten Tieren auffressen lassen. Im Gegensatz zu den Schweinen und Rindern aus den Schlachtbetrieben freute ich mich über diese Geste von Maltes Eltern. Das Geld, das der Zoo beim Tigerfutter einsparen konnte, hatte ihm offensichtlich beim Umbau des Tigergeheges mehr zur Verfügung gestanden. Und erst dieser Umbau war es, der mir nun meine ganz neuen, nachhaltigen beruflichen Perspektiven ermöglichte.

Um nach dem gestrigen Maltag, dem heutigen *WIR*-Tag, dem morgigen Spieletag und dem anstehenden Zootag das Bild von den sich schlapp lachenden chinesischen Kindern wieder aus dem Kopf herauszubekommen, machte ich mit Emily ein kurzes Diktat und ein paar Kopfrechenaufgaben.
Anschließend unternahmen wir unsere Fahrradtour, bei der ich es bedauerte, Emily vor vier Jahren die Stützräder abgeschraubt zu haben. Die Geschwindigkeit, die meine Tochter vorlegte, brachte mich mehrfach an meine körperlichen Grenzen.
Auf dem Weg zum Jour-fixe-Abendessen setzte ich Emily bei Katharina ab. Dass ich dabei wieder irgendetwas falsch gemacht haben musste, teilte mir Katharina beim Einparken vor dem griechischen Restaurant per Telefon mit.
»Björn – du hast deine Chance leider vertan.«

»Welche Chance?«
»Deine Chance, vom großen *WIR* zu profitieren.«
»Inwiefern?«
»Der *Das-große-WIR*-Blödsinn hat für heute verhindert, dass Emily ohne Spiel bei einem Spieletag war. Da der Spieletag aber morgen ist, wäre es schön, wenn sie wenigstens im zweiten Anlauf ihr *Kroko-Doc* mithätte. Sonst haben wir beide morgen mächtigen Ärger im großen *WIR*.«
Ich warf einen Blick auf die Rückbank. Mist. Dort lag tatsächlich immer noch die Tüte mit dem *Kroko-Doc*-Spiel. Ich ärgerte mich über meine eigene Vergesslichkeit. Und freute mich darüber, dass Katharina und ich ansonsten pädagogisch am gleichen Strang zogen. Um das Gespräch mit meiner Ex-Frau nicht im Spannungsfeld meiner eigenen Zerrissenheit ausklingen zu lassen, entschied ich mich für eine Entschuldigung und einen positiven Abschluss.
»Sorry – ich hole Emily morgen bei dir ab und bring sie zusammen mit *Kroko-Doc* zur Schule. Dafür haben wir heute schon ein Diktat zusammen geschrieben!«
»Ich weiß«, erwiderte Katharina. »Ich weiß nur nicht, ob der Inhalt pädagogisch so wertvoll war.«
»Emily hatte nur einen einzigen Fehler: *Sack* wird mit *ck* geschrieben.«
»In meinen Augen war der ganze Text falsch: *In China ist ein Sack Reis umgefallen. Leider hat er das große WIR unter sich begraben.* Wir haben uns doch darauf geeinigt, dass wir Emily unser Unverständnis über die Lehrmethoden an der Schule nicht spüren lassen. Schule soll für sie schön sein – egal was wir darüber denken.«
»Ich werde diesen Ansatz morgen voll und ganz unterstützen, wenn ich Emily bei dir abhole und zur Schule bringe.«
»Besten Dank.«

8 AUTHENTIZITÄT

»Eine vergeigte Oper wird nicht schöner, wenn sich
der einarmige Geiger vorher Lackschuhe anzieht. Stellen Sie heraus,
was der Geiger mit seinem verbleibenden Arm alles kann.
Dann vergisst Ihr Gegenüber schnell,
was er wegen des fehlenden Armes alles vergeigt hat.«

JOSCHKA BREITNER,
ENTSCHLEUNIGT AUF DER ÜBERHOLSPUR – ACHTSAMKEIT FÜR FÜHRUNGSKRÄFTE

DAS RESTAURANT, DAS ich für unseren Jour fixe ausgesucht hatte, befand sich im Erdgeschoss eines Geschäftshauses nahe der Fußgängerzone. Weit genug entfernt, damit man noch vor ihm parken konnte. Nahe genug, um mit seiner hässlichen Achtzigerjahrefassade nicht negativ in der Häuserreihe aufzufallen. Aber das Essen war fantastisch: griechisch, frisch und reichlich. Da ich vorhatte, meinen Wagen heute Abend alkoholbedingt stehen zu lassen und mit dem Taxi nach Hause zu fahren, nahm ich die Tüte mit dem *Kroko-Doc*-Spiel mit ins Restaurant. Sollte ich morgen einen Hangover haben, würde ich Emily ebenfalls mit einem Taxi abholen, um sie in die Schule zu bringen. Dazu sollte das Spiel tunlichst bei mir und nicht in meinem Wagen sein. Das griechische Lokal trug den Namen *Polyphem*, nach dem einäugigen Riesen, den Odysseus geblendet hatte. Mir gefiel der Name, weil mir die Figur gefiel. Weil sie so ein schönes Bild verkörperte. Unter den Blinden ist der Einäugige König. Als Zyklop mal ein Auge zuzudrücken, machte diesen Vorteil allerdings sofort zunichte.

Vor dem Betreten des Restaurants hielt ich einen Moment inne, um mich achtsam auf das anstehende Treffen vorzubereiten. Dafür reichte es schon, mich nur für ein paar Sekunden lang vor der Eingangstür in meiner Entspannungsposition hinzustellen: Beine schulterbreit auseinander, Rücken gerade, Kopf erhoben, Arme locker baumelnd. Sofort floss ein Teil meiner inneren Anspannung bezüglich Emilys Schule oder der Ansprüche Katharinas an mich aus mir heraus. Ich verabschiedete liebevoll diese Alltagsgedanken und konnte mich anschließend auf das fokussieren, was vor mir lag. Ein Abend, an dem es um meine Bedürfnisse ging. Ich dachte an das, was ich gleich für mich erreichen wollte. Ich wollte meine Mitarbeiter von einer für mich wichtigen, aber für sie vielleicht nicht ganz nachvollziehbaren Entscheidung überzeugen: dem Einstieg ins Ökomarihuanageschäft. Unter Umständen unter Verdrängung der eingefahrenen Marihuanalieferungen aus Marokko. Das mochte zu Diskussionen führen, aber der Jour fixe war dafür genau der richtige Rahmen.

Schon Dragan hatte die regelmäßigen Jour-fixe-Meetings seines Führungspersonals installiert, um sich seine Mitarbeiter Auge in Auge durch Drohungen und Gewalt gefügig zu machen. Ein im Grunde achtsamer Ansatz. Nicht der Teil mit Drohungen und Gewalt. Aber der Grundgedanke, dass eine überzeugende Argumentation menschliche Nähe braucht. Oder wie Herr Breitner es mir gemäß einer Volksweisheit erklärt hatte: Der Ton macht die Musik. Ein vergeigtes Musikstück wurde nicht positiver empfunden, wenn sich der einarmige Geiger Lackschuhe anzog. Aber das vergeigte Stück wurde viel positiver aufgenommen, wenn man einen persönlichen Bezug zum einarmigen Geiger hatte. Vor allem, wenn dieser Geiger sein Stück authentisch in Wohlfühlatmosphäre vor sich hin schrammte.

Diese Chance zur Authentizität sollte jedem einzelnen Teilnehmer einer Besprechung gegeben sein. Ich legte meine Jour-fixe-Veranstaltungen deshalb immer so an, dass Menschen, die tagsüber als Chefin eines Escort-Services, als Drogen- oder Waffenhändler oder als Schutzgelderpresser arbeiteten, bei unseren Treffen ihre harte Schale ablegen und ihren weichen, verletzlichen Kern zeigen konnten. Die wechselnden Restaurants, die ich seit meiner Machtübernahme für unsere halbjährlichen Treffen aussuchte, überzeugten in erster Linie durch gutes, leckeres Essen und unaufgefordert nachgefüllte alkoholische Getränke. In zweiter Linie wahlweise durch eine schöne Lage, eine tolle Aussicht oder ein heimeliges Interieur. Edelrestaurants, deren affektiertes Personal durch kalte Schulter an kleinen Portionen mit großen Preisen in Designmöbeln glänzten, waren für eine entspannte Atmosphäre eher kontraproduktiv.

Das diesmal von mir ausgesuchte griechische Restaurant war zwar von außen nichtssagend, von innen aber mit allen Sinnen harmonisch wahrzunehmen. Es sah aus wie eine hochwertige Theaterdekoration, es roch nach frisch Gegrilltem, es hörte sich an nach Zischen aus der Küche, freudigem Gebrabbel der Gäste und Sirtaki aus den Lautsprecherboxen. Die erste Runde Ouzo ging schon aufs Haus, bevor wir vom Kellner auch nur nach den Getränkewünschen gefragt worden waren. Wir, das waren Carla, ganz früher Callgirl, früher Chefin eines Callgirlrings und heute Geschäftsführerin einer Escort-Agentur. Stilvoll, elegant, begehrenswert. Walter, ein ehemaliger Berufsoffizier und nun nach außen Chef eines Sicherheitsunternehmens. Kantig, klar, unmissverständlich im Auftreten. Stanislav, der als Geschäftsführer einer Event-Agentur den Drogenhandel organisierte. Durchschaubar unverbindlich und faszinierend unseriös. Außerdem Sascha und ich. Ich war der einzige Teilnehmer der Runde, der sich beim Hinsetzen sofort den Hosenknopf öffnete. Aber ich war mir sicher, wir würden auch heute Abend sehr gut im Ambiente des rustikalen Restaurants harmonieren. Ich war halt der Gyrosspieß, die anderen vier die knackigen Gemüse in der Salatauslage.
Wir saßen an einem gemütlichen Ecktisch, eingerahmt von zwei griechischen Wandfresken mit acht nackten Brüsten und vier sichtbaren Penissen. Clever, wie die alten Griechen waren, hatten sie auf dem Original dieser Replik noch zwei Eulen platziert. Damit hatten sie bereits vor 2 500 Jahren das Konzept diversitätsbejahender Werbung der Neuzeit vorweggenommen: Egal worum es geht, lasse immer ein paar Vögel mitspielen, deren Geschlecht nicht zu erkennen ist.
Das Essen bestand aus mehreren in der Mitte des Tisches angerichteten Fleischplatten, deren Speisekartenbezeichnung sinnigerweise auf irgendwas mit *-tes*, *-teles* oder *-eus* endete, sowie mehreren Flaschen Retsina. Als der Kellner das Essen abgeräumt hatte, wollte ich eigentlich zu dem Teil des Abends überwechseln, in dem ich mir von meinen mittlerweile gut gelaunten Mitarbeitern ihren Segen für meine Zooplantage abholen wollte.

Vorsichtig formuliert ging ich davon aus, dass der Wechsel von industrieller, internationaler Marihuanaproduktion auf ökologischen, klimaneutralen Anbau im Zookeller bei Menschen, die in eingefahrenen Mustern dachten, zunächst auf Skepsis stoßen würde. Oder schonungslos ausgedrückt: Eine funktionierende Marihuanalieferkette aus Marokko an die Wand zu fahren, weil ich mein Rilke-Gefühl loswerden wollte, war bereits nüchtern betrachtet ein Geigensolo eines einarmigen Geigers mit Gichtfingern auf einer zerbrochenen Geige. Auch angeheitert durch einige gemeinsame Flaschen Wein war es unter professionellen Gesichtspunkten immer noch schlichter Unfug, ein seit Jahren zuverlässig lieferndes Versorgungssystem einer Selbstverwirklichungslaune zu opfern.

Aber es war meine Vision. Es war mein Ausweg aus meiner Langeweile. Mein Schritt aus meinem Käfig der Bedeutungslosigkeit.

Zum Glück hatte ich in Dragans Unternehmen nicht nur das Prinzip der Solidarität eingeführt, sondern es zusätzlich durch demokratische Entscheidungen abgesichert. Wenn man objektiven Unfug auf mehrere Schultern verteilt, bleibt er zwar immer noch Unfug, aber der Unfug war ab diesem Moment demokratisch legitimiert. Wer den Unfug anschließend immer noch als *Unfug* kritisierte, war ab sofort nicht mehr ein Unfug-Kritiker, sondern ein unsolidarischer Feind der Demokratie. Ich musste den Unfug halt nur ordentlich begründen. Wobei das mit dem *ordentlich* nicht überbewertet werden musste. Die Ansprüche an Begründungen von demokratischer Legitimation in unserem mafiösen Unternehmen waren mit der Zeit stetig gesunken. Abstimmungen waren mittlerweile eher vertrauensbildende Incentive-Veranstaltungen geworden. Wir saßen ja schließlich alle in einem Boot. Wir stimmten also auch alle gemeinsam ab. Alles, was es als Begründung für einen Kurswechsel unseres Schiffes brauchte, war die Erwähnung eines Eisberges. Irgendeines imaginären Eisberges an irgendeinem Horizont, der in seiner Beschreibung lediglich größer sein musste als die realen Bedenken des größten Kritikers gegen den Kurswechsel.

Um auf Nummer sicher zu gehen, hatte ich mir gleich mehrere Eiswürfel zu Bergen angespitzt. Unser international aufgestellter Drogenkurs sollte trotz wirtschaftlicher Einbußen auf einen lokalen Kurs umschwenken. Darin lag die Zukunft. Die verschiedenen Eisberge waren die politische Lage in Marokko, die langen Lieferwege, die Qualität des Endproduktes.

Ich hatte mir meine geordneten Gedanken zurechtgelegt und wollte gerade verbal ansetzen, da stand unvermutet Carla auf, um auf Toilette zu gehen. Dabei stieß sie mit ihrem Fuß gegen meine Einkaufstüte mit dem *Kroko-Doc*-Spiel für Emily und verlor das Gleichgewicht.

»Was ist das?«, fragte sie erstaunt und hob die dabei umgefallene Einkaufstüte hoch. So schräg, dass dabei der Karton mit dem Spiel aus der Tüte und auf den Tisch fiel.

»Mensch – ist das *Kroko-Doc*?«, fragte Walter.

»Das habe ich ja seit Jahrzehnten nicht mehr gespielt!«, begeisterte sich Stanislav.

»Was auch immer das ist – wartet damit, bis ich vom Klo zurück bin«, bat Carla und verschwand. Meine Eisberge würden bei dieser infantilen Erwartungshaltung sicherlich nicht die gewünschte Beachtung finden. Ich räumte sie gedanklich wieder in den Kühlschrank. Eine kleine Verzögerung durch eine Runde *Kroko-Doc* würden sie verkraften. Es konnte ja nicht schaden, wenn die Stimmung vor dem gewünschten Kurswechsel noch ein wenig lockerer wurde.

Als Carla zurückkam, stand auf dem Tisch ein Krokodilkopf aus Plastik mit geöffnetem Maul. Mit einer unteren Zahnreihe aus zehn strahlend weißen Zähnen, die man in den Kiefer zurückdrücken konnte. Das Spielprinzip war denkbar einfach: Immer, wenn dem Krokodil der Mund aufgerissen wurde, wurde nach einem Zufallsmechanismus einer der zehn Zähne scharf geschaltet. Wurde dieser Zahn gedrückt, schnappte das Krokodilmaul zu.

Der Reihe nach durfte nun jeder von uns einen beliebigen Zahn drücken. Als Stanislav zum zweiten Mal dran war, erwischte er den scharfen Zahn. Das Krokodilmaul schnappte zu.

»Ist ja im Prinzip wie Russisch Roulette«, stellte auch er fest.
»Nur dass man sich nicht selbst abschießen muss«, ergänzte Walter.
»Könnte man aber«, bemerkte Carla, die damit alle Blicke auf sich zog. »Wir könnten uns bei dem Spiel selber wegschießen, wenn der Verlierer jeder Runde einen Ouzo trinken müsste«, erläuterte sie. »Hand im Maul – Schnaps im Mund.«
Warum war ich auf diese geniale Idee nie gekommen, wenn wir das Spiel zu Hause gespielt hatten? Ach ja – ich hatte eine achtjährige Tochter.
Mit einer fließenden Bewegung meiner linken Hand öffnete ich den *Kroko-Doc*-Mund und winkte mit meiner rechten Hand den Kellner heran, um zehn Ouzo zu bestellen. Umso besser, wenn das Publikum bereits vor der Vorstellung die Chance bekam, sich den einarmigen Geiger schönzusaufen.
Nach vier Dutzend Runden *Kroko-Doc* mit Ouzo sah ich allerdings eine gewisse Notwendigkeit, vor dem alkoholbedingten Verlust der Sprachfähigkeit dann doch noch kurz die Sache mit der Plantage anzusprechen. Und hätte ich in den zwanzig Minuten vorher nicht neun Mal bei *Kroko-Doc* verloren, wäre mir das vielleicht auch gelungen.

9 RAUSCH

»Alkoholische Getränke haben zwei wunderbare Eigenschaften: Sie können sich damit hässliche Menschen schön- und Ihre eigene Dummheit schlautrinken. Beides leider nur für sehr begrenzte Zeit.«

JOSCHKA BREITNER,
SCHÖNER WOHNEN IM EIGENEN KÖRPER

ICH ERINNERE MICH noch vage, Folgendes gesagt zu haben:

»Ich habe über unseren Marihuanabezug aus Marokko nachgedacht …«

»Super Ding. Läuft«, kommentierte Stanislav leicht lallend. Damit war das Thema für ihn und auch für alle anderen am Tisch abschließend besprochen.

Jetzt wollte ich eigentlich irgendwas von konkreten Eisbergen sagen. Ich hatte aber vergessen, was. Egal – redete ich halt über irgendwelche Eisberge.

»Ich denke, wir sollten die Plantage in Marokko wegen des drohenden Klimawandels und wegen Rassismus dichtmachen und in den Keller des hiesigen Zoos verlegen.«

Ich spürte, dass dies nicht die Argumente gewesen waren, die ich mir zurechtgelegt, aber leider vergessen hatte. Auf eine Sekunde des Schweigens folgten dreißig Sekunden schallendes Gelächter. Der gleiche Alkohol, der mich enthemmt genug gemacht hatte, inhaltsleeren Blödsinn als Argument zu verkaufen, hatte meine Freunde ebenso enthemmt, schallend darüber zu lachen. Ich musste die inhaltsleeren Eisberge offensichtlich noch bunt anmalen, damit sie bemerkt wurden. In die letzten Lacher rief ich laut: »Ich meine, habt ihr euch mal überlegt, wie viel CO_2 eigentlich dabei verbraucht wird, das ganze Zeug per Schiff und Lkw von Marokko hierhin zu transportieren? Wir sollten das ganze Marihuana-Business lokaler, regionaler und nachhaltiger aufsetzen.«

Meine alkoholisierten Mitarbeiter spannen den ironisch aufgefassten Faden gleich weiter.

»Absolut – und zwar mit wiederverwendbaren Tüten!«, schlug Stanislav vor.
»Und ausschließlich veganen Fressflashs!«, trug Carla bei.
»Und kein Kiffer wird breit – er hört nur auf, lang zu sein!«, ergänzte Sascha.
Das Lachen brandete wieder auf. Japsend und unter Tränen fragte Walter:
»Genug gelacht: Was ist mit dem Rassismus?«
Jetzt musste ich betrunken improvisieren. Auch den Rassismus hatte ich nur aus einer Laune heraus erwähnt. Stanislav und Carla hatten aber bereits eigene Vorstellungen, wo beim Hanfanbau überall Rassismus lauern konnte.
»Nur schwarze Afghanen dürfen *Schwarzer Afghane* rauchen. Alles andere ist kulturelle Aneignung«, war Stanislavs fröhlicher Beitrag.
»Deswegen heißt *Schwarzer Afghane* ab sofort auch *Tüte of colour*«, forderte Carla mit Tränen in den Augen.
»Das reicht nicht – wir verzichten komplett auf Herkunftsbeschreibungen von illegalen Drogen«, ergänzte Walter.
Vielleicht musste ich ein realeres Problem erfinden, um meine Mitarbeiter auf die Lösung kommen zu lassen, die Plantage in Marokko zu schließen.
»Na, also ... wir beuten schließlich ausschließlich marokkanische Hilfskräfte auf der Plantage aus ... das ist doch rassistisch.«
Stanislav war nicht überzeugt. »Nicht halb so rassistisch, wie alle marokkanischen Hilfskräfte zu entlassen, weil die Plantage dichtgemacht wird.«
»Um sie in Deutschland mit rein deutschen Arbeitern weiter zu betreiben«, konkretisierte Carla.
»Wobei ... die arbeitslosen Marokkaner könnten ja dann auch nach Deutschland kommen«, schlug Walter vor.
»Um auf der gleichen Reise noch mehr CO_2 zu verbrauchen als die eine Kiste Marihuana pro Monat, derentwegen wir die Plantage dichtmachen?« hinterfragte Stanislav.

»Was sollen die marokkanischen Hilfskräfte denn dann überhaupt hier in Deutschland? Hier sind sie als Ungelernte doch auch arbeitslos …«, wollte Carla wissen.
»Nein – hier sind sie Facharbeiter«, erklärte Walter.
»Wofür?«, fragten Carla und Stanislav zeitgleich.
»Hast du nicht zugehört? Für die Marihuanaplantage im Keller vom Zoo!«, gab Walter als Antwort.
Wieder schallendes Gelächter. Ich musste mich etwas lauter durchsetzen.
»Das Thema ist mir zu wichtig, um darüber Witze zu machen. Es geht hier schließlich um die gerechte Verteilung von Ressourcen … und Chancen … und Lebensperspektiven!«
Plötzliches Schweigen am Tisch.
»Sag mal, bist du besoffen oder was ist mit dir los?«, fragte Walter in die entstandene Stille hinein.
»Das musst du *Kroko-Doc* fragen«, murmelte Carla und erntete einen verwunderten Blick von Walter. Sie konkretisierte ihre Aussage. »Na – der ist schließlich Arzt. Folgt der Wissenschaft!« Alle lachten wieder.
»Nein, jetzt mal ehrlich«, versuchte ich mich zu erklären und die Situation noch einmal zu drehen. »Es gibt da eine Möglichkeit, das Marihuana klimaneutral hier bei uns in der Stadt anzubauen. Ohne die Armut der Arbeiter in Marokko auszunutzen. Dadurch könnten auch wir unseren Beitrag leisten, die Welt ein Stück weit besser machen.«
»Du weißt schon, dass wir ein Verbrechensunternehmen sind?«, fragte mich Walter.
»Aber wir könnten mit gutem Beispiel vorangehen, wenn wir den weltweiten Rauschgifthandel globalisierungskritisch resetten und lokal neu aufsetzen. Mit klimaneutraler Energie, die uns kostenlos zur Verfügung steht.« Ich hatte selber keine Ahnung, woher ich die Wörter nahm. Aber es klang wie eine seriöse Nachricht.
»Wir verkaufen aber weiterhin Drogen und nicht *Demeter*-Äpfel in Jutebeuteln, oder?«, wollte Stanislav wissen.

Ich sah meine Felle im ausgeschenkten Alkohol davonschwimmen.
»Ich rede davon …«
»Du redest davon, dass du gelangweilt von dir selbst bist und ein neues Hobby suchst«, analysierte Carla trotz oder wegen ihrer mindestens acht milchigen Ouzos kurz und klar.
»Wie kommst du denn darauf?«, fragte ich unschuldig. Mitfühlend antwortete mir die Chefin des Escort-Rings: »Wer in einer solchen Schlagzahl inhaltsleere Worthülsen aus sich herausrattert, der schreit im Grunde seines Herzens doch nur nach Munition, die seinem Leben endlich wieder Wumms gibt. Du willst im Zoo eine neue Plantage aufmachen, weil dir langweilig ist, stimmt's?«
Mit einem Mal war klar, wer der einarmige Geiger im Raum war. Nicht die Unfug-Idee mit dem Zoo erregte Mitleid, sondern *ich* mit meiner Langeweile. Inzwischen waren alle Blicke auf mich gerichtet. Und was das Schlimmste war: Die Blicke waren frei von jeglichem Vorwurf, dafür voll von Mitgefühl.
»Stimmt das?«, wollte Walter wissen. »Ist dir wirklich so langweilig?«
Ich zuckte erst mit den Schultern. Und nickte dann. Als das mitfühlende Schweigen nicht mehr auszuhalten war, brach alles aus mir heraus.
»Ja – ich bin gelangweilt. Zu Tode gelangweilt. Ich bin gestresst von der absoluten Stressfreiheit meines Alltags. Meine Work-Life-Balance ist komplett aus den Fugen, weil die Work-Waagschale vollständig leer ist. Alles lässt sich virtuell erledigen. Das einzig Reale in meinem Leben befindet sich im Kühlschrank. Ich fresse gegen die Langeweile an. Ich will nicht länger per Zoom-Schaltung Marihuana in Marokko kaufen. Ich will im Zoo selber etwas pflanzen, wachsen lassen und ernten. Mit euch zusammen. Hand in Hand statt von Monitor zu Monitor.«
Ich war von mir selber überrascht. Der Alkohol, der es mir unmöglich gemacht hatte, professionell zu lügen, hatte es mir ermöglicht, sehr ehrlich die Wahrheit auszusprechen.
»Björn!«, sagte Stanislav mitfühlend. »Wir sind doch für jeden Blödsinn zu haben. Aber dann sag uns auch, dass es Blödsinn ist. Und ver-

kauf uns den nicht als Weltrettungsdings. Wir sind doch nicht … blöd.«
»Also, worum geht es denn jetzt wirklich?«, fragte Carla interessiert.
Ich fing an zu erzählen. Von dem Wunsch, mal wieder gemeinsam ein Stück fassbarer Wirklichkeit zu gestalten. Im Hier und Jetzt. In dieser Stadt. Noch in diesem Jahr. Ich erzählte von Gerd. Von der Plantage. Vom Zoo. Von den Tigern.
»Was sind das für Tiger? Sibirische Tiger?«, wollte Stanislav wissen.
»Nein, indische Königstiger«, erklärte ich.
»Schade. Sibirische Tiger sind die größten«, meinte Stanislav enttäuscht.
»Vielleicht fühlt sich der Königstiger ja als Sibirischer Tiger«, erwähnte Walter.
»Dann wäre er ein transsibirischer Tiger«, klärte Carla auf.
»Wenn ich ein Tiger wäre und die Wahl hätte, das Tier zu sein, als das ich mich fühle, dann wäre ich viel lieber ein Gnu«, nuschelte Stanislav vor sich hin.
»Weißt du, wie albern Gnus im Vergleich zu Tigern sind?«, trug ich zur Diskussion bei.
»Weißt du, was für ein geiles Leben du als Tiger hättest, wenn du im Gnu-Gehege wohnen würdest?«, entgegnete Stanislav.
»Wäre das nicht strafbar, wenn ein Tiger ins Gnu-Gehege reist?«, fragte Sascha.
»Strafbar wäre es, wenn du einen Tiger, der sich selbst eher als Gnu sieht, weiterhin Tiger nennst. Wie soll der sich denn fühlen?«, ergänzte Walter.
»Bevor oder nachdem er das Gnu gerissen hat?«, wollte ich wissen.
»Weißt du was, lieber Björn, wie wäre es, wenn wir uns die Plantage im Zoo einfach mal angucken und unser Know-how einbringen?«, fragte Stanislav. »Wenn das Ding später wirklich mal läuft und nicht nur deine Langeweile, sondern auch die Welt verbessert, dann können wir aus Marokko ja immer noch aussteigen. Vorher wäre ebenso bescheuert wie gefährlich.«

»Okay«, nickte ich überrascht wie glücklich. »Wer von euch ist noch dafür?«
Jeder am Tisch hob eine Hand. Das ganze Weltrettungsgefasel hätte ich mir sparen können. In dem Moment, in dem ich authentisch von meiner eigenen Langeweile erzählte hatte, waren alle bereit gewesen, mir zu helfen. Nicht um die Welt zu retten. Sondern um mich zu unterstützen. Unter der Voraussetzung, dass die Welt durch den Versuch, mich zu retten, nicht unterging. Der Einstieg in den professionellen Hanfanbau im Zookeller war demokratisch legitimiert.
»Dann gehen wir also morgen wieder in den Zoo. Alle gemeinsam«, stellte Sascha fest. Ich nickte. »Und jetzt?«
»*Kroko-Doc*!«, lallte Carla begeistert.

10 DEMOKRATIE

»Sie können demokratisch darüber abstimmen,
wer für alle kochen soll. Aber nicht,
ob nachher alle satt sein werden.«

JOSCHKA BREITNER,
SCHÖNER WOHNEN IM EIGENEN KÖRPER

DASS ICH EMILY am nächsten Morgen verkatert mit dem Taxi bei Katharina abholte, wurde von beiden mit Freude wahrgenommen. Emily mochte Taxifahrten. Katharina war froh, dass ich *Kroko-Doc* dabeihatte und – im Gegensatz zu früher – weder betrunken noch verkatert mit meinem Auto unterwegs war.

Auf der Rückbank des Taxis fragte mich Emily, was ich am Vorabend denn gemacht habe. Ich sah das als schöne Gelegenheit, ihr bereits auf dem Schulweg Wissen zu vermitteln.

»Ich habe mit Arbeitskollegen ein paar demokratische Entscheidungen getroffen. Du weißt, was Demokratie ist?«

»Klar. Machen wir in der Schule auch immer.«

»Aha ... erzähl. Was ist Demokratie?«

»Sachkunde ist Demokratie. Wir Kinder machen Vorschläge, welches Thema wir lernen wollen, und stimmen dann darüber ab.«

Achtjährige Kinder über den Lehrplan abstimmen zu lassen, sah ich genauso positiv, wie Dreijährige darüber abstimmen zu lassen, welche Teile der Wohnung sie mit Fingerfarbe bemalen dürfen. Das Ergebnis war meistens bunt. Aber ich hatte Katharina versprochen, Emily gegenüber den Eindruck zu vermitteln, als sei Schule schön. Egal in welcher Form und Farbe.

»Das ist aber schön!«

Ich war mir nicht sicher, ob ich diese Lügen lange würde durchhalten können. Spätestens wenn auf der weiterführenden Schule auch in Physik darüber abgestimmt werden würde, die Schwerkraft zu halbieren, damit es dicke Kinder leichter im Sportunterricht haben würden, die demokratisch gewählte Unterrichtseinheit Einhorn-Kunstflug zu absolvieren, würde dieses Konzept auch bei den alternativ begabtesten Kindern Fragen aufwerfen. Aber daran wäre dann sicherlich die Demokratie schuld und nicht die Pädagogik.

»Und was ist euer nächstes Thema in Sachkunde?«

»Hörst du mir eigentlich nie zu? Wir machen in Sachkunde *Zoo*. Habe ich dir doch gestern erst erklärt. Da vorne ist übrigens Maltes Mama!«

Das Taxi hatte inzwischen vor der Schule gehalten, einem schönen, dreigeschossigen Backsteinbau aus dem 19. Jahrhundert. Zur Straße hin war ein Schulhof abgezäunt, vor dem Lehrerparkplätze reserviert waren. Mittig im Haus befand sich ein Eingangsportal, auf dessen Stufen Maltes Mutter stand und sich mit Frau Meyer-Dreyen unterhielt. Ich bat den Fahrer kurz zu warten und stieg mit Emily und dem *Kroko-Doc*-Spiel aus. Gerne wollte ich Katharinas Wunsch nachkommen und Emily auch nach außen meine Verbundenheit mit dem Schulsystem demonstrieren. Ich begrüßte die beiden Frauen und bedankte mich bei Maltes Mama für die großzügige Einladung der ganzen Klasse in den Zoo.

»Das mache ich doch gerne. Alle zusammen für das große *WIR*«, antwortete sie mir mit einem völlig ironiefreien Lächeln. Ich schaute irritiert, weil ich nicht wusste, ob ich aus ironischer Solidarität spontan salutieren sollte. Frau Meyer-Dreyen half mir aus meiner Verwirrtheit.

»Wir haben den Ausflug unter das Motto gestellt: *Das große WIR geht in den Zoo*.«

Ich blickte sowohl fragend als auch hoffnungsvoll, da ich mir vorstellte, wie das große *WIR* dort im Namen von Maltes Mutter an die Tiger verfüttert und die Kinder fortan nicht länger belästigen würde.

»Mein Neffe hat das schöne Theaterstück über das große *WIR* geschrieben, das die Kinder gestern gesehen haben«, erwähnte Frau Borken stolz, als wäre das eine Erklärung.

»Ah, ja … Was hat es eigentlich damit auf sich, mit dem großen *WIR*?«, fragte ich mit einer Mischung aus Irritation und Neugierde.

»Wir sorgen für Solidarität in der Gesellschaft«, freute sich Frau Borken.

»Mit Kindertheater?«

»Haben wir die Kinder, haben wir die Eltern«, freute sich Maltes Mutter. Das war im Grunde auch der Ansatz unseres Kindergartens. Nur ging es bei uns um die emotionale Erpressung einzelner Eltern. Nicht um die gesellschaftliche Erpressung aller.

»Und jetzt geht das große *WIR* also auch mit in den Zoo ...?«, versuchte ich meine Verwunderung zu überspielen.

»So können wir pädagogisch unseren Sachkundeunterricht mit dem Themenkomplex *Das große WIR* verbinden. Ist das nicht ein schöner Ansatz?«, erklärte mir Frau Meyer-Dreyen.

Um meine erneut aufkeimende Irritation über modernen Unterricht vor meiner Tochter nicht zum Ausdruck zu bringen, nickte ich lächelnd.

»Gibt es schon einen Termin?«, fragte ich neugierig, damit alle anderen Wörter, die mir gerade durch den Kopf gingen, in meinem Mund blieben.

»Ja, nächste Woche Mittwoch – steht alles in dem Elternbrief, den die Kinder nachher kriegen, aber den kann ich Ihnen ja auch jetzt gleich geben.« Frau Meyer-Dreyen holte eine Mappe aus dem Inneren ihrer Lehrertasche und entnahm ihr einen Zettel für mich. Ich überflog ihn: *Das große WIR ... Zoo ... nächste Woche Mittwoch ... gemeinsames Picknick ... am liebsten vegetarisch ... bitte kein Schweinefleisch ...*

»Und was ist mit vegetarischem Schweinefleisch?«, kam aus meinem Mund.

Erst guckte die Klassenlehrerin meiner Tochter leicht irritiert, bevor sie in ihrer Logik korrekt antwortete. »Nein – nur vegetarisches Rindfleisch. Sonst macht das ja keinen Sinn.«

Ich nickte verstehend.

»Wir brauchen übrigens noch Eltern als Begleitpersonen für den Zooausflug. Wäre das nichts für Sie, Herr Diemel? Haben Sie nächsten Mittwoch Zeit?«, fragte mich Frau Meyer-Dreyen spontan.

Meine Tochter stand direkt neben mir. Ich hatte meiner Ex-Frau versprochen, mich Emily gegenüber stets wertschätzend in Bezug auf die Schule zu verhalten. Mir wurde gerade die schöne Gelegenheit angeboten, Emilys derzeitigen und meinen zukünftigen Beruf miteinander zu kombinieren. Ich durchforstete in Gedanken meinen sehr übersichtlichen Terminkalender. Nächste Woche Donnerstag wäre ich vormittags bei Breitner zum Coaching. Nächste Woche Mittwoch hatte ich nichts vor. Ich sagte spontan zu.

»Ja. Ich komme gerne mit. Sie sind auch mit dabei, Frau Borken?«

»Leider nein. Ich habe an dem Tag eine Vorstandssitzung«, erwiderte Frau Borken lächelnd. Die Lücke, die sie in dem von ihr errichteten Bauwerk *Ausflug* hinterließ, durften andere füllen. In diesem Falle halt ich.

»Wie schön, Herr Diemel, dann geht es auch für Sie nächste Woche Mittwoch in den Zoo«, freute sich Frau Meyer-Dreyen an meiner Stelle.

Ich fand keine Zeit mehr zu erwidern, dass ich bereits gleich in den Zoo fahren würde, um mit vier ebenfalls verkaterten Arbeitskollegen den Bau einer illegalen Plantage unter dem von Maltes Eltern mit Futterspenden unterstützten Tigergehege zu besprechen. In diesem Moment klingelte nämlich die Schulglocke, und Frau Meyer-Dreyen klatschte instinktiv in die Hände. »Alle bitte in Zweierreihen aufstellen!«

HAUPTSPEISE

11 ERZIEHUNG

»Die tollsten Eltern der Welt sind diejenigen,
die ihrem tollsten Kind der Welt klarmachen,
dass es nicht das einzige Kind auf der Welt ist.«

JOSCHKA BREITNER,
DAS INNERE WUNSCHKIND

NUR WENIGE STUNDEN vor der versuchten Entführung meiner Tochter bestätigte sich mir eine grundlegende Erkenntnis: Generell Kinder zu mögen, bedeutet nicht, auch im Speziellen jedes einzelne Kind als Bereicherung zu empfinden. Finanzpolitisch umschrieben, stellte Malte eher so eine Art Sondervermögen dar. Malte war eines der Kinder, welche die Welt zu einem besseren Ort machen könnten, wenn sie sich an der nächsten Autobahnauffahrt festkleben würden. Wenigstens mal für eine halbe Stunde. Wenn sich dieser Quälgeist für begrenzte Zeit mal auf irgendetwas fixieren würde, würde sich zumindest das Binnenklima um Malte herum schlagartig verbessern.

Selbstverständlich klebte sich Malte nirgendwo fest. Malte war sieben Jahre alt und neben Emily eines der sechs Kinder aus ihrer Klasse, auf die ich beim Zooausflug aufpassen durfte. Vor der Vergabe des Patentrechts auf Aufmerksamkeitsdefizitstörung an alle überforderten Eltern hätte man Malte wahrscheinlich schlicht als unerzogen bezeichnet. Höflichkeit, Benehmen und Distanz waren seine Sache nicht.

Allein in den fünf Minuten vor dem Einsteigen in den Schulbus hatte er kein einziges Mal unter 110 Dezibel kommuniziert, in drei Gespräche von Erwachsenen hineingeblökt und vier Klassenkameraden durch Schubsereien zum Heulen gebracht. Wie ein Verdurstender nach Wasser schrie alles an ihm nach Ritalin.

Vielleicht lag sein Interessenschwerpunkt aber auch einfach nicht darin, sich morgens um kurz nach acht für Frau Meyer-Dreyen in Zweierreihen vor einer Bustür aufzustellen. Zumal, entgegen der Wettervorhersage, im Nieselregen. Als bereits alle anderen Kinder in den

Bus eingestiegen waren, stellte sich heraus, dass Malte seine Jacke, mit sich selbst darin, um eine Straßenlaterne herum geschlossen hatte. Und nicht mehr aufbekam. Erst als Frau Meyer-Dreyen ihn aus der offenen Bustür heraus glaubhaft darauf aufmerksam machte, dass alle Kinder sich sehr schlecht fühlen würden, wenn der Bus jetzt ohne Malte losfahren würde, erschien er schlagartig doch noch im Bus.
Malte sah aus, wie siebenjährige Jungs anscheinend heutzutage aussehen: so wie siebenjährige Mädchen früher. Nur ohne Kleider. Malte trug schulterlange Haare. Von Farbe und Schnitt her fast wie meine Tochter. Ich hatte Emily allerdings vor dem Ausflug noch einen hohen Pferdeschwanz gebunden. Maltes Eltern hatten darauf offensichtlich verzichtet und ihm einen Seitenscheitel mit auf den Ausflug gegeben. Bluejeans und Turnschuhe trug ohnehin die Mehrheit der Kinder, inklusive Emily und Malte.
Auf seinem kurzärmeligen T-Shirt stand

Ich benehme mich gut.
An allen Wochentagen ohne g.
Außer mittwochs.

Was kinderlose Erwachsene halt so auf den letzten Drücker in Flughafenshops für ihre Patenkinder kaufen. Das T-Shirt brachte Maltes Verhalten am heutigen Mittwoch allerdings ganz treffend auf den Punkt. Aber all das waren Äußerlichkeiten, über die ich als erwachsener Mensch entspannt hätte hinwegsehen können.
Mein erstes persönliches Problem mit Malte bestand vielmehr darin, dass Frau Meyer-Dreyen es für eine gute Idee hielt, ihn auf der Busfahrt neben mir sitzen zu lassen. Zwei Reihen hinter Emily und ihrer besten Freundin. Vielleicht hätte Malte einen besseren Start bei mir gehabt, wenn mein Magen nicht immer noch unter den Folgen meiner Fressattacke von letzter Nacht gelitten hätte: Nach einer Tüte Chips und einem Becher Salzkaramell-Eis vor dem Fernseher, einem Schälchen *Haribo-Colorado* in der Nacht, einer Sodbrennenattacke und

ziemlich unruhigem Schlaf war mir im Bus nun gleichzeitig übel und schon wieder etwas hungrig zumute. Zwei körperliche Beschwerden, die ich gerade versuchte durch eine Atemübung in den Griff zu bekommen, als sich Malte neben mir in den Sitz fallen ließ. Aber auch mit ausgeglichenem Magen wäre Maltes Start in unsere Beziehung maximal suboptimal gewesen.

»Du bist der Papa von der Emmse, ne?«, sprach mich Malte direkt an. Ich persönlich vertrat den Standpunkt, dass man von Eltern durchaus verlangen konnte, ihren Kindern in den ersten sieben Lebensjahren beizubringen, fremde Erwachsene nicht zu duzen. Jedenfalls dann, wenn sie für ihre Kinder später eine Karriere außerhalb von *IKEA* planten. Dass Malte mich duzte, lastete ich also seinen Eltern an. Nicht ihm. Dass er meine Tochter Emily schlicht *Emmse* nannte, nahm ich ihm persönlich übel. Vor allem, weil mir keinerlei Wortschöpfung einfiel, mit der man den Namen *Malte* noch verunstalten konnte. *Malte* war so ziemlich der Ground Zero aller männlichen Vornamen.

»Ich bin der Papa von Emily, richtig. Und du bist …?« Meine spontane Antipathie gegen Malte sollte einem Small Talk mit ihm nicht im Wege stehen. Vielleicht überzeugte er mich ja durch kindliche Pfiffigkeit. Tat er aber nicht. Er unterbrach mich plump: »Warum bist du heute mit im Bus? Hast du keinen Job?«

Mir war nicht ganz klar, ob Malte diese Frage auch Emilys Mutter gestellt hätte. Aber offensichtlich war es nicht meine Generation, die über ein antiquiertes Rollenverständnis der Geschlechter verfügte. Zumindest zweifelte Malte nicht an, dass ich im richtigen Körper war. Für ihn war ich im richtigen Körper, aber schlicht falsch im Bus.

»Ich bin mein eigener Chef und kann mir meine Zeit einteilen«, antwortete ich lapidar.

»Mein Papa hat überhaupt keinen Chef. Er hat eine Wurstfabrik«, sagte Malte in dem allen Kindern eigenen Selbstbewusstsein, als sei der Job ihres Vaters eine Leistung von ihnen.

»Ich weiß, er …«

»Kennst du meinen Papa?«, unterbrach mich Malte wieder.

»Ich kenne deine Mutter.«
»Ich geh mal kurz zu Sören«, wechselte Malte das Thema und wollte aufstehen, obwohl der Bus sich gerade erst in Bewegung gesetzt hatte. Die letzten Worte der Klassenlehrerin hallten noch zwischen den Fenstern hin und her: »Ihr bleibt auf euren Plätzen sitzen, bis der Bus vor dem Zoo hält!«
»Malte, bleib bitte sitzen«, wiederholte ich diese Mahnung fast inhaltsgleich.
»Aber Sören ist mein Freund!«, trotzte mir Malte entgegen und stand auf. Was ich bei meiner eigenen Tochter ab und zu an nervigen Verhaltensweisen unpädagogisch locker durchgehen ließ, kompensierte ich bei anderer Leute Kindern gerne mal mit konsequenter pädagogischer Strenge. Ich zog Malte an seinem Pullover wieder zurück auf den Sitz. Daran gehindert zu werden, seinen Willen durchzusetzen, war für ihn anscheinend eine völlig neue Erfahrung. Fassungslos starrte er mich an. Ich starrte zurück. Malte war zu jung, um zu wissen, dass ich mir diesen Blick von Charles Bronson in *Spiel mir das Lied vom Tod* geklaut hatte. Aber der Blick tat seine Wirkung. Maltes Schreckstarre löste sich allmählich und schlug um in einen unterwürfigen Versuch, diese ihm anscheinend völlig unbekannte Situation durch gutes Benehmen zu besänftigen. Malte blieb neben mir sitzen und fragte auf einmal ganz lieb und höflich: »Woher kennst du meine Mutter denn?«
»Von Elternabenden.«
»Und? Wie findest du meine Mutter?«
Ich fand, seine Mutter hätte es auch bei dem Aufpäppeln von neun Eulen belassen und die Zeit für die zehnte Eule stattdessen in die Erziehung ihres Sohnes investieren können, aber diese Gedanken gingen Malte nichts an und waren ohnehin kein Thema für Small Talk. Die Fahrt zum Zoo würde allerdings noch zwanzig Minuten dauern. Irgendwie musste ich die Zeit mit Malte rumkriegen. Ich musste ihn beschäftigen, ohne über seine Mutter zu plaudern.
»Magst du Handyspiele?«, fragte ich Malte.
»Hast du ein Handy?«

Natürlich hatte ich ein Handy. Da ich ein großer Fan von Digital Detox war, nutzte ich es allerdings fast ausschließlich zum Telefonieren. Ich benutzte keinerlei Apps. Selbst Ortungsdienste hatte ich ausgeschaltet. Katharina und mir war es sogar gelungen, Emily sechs Jahre lang erfolgreich von Handyspielen fernzuhalten. Bis zu ihrer Einschulung. Bis Frau Meyer-Dreyen unserer Tochter in der ersten Schulwoche ungefragt gleich mehrere Aufkleber mit QR-Zugangscodes für Lern-Apps in ihre Schulhefte geklebt hatte. Damit sie zu Hause damit üben könne.

Ich war zunächst ähnlich irritiert, wie es ein vegetarischer Vater gewesen wäre, dessen fleischlos erzogenes Kind in der ersten Schulwoche mit der Aufgabe nach Hause gekommen wäre, ab sofort jeden Tag drei *ALDI*-Frikadellen im Kinderzimmer zu essen.

Aber ich versuchte, das Positive an der Situation zu sehen. Wertungsfrei und liebevoll betrachtet, bot diese von der Schule angebotene Erziehungsalternative einen großen Spielraum für gelebte Toleranz. Wenn es der Schule erlaubt war, Minderjährige kraft ihrer Autorität in die digitale Abhängigkeit zu führen, wieso sollte ich dann ein moralisches Problem damit haben, selbstverantwortlichen Erwachsenen Drogen zu verkaufen?

Die Lern-App war vollständig barrierefrei. Wenn sich Kinder einen in einfacher Sprache verfassten Text vom Telefon vorlesen ließen, durften sie zur Belohnung für die nicht erbrachte Leistung im Anschluss ein Ballerspiel spielen. Ein geniales Konzept. Warum in die Bildungsferne schweifen, wenn das eigene Kind auch zu Hause verblöden kann?

Handyspiele waren fortan mit schulischem Segen etwas Gutes und befanden sich meiner Digital-Detox-Philosophie zum Trotz von diesem Zeitpunkt an auch auf meinem Handy. Ich entsperrte mein Handy, gab es Malte und ließ ihn den Ordner mit Spielen und Lern-Apps für Emily durchforsten. Hauptsache, ich hatte meine Ruhe. Die hätte ich auch gehabt, wenn ich mein Handy aufgrund diverser anwaltlich sensibler Telefonnummern und Daten nicht so eingestellt hätte, dass es nach dreißig Sekunden ohne Eingabe wieder entsperrt werden musste.

Im Abstand von einunddreißig Sekunden fragte mich Malte nun immer wieder nach dem Sicherheitscode. Gemäß meinem *Irgendwann-muss-auch-mal-Feierabend-sein*-Prinzip schaltete ich den Sicherheitscode komplett aus, gab ihm das Handy zurück und hatte den Rest der Fahrt tatsächlich meine Ruhe vor Malte.

Zwei Minuten vor der Ankunft am Zoo machte Frau Meyer-Dreyen eine Durchsage:
»Alle Kinder ziehen bitte ihre Jacken an. Draußen ist es kalt. Ohne Jacke kommt niemand in den Zoo.«
Ich forderte von Malte die Rückgabe meines Handys und das Anziehen seiner Jacke. Ersterem kam er nach. Letzterem nicht.
»Ich habe aber keine Jacke«, sagte er stattdessen und guckte mich entsetzt aus seinem kurzärmeligen T-Shirt an.
»Aber du hattest doch auf dem Schulhof noch eine«, erinnerte ich mich.
»Die hängt an der Laterne. Ich hab den Reißverschluss nicht wieder aufgekriegt. Da habe ich die einfach über den Kopf gezogen und bin in den Bus.«
Ich war beruhigt, dass Malte irgendwann einmal den elterlichen Betrieb übernehmen würde. Seine kognitiven Fähigkeiten hinkten derart einseitig hinterher, dass wahrscheinlich auch eine Karriere bei *IKEA* eher im Kreis verlaufen würde. Doch das würde später einmal Maltes Problem werden. Meines war jetzt ein ganz anderes: Ich hatte Angst, dass die Klassenlehrerin Malte im Bus lassen würde. Mit einer Aufsicht. Mir zum Beispiel.
Ich schaute auf meine Tochter, zwei Sitzreihen vor mir. Sie trug unter ihrer hellblauen Lieblingsjacke mit dem dunkelblauen Delfin auf dem Rücken auch noch einen dicken Kapuzenpullover, der locker als Jacke durchgehen würde.
»Emily, kannst du Malte mal kurz deine Jacke leihen?«, rief ich ihr zu.
»Wieso?«, rief sie zurück.
»Weil er seine Jacke vergessen hat.«

»Aber das ist meine Lieblingsjacke.«
»Ist nur für fünf Minuten. Bitte.« Ich musste ihr meinen Plan, dass ich für Malte, um das Jackenproblem zu lösen, im Zoo-Shop schnell einen Zoo-Kapuzenpulli kaufen würde, ja nicht durch den ganzen Bus zurufen.
»Okay ...« Emily gab die Jacke nach hinten. Malte zog sie an.
Emily und ich trugen *Detroit-Tigers*-Baseballkäppis. Wir interessierten uns beide nicht die Bohne für Baseball. Aber auf den Kappen war dieses schöne altmodische *D* eingestickt. *D* für *Diemel.* Wir setzten uns die Kappen auf, verließen den Bus und standen sofort im Nieselregen.
Damit die Lehrerin Malte aufgrund nasser Haare nicht doch sofort wieder in den Bus zurückschickte, stülpte ich ihm zum Schutz seiner rudimentär vorhandenen Frisur schnell auch noch meine Baseballkappe über.

12 SELFIE

»Je krampfhafter Sie die Gegenwart für die Ewigkeit festhalten, desto schwieriger wird es irgendwann, die Vergangenheit in Zukunft loszulassen.«

JOSCHKA BREITNER,
ENTSCHLEUNIGT AUF DER ÜBERHOLSPUR – ACHTSAMKEIT FÜR FÜHRUNGSKRÄFTE

IRGENDETWAS AN DEM Mann mit dem Eisfahrrad hatte mich bereits beim Verlassen des Busses irritiert. Es war gerade mal halb neun Uhr morgens. Es war entgegen der Wettervorhersage kalt, und es nieselte. Und da stand dieser Typ mit seinem zum Eisstand umgebauten Lastenfahrrad vor dem Zooeingang und benahm sich, als sei strahlender Sonnenschein: Er trug ein fabrikneues Sonnenkäppi, ein viel zu leichtes Polohemd und vor allem eine völlig unnötige, überdimensionierte Sonnenbrille.
Malte hatte für seine fehlende Jacke eine Erklärung. Der Eismann, sofern er nicht heute Morgen ebenfalls versucht hatte, sich um Aufmerksamkeit buhlend mit seiner eigenen Jacke an eine Laterne zu ketten, nicht. In Sachen Sympathiepunkte-Vergabe für ihn nicht sonderlich hilfreich war die Tatsache, dass ich den Mitte zwanzig Jahre alten Mann schon optisch nicht ganz gelungen fand. Dass sein Gesicht von Sonnenkäppi und -brille weitestgehend verdeckt war, machte den Rest seiner Erscheinung nicht einladender. Er mochte eins achtzig groß sein. Seinem Körperbau nach zu urteilen, machte ihm weder Essen noch Sport Spaß. Er wirkte nicht ausgehungert, eher nichtssagend. Fast weinerlich ragten die Ellenbogen unter den Ärmeln des Poloshirts hervor. Trotzdem hatte seine unbegründet selbstbewusste Körperhaltung etwas Arrogant-Feiges an sich. So wie ein Aus-der-zweiten-Reihe-Nachtreter bei einer Schulhofrangelei, der sich anschließend für seinen Sieg über einen längst am Boden Liegenden feiern lässt. Sein dunkles Haar wirkte gepflegt. Zu kurz, um es Frisur zu nennen. Lang genug, um nicht als Skinhead in Verdacht zu geraten. Als wir ausstiegen,

drehte er uns den Rücken zu, schaute aber immer wieder über die Schulter zu uns hin.
Erst im Nachhinein wurde mir klar, was mich von Anfang an am meisten an ihm störte: Er wirkte nicht wie ein Eisverkäufer, sondern wie ein Bundesbeauftragter für Eisverkauf. Er tat so, als setze er sich für etwas ein, von dessen tatsächlicher Ausübung er im Alltag nicht die geringste Ahnung hatte. Sein Eiswagen hatte einen bunten Sonnenschirm, die silberne Glocke auf der vorgeblichen Kühltruhe war auf Hochglanz poliert, er trug eine, den Knitterfalten nach, frisch aus der Verpackung genommene Schürze. Aber er machte keinerlei Anstalten, auch nur ein einziges Eis zu verkaufen. Er stand unter seinem Sonnenschirm im Nieselregen, beobachtete verstohlen über die Schulter die aussteigenden Kinder und nahm, als Emily, Malte und ich an ihm vorbeigingen, sein Handy in die Hand und telefonierte.
Ich überließ Malte und Emily kurz der Klassenlehrerin und lief in das Souvenirgeschäft am Eingang des Zoos. Wie ich mich richtig erinnert hatte, wurden dort Kapuzenpullover für Kinder verkauft. Mit dem Logo des Zoos darauf und dem Schriftzug *Ein Tag ohne Tiere ist ein verlorener Tag* darunter. Maltes Vater würde der Pulli sicherlich gefallen. Er müsste nur das Logo austauschen und könnte die Pullis genauso gut als Merchandisingprodukt seiner Schlachtereien verkaufen.
Als ich zurückkam, hatte Frau Meyer-Dreyen die Kinder bereits in Zweierreihen Aufstellung nehmen lassen. Ich nahm Malte meine *Detroit-Tigers*-Kappe ab, gab ihm dafür den Zoopulli und Emily ihre Delfinjacke wieder zurück.
»Wenn Sie mögen, Herr Diemel, können Sie jetzt erst einmal Pause machen«, lächelte mir Frau Meyer-Dreyen zu. »Wir gehen jetzt erst in die Zooschule und würden uns dann in zwei Stunden im Zoocafé zum Picknick treffen. Danach teilen wir uns in Gruppen auf, und Sie starten dann mit Ihren Kindern zur Zoorallye.«
Ich wollte meiner Tochter einen Abschiedskuss auf die Lippen geben. Wenn sie von meiner Wohnung aus in die Schule ging, war das unser Abschiedsritual. Hier im Zoo, vor ihrer Klasse, drehte sie mir ihre

Wange hin. Es war schmerzhaft schön zu sehen, wie sie ganz selbstverständlich selbstständig wurde. Dass ich als Papa nicht mehr ihre ganze Welt war, war völlig okay. Ich hoffte nur, ich würde es als Papa schaffen, ihr den Rest der Welt so lange auf Abstand zu halten, bis es tatsächlich *ihre* Welt war.

Mit diesen Gedanken ging ich mit der Klasse meiner Tochter durch das Eingangstor des Zoos, um mich direkt dahinter von ihr zu trennen. Emily links an der Zoofotografin vorbei. Zur Zooschule. Ich rechts. Zum Tigerhaus.

Nachdem Gerd die Tiger wieder im Außengehege eingesperrt hatte, konnte ich sicher in die Kellerräume gelangen. Meine Vision, mit dem Ökomarihuanaprojekt nicht nur ein ausgleichendes Hobby für mich zu schaffen, sondern auch endlich wieder ein gemeinsames berufliches Feuer zu entzünden, wurde hier unten gerade Wirklichkeit. Auch Carla, Walter und Stanislav waren nach dem ersten persönlichen Treffen sofort Feuer und Flamme für Gerd und sein kleines Reich im Keller gewesen. Wie auch ich brannten sie förmlich dafür, wieder einmal etwas Neues, Reales, Geheimes, Gefährliches mit eigenen Händen zu erschaffen.

Da wir nicht jeden Tag während des laufenden Zoobetriebs durch das Innengehege gehen konnten, hatte Walter eine geniale Idee eingebracht und umgesetzt: den Einbau einer Panzerluke im Boden von Gerds Büro. Mithilfe einiger weniger gezielter Bohrlöcher im Boden und einem darin eingeführten Quellsprengmittel konnte weitgehend geräuscharm die Bodenplatte in einer Ecke des Raumes so weit aufgestemmt werden, dass sich darin die Luke eines *Tiger-Panzers* einbetonieren ließ. Über die Luke wurde zur Tarnung ein Aktenschrank ohne Boden gestellt. Der Keller war nun auch ohne Aussperren der echten Tiger durch diese Luke, die direkt in das Frischfutterlager mündete, erreichbar.

Wenn man denn durch die Luke passte und über die Fähigkeit verfügte, eine vier Meter lange Strickleiter hinab- oder hinaufzuklettern. Ich wählte weiterhin den Weg über das Innengehege.

Walter hatte uns genügend vertrauenswürdiges Personal seines Security-Unternehmens zur Verfügung gestellt, sodass wir innerhalb von nur einer Woche in wechselnden Schichten gemeinsam die nicht gefliesten Wände neu gestrichen, alle Stromkabel und Bewässerungsleitungen verlegt und die notwendigen Tische für die neuen Pflanzen aufgebaut hatten. Die Mitarbeitertoilette war geputzt, im Anlieferungsraum stapelten sich erste Säcke mit Nährboden. Noch eine weitere Woche und die Plantage wäre betriebsbereit.

Heute wollte ich eigentlich nur kurz Klassenausflug und Beruf verbinden, um vorbeizuschauen und *Hallo* zu sagen. Als mich Gerd in den Keller führte, war Walter gerade im ehemaligen Kühlraum damit beschäftigt, den Entlüftungsschlauch an der Verblendung des Fensters zum Außengehege zu befestigen, inmitten der zahlreichen, bereits ausgewachsenen Pflanzen von Gerd.

»Bleib mal ganz ruhig stehen …«, flüsterte ich Walter zu.

»Wieso?«, fragte Walter laut zurück. Ich legte einen Finger auf meine Lippen und zeigte mit dem anderen zum Fenster. Durch das geöffnete Fenster schaute Ayur gerade neugierig vom Außenbereich aus in den Keller. Als wäre es von uns einstudiert, griff sich Gerd einen Topf mit einer Hanfpflanze, Walter griff sich Gerds Schulter, ich mein Handy, und gemeinsam entstand so ein wunderschönes Selfie mit Walter, Gerd, mir, einem Keller voller Hanfpflanzen und einem neugierig durch das offene Fenster schauenden Königstiger.

Damit war der berufliche Teil des Tages erledigt.

13 KINDESENTFÜHRUNG

»Körpergewicht hat eine enorme Anziehungskraft.
Vor allem für den Erdmittelpunkt.«

JOSCHKA BREITNER,
SCHÖNER WOHNEN IM EIGENEN KÖRPER

ALS ICH DAS Zoocafé kurz vor der vereinbarten Zeit erreichte, wuselten die Kinder aus Emilys Klasse schon zwischen den Tischen herum und teilten ihr Picknick auf. Während keine zwanzig Meter entfernt im Futterhaus, entsprechend der Bedürfnisse der Tiere, Mäusebabys für die Schlangen, Fische für die Robben und Rinderhälften für die Raubtiere portioniert wurden, tauschten die Kinder im Café, entsprechend der Bedürfnisse des Elternbriefes, gegenseitig geschnitzte Möhren und Vollkornbrote mit veganer Rindfleischwurst aus.

Das Wetter hatte aufgeklart und stimmte nun mit der Vorhersage überein: schönster Spätsommer. Nur ein Kind entdeckte ich nicht: meine Tochter. Ein ungutes Gefühl beschlich mich.

»Wo ist Emily?«, fragte ich Malte, der im Außenbereich neben einem der Holztische im Kies hockte und versuchte, sich mit den Bommeln seines neuen Kapuzenpullis am Tischbein festzuknoten.

»Emmse ist …«, setzte er an, hielt aber beim Blick in meine Charles-Bronson-Augen inne.

»Also Emily ist mit dem Mann weggegangen«, korrigierte sich Malte von selbst.

Die Seile der Alarmglocken in meinem Kopf spannten sich. Meine ganze Wirbelsäule hinab.

»Was für ein Mann? Jemand von der Zooschule?«

»Nein, so ein Typ mit einer Frauenfrisur. Der hat Emily irgendwas über den Kopf gezogen, und dann sind die weg.«

Das gespannte Seil entglitt mir, die Alarmglocke ließ ihr erstes *Gong* erklingen.

Mit den Schallwellen der Glocke zog sich mein Magen zusammen und quetschte einen Rest Säure die Speiseröhre hoch.
»Wohin ist Emily gegangen?«, rief ich hektisch.
»Da, die Richtung …« Malte zeigte undefiniert grob in Richtung Zooausgang.
»Wann war das?«, rief ich im Wegrennen, während sich Malte schon wieder mit seinen Bommeln beschäftigte.
»Gerade eben. Du, wie geht noch mal Schleife?«
Während ich in Richtung Zooausgang lossprintete, stieß ich gegen Frau Meyer-Dreyen.
»Haben Sie Emily gesehen?«
»Nein«, antwortete sie verdutzt. »Ist sie denn nicht …?«
Ich ließ sie fragend stehen und begann nun wirklich zu rennen. Weiter in Richtung Zooausgang.
Es gibt ein Gefühl, das wahrscheinlich nur Eltern kennen. Ein Gefühl, dass gerade etwas gewaltig schiefläuft mit dem eigenen Kind. Ein Gefühl für Gefahr. Ein siebter Sinn. Dieser siebte Sinn überlagerte gerade alle meine anderen Sinne. Im Gegensatz zu den meisten anderen Eltern konnte ich mir nicht die beruhigende Frage stellen, welchen Grund es denn bitte geben sollte, warum gerade mein Kind entführt werden sollte. Im Gegensatz zu den meisten anderen Eltern hatte ich wortwörtlich Leichen im Keller. Mir fielen schlagartig derart viele Gründe ein, warum jemand auf Kosten meiner Tochter Rache an mir würde nehmen wollen, dass ich keinen einzigen davon konkretisieren konnte. Alle gemeinsam lösten Panik in mir aus.
Der Zooausgang war vom Café in direkter Luftlinie keine dreihundert Meter entfernt. Der Weg vom Café zum Ausgang mäanderte allerdings achthundert Meter zwischen den Gehegen hindurch. Wie eine achthundert Meter lange Schlange, die sich in mehreren Bögen auf einer dreihundert Meter langen Strecke stauchte. Für einen geübten Sportler waren auch achthundert Meter eigentlich keine Distanz. Für mich schon. Sowohl körperlich als auch geistig. Zum einen hatte ich das Gefühl, als wolle die Erdanziehungskraft verhindern, dass ich meine

Masse überhaupt in Bewegung setzen konnte. Zum anderen bot der Weg genügend Raum für gedankliche Eskalation bei gleichzeitiger Demonstration körperlichen Verfalls. Vom ersten Meter an überkam mich eine innere Kälte, die alle Muskeln zusammenzog. Mein Gehirn wusste, wie Sprinten geht. Mein Körper zeigte mir auf den ersten zehn Metern, dass er über diese Fähigkeit nicht mehr verfügte. Ich konnte mir innerhalb von Sekundenbruchteilen allerdings hundert Varianten von Gefahren vorstellen, denen Emily ausgesetzt war.

Ich musste bereits nach den ersten dreißig Metern den Knopf an meiner Jeans öffnen, um mich anständig bewegen zu können. Das ging aber nur, wenn ich gleichzeitig mit beiden Händen den Bund meiner Hose festhielt, wie ich nach siebzig Metern feststellte, was mich dann aber wieder am Rennen hinderte. Die ersten hundert Meter lief ich dennoch einfach so stur und so schnell ich konnte. Getrieben vom Gefühl einer aufkommenden Panik, weil ich mir zu hundert Prozent sicher war, dass hier gerade etwas ganz und gar nicht stimmte. Emily würde nie mit jemand Fremdem mitgehen. Sie würde sich auch immer von ihrer Klassenlehrerin abmelden.

Immer mal wieder konnte man hinter einer Biegung des Weges einen weiteren Abschnitt der Strecke erkennen. Und nach ungefähr hundertfünfzig Metern Rennen sah ich Emily. Ich erkannte sie sofort an ihrer blauen Delfinjacke. Sie war vielleicht vierhundert Meter Wegstrecke von mir entfernt. Gut zweihundert Meter waren es von ihrer Position bis zum Ausgang. Luftlinie war sie vielleicht gerade mal fünfzig Meter von mir weg. Aber wegen der Biegungen des Weges und der dazwischenliegenden Tiergehege war sie für mich unerreichbar. Auf den Ohren trug sie mir nicht bekannte Kopfhörer, und auf den Augen hatte sie eine klobige Brille. Aber das Verstörendste war: Sie ging an der Hand eines schlaksigen Typen in Cargohosen. Der trug ein rot-schwarz kariertes Holzfällerhemd und eine zu einem Pferdeschwanz gebundene, rot-blonde Langhaarfrisur. In seinem unteren Gesichtsbereich meinte ich Bartzauseln zu erkennen. Ich schätzte ihn auf Mitte zwanzig. Jeder andere Zoobesucher, dessen Kind nicht gerade von dem Typen

entführt wurde, hätte ihn für einen unter Testosteronmangel leidenden Kinderbetreuer gehalten, der gerade eine Zoorallye für Kinder mit Gesichtsverkleidung durchführte. Er sah aus wie ein Opfer. War aber offensichtlich ein Täter.
Ohne anzuhalten, rief ich mit aller meinen Lungen zur Verfügung stehenden Luft:
»Emily!«
Meine Tochter reagierte nicht. Sie schien mich überhaupt nicht zu hören. Ich schrie mit heiserer, sich überschlagener Stimme erneut.
»E-MI-LY!!!«
Wieder keine Reaktion meiner Tochter. Aber der Typ mit dem Karohemd bemerkte mich. Er schaute kurz nach hinten. Dann zu Emily. Er schien allerdings keinen Zusammenhang zwischen meinem Rufen und meiner Tochter herzustellen und ging einfach mit ihr weiter.
Ich rannte schneller. Aufgrund der Biegungen des Weges verlor ich Emily wieder aus den Augen. Seitenstechen machte sich bemerkbar. Ich versuchte es zu ignorieren. Dabei spürte ich meinen Körper so intensiv wie lange nicht mehr. Negativ intensiv. Man musste nicht erst auf einer Kirmes mit dem Doppelten seines Gewichts in die Rückwand eines Karussells gepresst werden, um zu erleben, wie Schwerkraft einen an der Bewegung hindert. Bereits zwanzig Prozent über Normalgewicht reichen völlig. Ich verabscheute mich und meine Essgewohnheiten. Ohne meine Fressattacke letzte Nacht, ohne alle meine Fressattacken in den letzten Monaten, hätte ich jetzt eine wesentlich größere Chance, rechtzeitig zu meiner Tochter aufzuschließen. Rechtzeitig vor dem Verlassen des Zoos. Hinter der nächsten Biegung konnte ich Emily wieder sehen. Ich hatte ein gutes Stück Strecke aufgeholt. Ich war noch zweihundert Meter von meiner Tochter entfernt. Hundert Meter trennten Emily vom Ausgang. Ich hatte fast keinen Sauerstoff mehr in der Lunge.
»E-M-I-L-Y!!!«, wollte ich brüllen.
»…M-LIIIII…!!«, war alles, was ich röcheln konnte. Noch immer gab es von meiner Tochter keinerlei Reaktion. Aber der Typ, der sie neben

sich herzog, stellte erstmals einen Zusammenhang zwischen meinen Rufen und dem Kind an seiner Hand her. Er griff fester zu und beschleunigte seine Schritte. Wieder verlor ich Emily aus den Augen. Inzwischen hätte ich sie auch nicht mehr hören können, wenn sie zurückgerufen hätte. In meinen Ohren rauschte das Blut wie ein Wasserfall. Die Wahrnehmung der Außenwelt beschränkte sich bei mir auf einen immer enger werdenden Tunnel, an dessen Ende meine Tochter im immer dunkler werdenden Licht stand. Ich stolperte aus der letzten Kurve des Weges heraus auf den zentralen Platz vor dem Zooausgang. Emily war keine zwanzig Meter mehr vom Drehkreuz entfernt. Sie war gerade an der Fotografin vorbeigelaufen. Mich trennten vielleicht noch fünfzig Meter von meiner Tochter und dem Typen.

»Ähmm … Ä-H-MMMM!!«, japste ich laut vor mich hin. Emily drehte mir immer noch seelenruhig das Delfinlogo auf dem Rücken ihrer Jacke zu. Nur der Typ mit dem Zopf wurde nun wirklich hektisch. Er schien irgendwas zu meiner Tochter zu sagen. Aber Emily schien auch ihn nicht zu hören. Wahrscheinlich lag das an ihren Kopfhörern. Mir wurde klar, dass ich bei diesem Tempo nicht zu meiner Tochter würde aufschließen können, bevor sie den Ausgang erreichte. Ich wusste nicht, wer meine Tochter da gerade entführte. Ich wusste auch nicht, wer oder was vor dem Zoo auf Emily wartete. Ich hatte keine Luft mehr in den Lungen, um irgendjemand anderen auf dem Vorplatz um Hilfe zu bitten. Würde vor dem Zoo ein Fluchtauto stehen, wäre Emily für mich verloren. Ich verfluchte meinen eigenen Körper. Noch vor eineinhalb Jahren hätte ich eine Distanz von achthundert Metern locker im Sprint zurückgelegt. Jetzt war ich nach gut siebenhundert Metern tatsächlich am Ende meiner Kräfte. Eine unbändige Wut kam in mir auf und setzte eine letzte Energiewelle in mir frei. Wut auf diesen Verbrecher. Wut auf mich und meinen Körper. Wut auf meine Hilflosigkeit. Ich stolperte so schnell ich konnte die letzten Meter weiter und suchte nach irgendetwas, was ich dem Entführer mit voller Wucht an den Kopf schleudern konnte, um ihn doch noch zu stoppen, bevor er den Zooausgang erreichte. Ich ertastete mein Handy in meiner Gesäßtasche. Ich holte es hervor. Noch zwanzig Meter. Ich holte im Laufen mit meinem rechten Arm aus und schleuderte mein *iPhone* mit aller mir im Arm verbliebenen Kraft grob in Richtung Entführer. Staunend sah ich, wie die Wurfbahn des Telefons tatsächlich die gewünschte Kurve beschrieb. Wie es sich dem Verbrecher wesentlich schneller näherte als ich. Wie es seinem Kopf erstaunlich nahe kam. Wie es tatsächlich gegen seine Schläfe prallte. Ich sah, wie der Entführer meine Tochter reflexartig losließ, um sich an die Stirn zu fassen.

Ein letzter Schub Adrenalin brachte mir mein Hörvermögen wieder.

»Hau ab, Locke, der Typ ist wahnsinnig!«, rief auf einmal eine Stimme von der anderen Seite des Zooausgangs her. War das nicht …? Doch – das war der Eisverkäufer! Was hatte der mit dem Entführer meiner Tochter zu tun?

Locke sah mich an.

Locke sah seine blutverschmierte Hand an.

Ich sah Locke an.

Sah, wie er sich in einer Art Übersprungshandlung nach meinem Handy bückte, es aufhob und zum Ausgang rannte. Ohne meine Tochter.

Mit letzter Kraft hechtete ich auf Emily zu und nahm sie in die Arme.

14 PROBLEME

»Ein einzelner negativer Gedanke kann es schaffen, all Ihre Emotionen negativ zu beeinflussen. Nutzen Sie diese Kraft der Gedanken. Auch der positiven. Konzentrieren Sie sich auf drei positive Dinge im Hier und Jetzt. Sie werden erstaunt sein, wie schnell der eine negative Gedanke seine Wirkung verliert.«

JOSCHKA BREITNER,
ENTSCHLEUNIGT AUF DER ÜBERHOLSPUR – ACHTSAMKEIT FÜR FÜHRUNGSKRÄFTE

WOHLTUENDE WÄRME DURCHFLUTETE mich. Ich nahm meiner Tochter die von innen mit Panzerband verklebte Kindersonnenbrille und den Bluetooth-Kinderkopfhörer ab. Emily war erst verwundert, mich zu sehen. Und dann sauer.

»Papa? Wieso …? Manno! Du hast mir die ganze Überraschung verdorben. Beinahe hätte ich es geschafft!«, raunzte sie mich an.

»Was hättest du geschafft, mein Schatz?«, fragte ich völlig außer Atem. Ich war grenzenlos erleichtert. Ich hatte meine Tochter wieder. Und sie war motzig. Ein gutes Zeichen. Motzige Kinder sind nicht verängstigt. Meine Tochter hatte offenbar nichts von der Panik gespürt, die ich berechtigterweise gehabt hatte. Ganz im Gegenteil.

»Wenn ich es mit verbundenen Augen ohne zu stolpern bis zum Zooausgang geschafft hätte, hätte ich ein Katzenbaby gewonnen! Und jetzt hast du mir die Brille vorher schon abgenommen … Warum keuchst du so?«

»Das hat dir *wer* gesagt, mit dem Katzenbaby?«, keuchte ich, um das Thema mit dem Keuchen inhaltlich so schnell wie möglich zu übergehen.

Emily schaute sich suchend um.

»Der Freund vom großen *WIR*. Mit den langen Haaren. Nanu, wo ist er denn hin?«

Emily zeigte mir ihre rechte Hand. Die, die der Entführer gehalten hatte. Die Hand war voller grüner Farbe. Ich hatte keine Ahnung, was das zu bedeuten hatte. Aber ich wusste: Das Einzige, was für die Seele

eines Menschen wohltuender ist als das Verarbeiten einer schlimmen Erfahrung, ist, diese Erfahrung gar nicht erst gemacht zu haben.
Mein irritierendes Wissen darüber, dass es das große *WIR* nicht personalisiert gab und es folglich auch keine Freunde haben konnte, jetzt mit Emily zu teilen, war in dieser Situation kontraproduktiv. Am wichtigsten war mir, Emily gar nicht erst auf den Gedanken kommen zu lassen, dass gerade etwas ganz Schlimmes passiert war.
Gleichzeitig musste ich aber so schnell wie möglich erfahren, was da gerade tatsächlich passiert war. Was hatte dieser *WIR*-Blödsinn mit dem Entführungsversuch zu tun? Wer auch immer dafür verantwortlich war – er würde dafür büßen müssen. Zeitnah. Damit die von ihm ausgehende Gefahr so schnell wie möglich gebannt werden würde.
Aufgrund des Dilemmas, von Emily so viel wie möglich über etwas erfahren zu müssen, von dem sie gar nicht wissen sollte, dass es stattgefunden hatte, kam Wut in mir auf. Auch von dieser Wut durfte Emily nichts mitbekommen.
Um meine negativen Emotionen zu bändigen, zwang ich mich, mich achtsam auf drei positive Dinge in meiner unmittelbaren Umgebung zu konzentrieren.
Erstens: meine Tochter stand vor mir.
Zweitens: die Sonne schien.
Drittens: … der Entführer war entkommen … mit meinem Handy … auf dem ein Selfie aus dem Keller war … das Ayur, Walter, Gerd, Marihuana und mich zeigte … ein Handy, dessen Sicherheitscode ich deaktiviert hatte … wegen Malte – irgendwie kam ich nicht auf etwas positives Drittes. Ganz im Gegenteil. Aus meinen Nieren kroch Kälte in mir hoch. Ich konzentrierte mich schnell auf die beiden positiven Dinge. Manchmal sind eben nicht aller guten Dinge drei. Das mit meiner Tochter und der Sonne war ja beides für sich genommen auch schon recht schön.
»Papa? Wo ist der Mann denn hin?«, holte mich Emily zurück in ihren Sonnenschein.
»Du … anscheinend … gab es da einen kleinen Irrtum. Es scheint heute

gar nicht genug Katzenbabys für diesen Wettbewerb zu geben. Deswegen ist der Mann noch mal weg, und ich bin hier, um dich zurück zur Klasse zu bringen. Wo genau hatte er dich denn angesprochen, der Mann?«

»Auf dem Weg zum Klo. Warum bist du so nass geschwitzt?«

Der Entführer hatte also bewusst einen Moment abgepasst, in dem Emily sich von der Gruppe im Zoocafé entfernt hatte. Ich wischte mir den Schweiß von der Stirn und tat so, als sei dort nie welcher gewesen. Stattdessen fragte ich weiter.

»Und was hat dieser Mann auf dem Weg zum Klo genau gesagt?«

»Er hat mir gesagt, dass wir uns vom Theaterstück in der Schule kennen. Weil er vom großen *WIR* ist. Und das stimmte – er hatte ja eine grüne Hand. Er hat gesagt, dass das große *WIR* wollte, dass ich mit Kopfhörern und Brille ohne zu stolpern bis zum Zooausgang laufe. Ohne der Lehrerin was davon zu sagen. Weil das eine Überraschung für alle sei. Zur Belohnung bekäme ich dann ein Katzenbaby geschenkt. Wir müssten aber schnell machen, damit die anderen Kinder meinetwegen nicht auf den zweiten Teil vom Klassenausflug warten müssten.«

Was für ein perfides Arschloch. Ich hatte keine Ahnung, woher der Entführer wusste, dass Emily in der letzten Woche dieses schwachsinnige Theaterstück über das große *WIR* gesehen hatte. Mit dem albernen Erkennungszeichen der grünen Hand, das – wie alle Erkennungszeichen – missbraucht werden konnte. Aber der Typ hatte zusätzlich die Gutgläubigkeit, das Pflichtbewusstsein und die Tierliebe einer Achtjährigen missbraucht, damit diese bei einem Verbrechen kooperierte, bei dem sie selbst das Opfer sein sollte. Auch dafür würde der verkappte Entführer in einem weiteren Bußgang bezahlen.

»Und dann bist du mitgegangen …«, schlussfolgerte ich.

»Ja, wir mussten ja schnell machen, damit der Ausflug weitergeht. War das falsch?«

Grundfalsch. Aber dies war nicht die Zeit für Vorwürfe an meine Tochter. Sie einzulullen, brachte allerdings auch nichts.

»Mein Schatz, du darfst grundsätzlich nie mit jemand anderem mitgehen als mit deiner Lehrerin oder deinen Eltern. Es sei denn, wir haben das vorher besprochen. Du hättest deine Lehrerin vorher fragen müssen.«

»Krieg ich deswegen jetzt kein Katzenbaby? Weil du sauer bist?« Die Enttäuschung in Emilys Gesicht war grenzenlos. Und ich war daran schuld. Sollte der Entführer nach den ersten beiden Bußgängen noch leben, würde er dann spätestens für diese Unverschämtheit mit dem letzten Rest seines verkorksten Lebens büßen müssen.

»Ich bin nicht sauer, mein Schatz.« Jedenfalls nicht auf dich.

Aber diese befriedigende Buße stand am noch nicht sichtbaren Ende eines mir noch völlig unbekannten Weges. Die nächsten jetzt zu gehenden Schritte waren ganz unbefriedigend praktischer Natur. Welche Folgen auch immer der Entführungsversuch für mich oder für den Entführer haben würde – für Emilys Seele sollte er keine haben. Dafür war notwendig, dass der Ausflug für sie weiter verlief wie geplant.

Dies war einer der Gründe, weswegen ich nicht sofort die Polizei verständigte. Die anderen drei hatten weniger mit Emily als mit der Polizei zu tun.

Zunächst einmal gab es für mich eine wesentlich effektivere Alternative zur Verbrechensbekämpfung durch die Polizei: Verbrecherbekämpfung durch andere Verbrecher. Ich führte eine Organisation, deren Security-Sparte eine unschlagbar positive Aufklärungsstatistik vorweisen konnte. Ihr Chef hieß Walter und baute in wenigen Hundert Metern Entfernung einen Keller zu einer Marihuanaplantage um. Seine Jungs konnten unter anderem deswegen so erfolgreich arbeiten, weil sie nicht lange zaghaft um die Hintergründe eines *Verbrechens* umherschlichen, sondern direkt den *Verbrecher* attackierten. Wie viele Verbrechen sie selbst begehen mussten, um einen einzigen Verbrecher zu bekämpfen, war ihnen schlicht egal. Durchsuchungsbeschlüsse, Haftbefehle oder auch nur die körperliche Unversehrtheit eines Beschuldigten waren für sie keine limitierenden Faktoren.

Ferner waren Walter und seine Leute im Gegensatz zur Polizei nur mir verpflichtet. Die Polizei würde mein gesamtes Umfeld nach einem Motiv für den Entführungsversuch durchleuchten. Würde sie dabei zu sehr an nur einer einzigen Karte meines Lügengebäudes rütteln, würde das mühevoll aufgestapelte Kartenhaus meiner legalen Tarnung in sich zusammenstürzen. Das Selfie mit Tiger und Gras auf meinem entsperrten Handy wäre mein geringstes Problem, sollte die Polizei einen Entführer fassen, der gestehen würde, er wollte sich an meiner Tochter wegen eines von mir begangenen Mordes rächen. Bei Walter waren sowohl meine Morde als auch mein Handyfoto besser aufgehoben als bei der Polizei. Schon deswegen, weil er an beidem beteiligt war.

Und zu guter Letzt könnten Walters Leute auch diskreten Personenschutz für Emily und Katharina organisieren. So diskret, dass weder Katharina noch Emily etwas davon mitbekommen würde. Und das war existenziell wichtig.

Ich mochte mir gar nicht ausmalen, wie Katharina reagieren würde, wenn sie erführe, dass Emily beinahe gekidnappt worden wäre. Dass ich die Entführung nur um Haaresbreite verhindert hatte, weil ich zu fett zum Rennen geworden war. Dass ich im Moment der Entführung nicht da war, weil ich eine illegale Marihuanaplantage gegen meine Langeweile angeschaut hatte. Und dass ich keine Ahnung hatte, wer da aus welchem Grund hinter unserer Tochter her war. Gerade Letzteres würde alte Wunden in unserer Beziehung aufreißen. Katharinas Abneigung gegen meinen früheren Job als Dragans Anwalt und ihre Sorge, dass Emily in dessen Dunstkreis Schaden nehmen könnte, waren vor Jahren die entscheidenden Faktoren gewesen, die zu Dragans Tod geführt hatten. Solange ich nicht wusste, wer hinter dem Entführungsversuch steckte, konnte ich Katharina nicht glaubhaft anlügen, dass die Gefahr, in der unsere Tochter schwebte, nichts mit meinem Job zu tun hatte. Ich brauchte Zeit, um die Entführer dingfest zu machen. Und ich brauchte zügig Klarheit darüber, weshalb sie hinter meiner Tochter her waren. Beides würde mir Walter wesentlich effektiver verschaffen als die Polizei.

Ich würde zunächst einmal mit Emily zurück zu Frau Meyer-Dreyen gehen und mit Emilys mir anvertrauter Gruppe durch den Zoo schlendern, als sei nichts passiert. Zeitgleich musste ich eine Möglichkeit finden, Walter zu kontaktieren. Ohne mein eigenes Handy. Das hatte ja der Entführer. Walter musste sofort einen effektiven Schutz für meine Tochter auf die Beine stellen und die Suche nach den Entführern ins Rollen bringen.
»Komm – wir gehen zurück zu deiner Klasse«, nahm ich Emily bei der Hand, um mit ihr in Richtung Zoocafé zu gehen.
»Und das Katzenbaby?«
»Ein anderes Mal, mein Schätzchen. Vielleicht ein anderes Mal.«
Ich hatte keine Ahnung, ob ein Katzenbaby zur Mordwaffe taugte. Aber wenn die Möglichkeit bestünde, jemanden mit einer Katze zu töten, so waren Locke und Eismann die passenden Kandidaten dafür.

Eine glückliche Fügung des Schicksals führte die Zoorallye der von mir beaufsichtigten Kindergruppe als erste Station ins Tigergehege. Die Kinder mussten die Fragen beantworten, um welche Art von Tigern es sich handelte, wer das Männchen und wer das Weibchen war und wie viel Fleisch die beiden gemeinsam pro Tag aßen. Anscheinend waren Fragen nach Rasse, Geschlecht und Fleischkonsum nicht bei allen Lebewesen problematisch. Ich parkte die Kinder auf dem Balkon der Besucherterrasse des Tigerhauses. Die Tiger lagen unterhalb des Balkons vor einer Palme. Ich würde also nicht unbemerkt, zumindest nicht unzerfleischt, durch den Kellereingang zu Walter kommen. Zum Glück war Gerd in seinem Büro, das sich unmittelbar neben der Besucherterrasse befand. Ich bat ihn, die Kinder so lange zu beschäftigen, bis ich durch die Panzerluke mit Walter gesprochen hatte.
»Ist alles in Ordnung?«, fragte Gerd. Seine wachen Augen hatten meine innere Aufgewühltheit direkt bemerkt.
»Nein. Emily ist gerade beinahe von zwei Männern entführt worden«, flüsterte ich ihm zu.
Sofort verfinsterte sich Gerds Blick.

»Erwachsene, die sich an Kindern vergreifen? Ich gebe dir jede Unterstützung, die du brauchst … fangt sie ein, und wir finden sicherlich einen Platz im Affenhaus, in dem ihnen ein Silberrücken ein bisschen Erziehung beibringt.«
Für einen ausgeglichenen Hobbykiffer hätte ich Gerd eine solche Aggressivität gar nicht zugetraut. Ich hatte ihn für einen Menschen gehalten, der seine innere Ruhe aus der Kraft schöpfte, die ihm Familie und Kinder gaben. Jetzt durfte ich erleben, wie sich diese Ruhe in fokussierte Aggression verwandelte, sobald jemand die Familie und das Kind eines Freundes angriff. Seine Wut rührte mich. Aber jetzt ging es zunächst darum, vor Emily *Heile Welt* zu spielen und gleichzeitig die nicht heile Welt mit von mir aus auch nicht heilen Mitteln wieder ins Lot zu bringen. Umso besser, wenn Gerd dabei helfen wollte.
»Im Moment müssen wir als Erwachsene vor allem Ruhe bewahren. Die Kinder sollen denken, es sei alles okay. Walter soll dich nachher informieren, was wir tun können, um die Entführer zu schnappen.«
Gerd machte gute Miene zum bösen Spiel, überließ mir sein Büro und ging zum Besucherbalkon.
Während Emily, Malte und die anderen Kinder Gerd ihre Fragen stellten, klopfte ich an die Panzerluke. Walter öffnete. Ich erzählte ihm in aller Kürze, was geschehen war. Im Gegensatz zu Gerd nahm Walter die Informationen eher unemotional auf. Verbrecher waren sein Tagesgeschäft. Ich bat um sofortigen Personenschutz für Katharina und meine Tochter und versprach, ihn so schnell wie möglich mit weiteren Informationen zu versorgen. Sein knappes, bestätigendes *Consider-it-done*-Nicken wirkte fast schon wie ein Gefühlsausbruch.
Als ich zurück zur Besucherterrasse ging, hing Walter schon am Telefon, um den Personenschutz zu organisieren. Bevor ich die Terrasse betrat, hielt ich kurz inne, um mich zu sammeln. Bis auf die Sache mit dem Knopf war meine Welt bis vor einer Stunde noch in Ordnung gewesen. Jetzt stand ich hier verloren, aggressiv, ängstlich – und hatte keine Ahnung, wie ich aus dieser Situation wieder rauskommen sollte. Ganz offensichtlich hatte ich mich erfolgreich durch die Gitterstäbe

der Monotonie meines Alltags nach außen gezwängt. Jetzt stand ich hilflos außerhalb meiner Mitte und war zu dick, um wieder zurückzukehren. Ich hatte für meinen am nächsten Tag anstehenden Coachingtermin bei Herrn Breitner wahrlich keinen Mangel an Problemen.

15 KATZE

»Katzen haben von Natur aus drei achtsame Eigenschaften, die wir Menschen oft erst mühsam erlernen müssen: Sie leben im Moment, sind selbstbewusst und neugierig.«

JOSCHKA BREITNER,
ENTSCHLEUNIGT AUF DER ÜBERHOLSPUR – ACHTSAMKEIT FÜR FÜHRUNGSKRÄFTE

SEIT EMILY ZUR Schule ging, hatte ich meine Coachingtermine bei Joschka Breitner auf den Vormittag verlegt. Alle zwei Monate hatten wir am jeweils zweiten Donnerstag des Monats einen Termin. Ich fühlte mich aufgedunsen und ausgelaugt, als ich an diesem Vormittag vor der Tür seiner Praxis stand. Ich hatte die Nacht davor erneut schlecht geschlafen. Meine Essgewohnheiten und mein nächtlicher Reflux-Besuch waren nur zwei der Gründe gewesen.

Als ich Emily am Nachmittag bei Katharina abgegeben hatte, stand bereits eines von Walters Fahrzeugen unauffällig vor deren Haus. Über Besonderheiten des Klassenausflugs hatte ich Katharina gegenüber nichts erzählt – außer, dass ich im Zoo mein Handy verloren hatte.

Das einzig Positive an dem gescheiterten Entführungsversuch war die Tatsache, dass die Täter, Locke und Eismann, offensichtlich Deutsche waren. So konnte ich Walter eine präzise Täterbeschreibung geben, die über die Information *ein Mann* und *noch ein Mann* hinausging, ohne dadurch gleich als Rassist zu gelten. Wobei ich nicht wusste, ob meine Freude darüber, mir beim Hass auf einen deutschen Entführer keine Sorgen über Rassismus machen zu müssen, vielleicht nicht auch rassistisch war.

Mit den kryptischen Einzelheiten bezüglich der grünen Hand und des großen *WIR* konnte Walter noch weniger anfangen als ich selbst.

Sascha war am frühen Abend noch kurz in meiner Wohnung vorbeigekommen, um mir mitzuteilen, dass Walters Jungs gerade die Aufnahmen der Zoofotografin auswerteten. Vielleicht waren auf den Bildern

ja Personen zu erkennen, die zu meiner Täterbeschreibung passten. Zumindest war das ein erster Ansatz.
Abends rief mich Katharina dann auf meinem Notfallhandy an, das ich seit meiner Pilgerreise vor gut zwei Jahren ausschließlich für Notfallgespräche mit Katharina bereithielt. Ich war erschrocken, als es abends klingelte.
»Ist was passiert?«, fragte ich eine Spur zu aufgeregt.
»Warum soll was passiert sein?«, fragte Katharina eine Spur zu irritiert zurück.
»Weil du auf dem Notfallhandy anrufst?«
»Wärst du auf dem im Zoo verlorenen Handy rangegangen, um mir zu erzählen, was es mit dem Katzenbaby auf sich hat?«
Bei Vernehmungen durch die Polizei oder die Ex-Frau gibt es für Anwälte nur eine Taktik: nichts sagen. Bei polizeilichen Vernehmungen darf einem Schweigen bezüglich Aussagen zur Sache grundsätzlich nicht negativ ausgelegt werden. Bei der Ex-Frau sollte man Schweigen tunlichst sehr beredt verpacken.
»Was hat Emily denn erzählt?«, fragte ich, um zu erfahren, in welchen verbalen Tanzbereich mein Schweigen einen Fuß setzen konnte.
»Sie hat mir gesagt, das große *WIR* habe eine Zoorallye veranstaltet, an der sie als Einzige teilgenommen hätte. Hätte sie es ohne zu stolpern mit verbundenen Augen bis zum Ausgang geschafft, hätte sie ein Katzenbaby gewonnen. Du hättest ihr das dann aber kurz vor dem Ausgang verdorben. Was hat es damit auf sich?«
Ich versuchte die im Zoo gescheiterte Achtsamkeitsübung zu wiederholen. Welche drei positiven Dinge konnte ich in Katharinas Aussage entdecken? Erstens: Emily war offensichtlich nach wie vor nicht traumatisiert. Zweitens: Mit der Ex-Frau über ein nicht existentes Katzenbaby zu reden, war besser, als über eine verschwundene Tochter reden zu müssen. Drittens: Die *Was-hat-es-damit-auf-sich?*-Frage belegte auf der nach oben offenen Eskalationsleiter eine der untersten Sprossen. In dem durch diese drei Ecken abgesteckten Tanzbereich konnte ich jetzt argumentativ Wahrheitslimbo tanzen.

»Irgendein Praktikant aus dem Zoo war wohl der Ansicht, mit den Kindern Späße treiben zu können. Ich habe das unterbunden«, log ich mich rhythmisch verbiegend vor mich hin.
»Außer Atem und schweißnass?«
»Ich … musste ein wenig hinterherlaufen, damit der Spaß nicht zu weit getrieben wurde.« Ich hoffte, diese vage Ausrede würde reichen. Sie tat es nicht.
»Björn – du bist nicht ausgelastet, du bist gelangweilt, du magst deinen Körper nicht. Keines dieser Probleme löst du mit einem Haustier.«
»Ich … was?«
»Wenn du dir eine Katze anschaffen willst, die dich über deine Ereignislosigkeit hinwegschnurrt, dann rede mit mir darüber. Wir hatten vereinbart, dass wir nach dem Tod von Lümmel und Puschel keine Haustiere für Emily kaufen, um ihr den Verlust eines weiteren Tieres emotional zu ersparen.«
Lümmel und Puschel waren die Namen der während meiner Pilgerreise verstorbenen Kaninchen. Ich hatte in diesem Moment allerdings das Gefühl, mein eigener Name sei Hase. Ich wusste von nichts. Jedenfalls nicht, was Katharina mir gerade in Bezug auf Katzen sagen wollte.
»Du meinst … was meinst du?«
»Ich meine, dass du dir statt eines von mir vorgeschlagenen Hobbys überlegt hast, wie du dir und Emily – ohne mit mir darüber zu reden – eine Katze besorgen könntest. Wer sonst würde sich diese idiotische Idee mit der *Die-große-WIR*-Zoorallye ausdenken?«
Dass Walter und seine Jungs in diesem Moment genau dieser Frage nachgingen, wollte ich lieber nicht einwerfen.
»Aber … warum sollte ich das getan haben?«
»Wenn mich Emily mit einem vom großen *WIR* gewonnenen Katzenbaby auf dem Arm gefragt hätte, ob sie es behalten darf, hätte ich unmöglich Nein sagen können. Dann wäre ich nämlich nicht nur die böse Mama gewesen, sondern auch noch ein Feind vom großen *WIR*. So etwas nennt man emotionale Erpressung.«

»Aber ich würde dich nie ...«

»Gott sei Dank hast du doch noch Muffensausen und ein schlechtes Gewissen bekommen und bist dem von dir engagierten Laiendarsteller hinterhergelaufen, um das Schauspiel im letzten Moment zu beenden. Dass du nach hundert Metern Rennen Schweißausbrüche und Schnappatmung bekommst, die selbst deiner achtjährigen Tochter auffallen, sollte dir zu denken geben. Nicht mir. Für das Beenden der Katzennummer bin ich dir übrigens dankbar. Der Rest ist albern hoch drei.«

Katharina überraschte mich immer noch. Nach all den Jahren. Sie war, wie ich, Juristin. So viel Fantasie hätte ich ihr beim besten Willen nicht zugetraut. Vor allem nicht die Fantasie, mir so viel perfide Fantasie zu unterstellen. Ich hätte Katharina jetzt antworten können: »Mach dir wegen der Katze keine Sorgen. Ich kann dich beruhigen. Emily sollte einfach nur entführt werden. Ein Katzenbaby gab es nie.« Aber irgendwie hatte ich das Gefühl, die nächste *Was-hat-es-damit-auf-sich?*-Frage würde einige Stufen höher auf der nach oben offenen Eskalationsleiter gestellt werden. Somit griff ich wieder auf die Standardpraxis zurück: mit wenigen Worten nichts sagen.

»Also, ich weiß gar nicht, wovon du redest ...«

Sie redete darüber, dass ich nur mit Mühe und Not einen von mir verursachten Fehler verhindert hätte, weil ich zu dick geworden war. Die Entfernung von Katharinas Fantasie zur Wahrheit entsprach lediglich der Größe der Fehleinschätzung der tatsächlichen Katastrophe, die ich fast nicht hatte verhindern können, weil ich zu dick geworden war.

»Björn – du bist ein schlechter Lügner. Ich will dir nichts Böses. Wenn du mit irgendwas in deinem Leben unzufrieden bist, rede mit deinem Coach darüber. Lass es nicht weiter an deinem Körper aus. Und egal, was das Problem ist: *Katze* ist nie die Lösung.«

Dass mein Körper ein Problem darstellte, war mir spätestens seit meinem Sprint im Zoo klar. Ich würde etwas in meinem Leben ändern müssen. Ich nahm mir vor, mir selbst ein Zeichen zu setzen und

das Abendessen wegzulassen. Stattdessen trank ich einen halben Liter Multivitaminsaft, um meinen Körper in Schwung zu bringen.
Erst nachts um halb drei aß ich wieder eine kleine Schüssel *Haribo-Colorado*.

Und so stand ich also am Donnerstagmorgen um kurz vor zehn vor der Tür von Joschka Breitner, fühlte mich aufgedunsen und ausgelaugt. Wie vor jedem Coaching gingen mir Gedanken durch den Kopf, was das Thema der heutigen Sitzung sein würde.
Letzte Woche noch war ich der festen Überzeugung, alle meine Probleme ließen sich auf meinen Hosenknopf reduzieren. Mein Rilke-Gefühl war meine größte seelische Belastung gewesen. Zu dem Zeitpunkt waren aber auch weder die Freiheit meiner Tochter noch meine legale Tarnung in Gefahr gewesen. Jetzt wollte ich nichts lieber, als die Gittertür hinter mir zuschlagen und ohne Druck am Bauch meine Ruhe haben. Statt über meine neuen Erkenntnisse, ich würde wie Rilkes Panther in einem Käfig wohnen, würde ich heute wahrscheinlich wieder über alte Ängste mit Breitner reden. Das Holzscheit, mit welchem ich außerhalb des von mir selbst geschaffenen Gefängnisses ein neues Feuer hatte entfachen wollen, hätte beinahe mein Leben in Brand gesteckt. Und die Gefahr, dass es das nicht doch noch tun würde, war alles andere als gebannt. Ich hatte es lediglich fürs Erste geschafft, die größten Flammen von allem mir Wichtigen und Brennbaren fortzublasen.
Ich wusste nicht, wie ich alleine von den Ereignissen des gestrigen Tages erzählen konnte, ohne von der gescheiterten, aber nicht gemeldeten Entführung, von der strafrechtlich relevanten Marihuanaplantage oder von der mich zu Tode langweilenden legalen Fassade meines mir selbst aufgezwungenen illegalen Berufes reden zu müssen. Um dann über diese charakterlich bedenklichen Umwege die konkrete Erkenntnis zu thematisieren, dass ich mich einfach zu fett fühlte.
Kurz: Ich hatte keine Ahnung, wie diese Coachingsitzung verlaufen würde.
Ich klingelte.

16 ÜBERGEWICHT

»Übergewicht ist keine Frage der Schuld.
Kein einziger dicker Mensch sollte
ein schlechtes Gewissen haben, weil er dick ist.
Aber er kann ein verdammt gutes Gefühl dabei haben,
wenn er daran etwas ändert.«

JOSCHKA BREITNER,
SCHÖNER WOHNEN IM EIGENEN KÖRPER

HERR BREITNER ÖFFNETE mir die Tür. Er hatte die sechzig Jahre längst überschritten, wirkte aber mindestens zehn Jahre jünger. Er war schlank, asketisch. Während ich mich wie ein Erdnussflip fühlte, wirkte er wie eine Salzstange. Während ich wieder den Bauch hinter meinem Hosenknopf einziehen musste, umspielte ihn seine passgenaue Jeans. Wo mein Polohemd spannte, schmeichelte ihm ein körpernahes, weißes Leinenhemd. Wo mich mein Blouson schwitzen ließ, wärmte ihn eine graue Strickjacke. Wo bei mir Turnschuhe saßen, um mir abends schwere Füße zu ersparen, war er barfuß in Filzpantoffeln geschlüpft.

»Guten Morgen, Herr Diemel«, begrüßte er mich und ging mir voraus den Flur mit einem neuen Sisalteppich entlang ins Coachingzimmer. Es war funktional, aber harmonisch eingerichtet. Ein Regal mit Büchern. Zwei Stühle. Ein Beistelltisch für eine Teekanne und zwei Gläser. Mehr nicht. Schweigend nahm ich auf einem der beiden entspannenden Wippstühle Platz. Herr Breitner goss uns wortlos grünen Tee in die Gläser und ließ mir Zeit, anzukommen. Er setzte sich mir gegenüber.

»Was eilt Sie heute so?«, überraschte er mich.

»Wie kommen sie darauf, dass mich etwas … eilt?« Ich war über den Inhalt noch überraschter als über die altmodische Formulierung.

»Seit wir uns kennen, klingeln Sie in der Regel kurz oder weniger kurz *nach* der vereinbarten Zeit an meiner Tür. Heute haben Sie das erste Mal *vor* der verabredeten Zeit geklingelt. Also: Was wollen Sie so eilig loswerden?«

Schon die erste Frage von Breitner brachte alles auf einen einzigen Punkt: Was wollte ich loswerden? Ich antwortete völlig spontan.
»Mindestens zehn Kilo. So schnell es geht.«
Herr Breitner schien kein bisschen überrascht.
»Da ich Ihnen seit Monaten beim Zunehmen zusehe, kann ich den Wunsch, an Ihrem Körper zu arbeiten, grundsätzlich verstehen. Auch wenn wir über die Formulierung der Zielsetzung sicher noch reden werden. Warum aber die Eile? Was ist passiert?«
Was war passiert? Mit drei schlichten Worten waren wir ohne lange Vorrede unmittelbar bei den Ereignissen, die ich eigentlich verschweigen wollte, angekommen. Meine diesbezüglichen Gefühle bündelten sich ebenfalls in einer sehr einfachen Frage: Warum? Warum sollte ich meinem Therapeuten eigentlich überhaupt etwas verschweigen? Meine Tochter wäre beinahe entführt worden. Mein eigener Körper hatte mir um ein Haar meine ureigenste Aufgabe als Vater unmöglich gemacht: das Beschützen meiner Tochter.
Das war passiert.
Warum sollte ich das nicht erzählen?
Herr Breitner kannte mich seit mehreren Jahren. Ihm war bewusst, dass ich als Anwalt für Strafrecht mein Geld naturgemäß mit Verbrechen verdiente. Ich hatte allerdings nie offengelegt, dass es am Ende des Tages inzwischen immer um *meine* Verbrechen ging. Herr Breitner würde mich wegen der ein oder anderen Straftat moralisch sicher nicht verurteilen. Ich wusste einiges über Herrn Breitners Vergangenheit. Ohne zu wissen, ob er das wusste. Ich wusste, dass Herr Breitner jahrzehntelang in dem Irrglauben gelebt hatte, selbst ein schweres Verbrechen begangen zu haben. Ich musste ja vielleicht nicht gleich von allen meinen Morden erzählen, solange ich mir nicht sicher war, ob einer davon der Grund für Emilys Entführungsversuch war. Durch die spontane Antwort bezüglich meines Gewichts war bereits klar, dass es heute faktisch um meinen Körper gehen würde. Ich beschloss, mich heute vor Herrn Breitner rein metaphorisch ein wenig nackter zu machen, als ich das eigentlich geplant hatte.

Ich erzählte ihm nichts von meinem Mord an Dragan und dem darin liegenden Grund, warum ich dessen Clan nicht bloß beriet, sondern de facto leitete. Ich erzählte auch von keinem der nachfolgenden Morde. Aber ich erzählte sehr offen darüber, wie mich die Ereignislosigkeit meines Jobs langweilte. Wie ich mich seit Monaten schleichend immer weniger bewegte und immer mehr aß. Ich erklärte ihm mein Rilke-Gefühl. Ich offenbarte ihm meine Knopf-Problematik. Ich merkte an, dass selbst meiner Ex-Frau mein veränderter Körper negativ aufgefallen war. Ich redete von dem lebensbejahenden Spannungskitzel, den ich mir von der klimaneutralen Biomarihuanaplantage erhofft hatte. Und je näher ich der versuchten Entführung meiner Tochter kam, desto detaillierter berichtete ich. Ich zählte exemplarisch alles auf, was ich an den Tagen vor dem Zoobesuch in mich hineingestopft hatte. Ich beschrieb Herrn Breitner in jedem Detail die versuchte Entführung Emilys. Inklusive all meiner körperlichen und seelischen Empfindungen. Ich schloss mit dem für meine Ohren philosophisch schwergewichtigen Satz:
»Das Leben, das ich führe, hat mich dick gemacht. Und jetzt bin ich einfach zu dick geworden für das Leben, das ich führe.«
»Lassen wir die Relativierung mal weg: Sie sind nicht zu dick für das Leben, das Sie führen. Sie sind schlicht und ergreifend zu dick.«
Ich schaute fragend. »Was ist der Unterschied?«
Herr Breitner erklärte.
»Ohne Relativierung müssen wir die offensichtliche Antwort auf die unsinnige Frage nicht geben, ob es für Sie ein Leben gäbe, in dem es sinnvoll wäre, dick zu sein. Das gibt es nämlich nicht.«
»Aber … Sie wollen doch nicht ernsthaft sagen, dass das Leben eines dicken Menschen sinnlos ist.«
»Ich habe nicht gesagt, dass das Leben dicker Menschen sinnlos ist. Ich sage, dass für Sie Dicksein nicht sonderlich sinnvoll ist.«
Ich dachte an die zahlreichen XXL-Models in Werbeanzeigen, die einer gewichtigen Menge von Betrachtern, inklusive mir, das Gegenteil zu erzählen versuchten.

»Was ist mit meiner Body-Positivity?«, fragte ich Herrn Breitner.
»Body-Positivity ist Englisch und heißt frei übersetzt: *Lebenslügen haben dicke Beine*«, antwortete mein Coach kurz und knapp.
»Was soll an einer positiven Lebenseinstellung eine Lüge sein?«, wunderte ich mich.
»Was soll daran positiv sein, Ihren Körper leiden zu lassen?«, antwortete Herr Breitner liebevoll fragend. »Jahrelanges Übergewicht führt medizinisch zwangsläufig zu Bluthochdruck, Arterienverkalkung, Kurzatmigkeit und Arthrose. Unter anderem. Auch bei Ihnen. Im Übergewicht liegt rein gar nichts Positives für den Körper. Das können Sie sich mit dem Begriff *Body-Positivity* schönlügen – die Beschwerden gehen dadurch aber nicht weg. Wenn Sie als Kettenraucher Lungenkrebs hätten, würden dessen Folgen auch nicht verschwinden, wenn Sie auf einmal Ihre *Cancer-Positivity* entdecken würden.«
»Aber deswegen von einer Lebenslüge zu reden ... Ich weiß nicht.«
»Kennen Sie einen einzigen übergewichtigen Achtzigjährigen?«
Ich musste nicht lange überlegen. »Nein.«
»Dann hat Dicksein wohl generell keinen sonderlich positiven Einfluss auf die Länge des Lebens. Sie können das gerne für sich selber ignorieren und auf Englisch das Gegenteil behaupten. Nur: Dann lügen Sie sich halt auf Englisch ein verkürztes Leben lang was vor.«
Als Betroffener dieser Aussage fand ich diese Worte ein wenig hart. Ich schwieg. Herr Breitner schwieg. Ich unterbrach das Schweigen.
»Und jetzt?«, fragte ich.
»Fangen wir mit dem Positiven an: Von allen Problemen, von denen Sie mir gerade erzählt haben, haben Sie die Lösung des einzigen Problems zum Thema dieser Sitzung gemacht, das Sie ganz alleine – und nur Sie ganz alleine – lösen können: Ihre Figur. Sowohl die Probleme in Ihrem Beruf als auch die versuchte Entführung Ihrer Tochter stehen in Zusammenhang mit dem Verhalten anderer Personen. Was Ihre Frau denkt sowieso. Einzig für Ihren Körper sind ausschließlich Sie selbst verantwortlich. Niemand hindert Sie daran, in dem Körper zu wohnen, der Ihnen guttut. Niemand außer Ihnen selbst. Anstatt den

Zwang zu entwickeln, aus Langeweile die Welt retten zu müssen, könnten Sie ja vielleicht aus Liebe Ihren eigenen Körper auf Vordermann bringen.«

»Und wie können Sie mir dabei helfen? Sie sind mein Achtsamkeitstrainer, nicht mein Ernährungsberater.«

»Ich bringe Ihnen als Therapeut seit Jahren eine ganzheitliche Lebensweise näher. Körper und Geist lassen sich nicht voneinander trennen. Bislang ging es immer darum, wie Sie mit seelischen Entspannungstechniken körperliche Beschwerden wie spürbare Unruhe, Panikattacken oder auch nur ein diffuses Kältegefühl in den Griff bekommen. Eine ganzheitliche Lebensweise beschäftigt sich aber auch mit der umgekehrten Erkenntnis, dass ein negativer Umgang mit dem Körper negative Auswirkungen auf die Seele haben kann. Oder positiv formuliert: Ein gesunder Umgang mit Ihrem Körper kann einen zufriedenen Gemütszustand durchaus unterstützen.«

»Mens sana in corpore sano«, murmelte ich altklug.

»*Ein gesunder Geist in einem gesunden Körper*«, übersetzte Herr Breitner. »Ja, so lautet die Volksweisheit. Auch wenn dieses Zitat des römischen Dichters Juvenal immer verkürzt wiedergegeben wird. Tatsächlich hat er gesagt: *Orandum est ut sit mens sana in corpore sano.* Oder auf Deutsch: *Beten sollte man darum, dass ein gesunder Geist in einem gesunden Körper sei.*«

»Wo liegt der Unterschied?«

»Juvenal hat in einer Zeit gelebt, in dem die Menschen die Götter bei jeder Belanglosigkeit um Hilfe gebeten haben. Juvenal meinte, das Einzige, worum man die Götter bitten sollte, wäre, dass ein gesunder Geist in einem gesunden Körper ist. Alle anderen Probleme könnte der Mensch dann selber angehen. Eine Kausalität, dass durch die Schaffung eines gesunden Körpers *automatisch* ein gesunder Geist entsteht, hat Juvenal gar nicht behauptet. Er würde damit im Übrigen auch einer ganzen Industrie von Achtsamkeitstrainern, unter anderem mir, die Existenzgrundlage entziehen.«

»Klingt aber trotzdem erst einmal einleuchtend …«

»Ja. So einleuchtend, dass es der Spruch zweitausend Jahre später sogar auf Ihre Turnschuhe geschafft hat.«
Ich schaute irritiert auf meine Schuhe. Es waren *ASICS*-Joggingschuhe, die ich noch nie zum bestimmungsgemäßen Zweck genutzt hatte.
Herr Breitner stillte meine Neugierde. »Der Name Ihres Schuhherstellers, *ASICS*, ist ein Akronym auf dieses, leicht veränderte, Zitat *anime sana in corpore sano* – eine gesunde Seele sei in einem gesunden Körper. Oder eben kurz: *ASICS*.«
»Um von meinen Turnschuhen wieder zu dem Ursprungszitat zurückzukommen: Soll ich jetzt schlicht beten, dass ich schlanker werde? Dass mein Körper damit gesund ist? Bei dem mit der Seele helfen ja dann wieder Sie mir.«
»Nein. Die Götter – so es sie denn gibt – haben Ihnen ja bereits ein gesundes Hirn und einen gesunden Körper zur Verfügung gestellt. Juvenals Wunsch ist bei Ihnen also längst in Erfüllung gegangen. Was Sie in Ihrem Leben aus Geist und Körper machen, ist allein Ihre Entscheidung. Sie haben sich bereits entschieden, Ihren Geist mit Achtsamkeit zu stärken. Dass Ihr Körper derzeit in einem vernachlässigten Zustand ist, haben Sie ebenfalls aus freien Stücken geschafft. Folglich lässt sich das auch aus freien Stücken wieder ändern, wenn ...« Herr Breitner stoppte ganz bewusst seinen Satz in der Mitte.
»Wenn?«, fragte ich nach.
»Wenn wir uns vorher ein wenig mit der Tatsache beschäftigen, dass es nicht nur Körper und Seele gibt, sondern dass die beiden rein faktisch eine Dreiecksbeziehung führen.«
»Wer ist die Schlampe, die dazwischenfunkt?«, versuchte ich witzig zu sein.
Herr Breitner musste grinsen. Allerdings aus ganz anderen Gründen.
»Es ist herrlich, welch altbackene Vorstellungen Sie selbst bei Bildnissen haben. *Dreiecksbeziehungen sind schlecht, und schuld ist immer eine Frau.* Vielleicht können Dreiecksbeziehungen auch notwendig oder sogar etwas Positives sein. Dann wäre gar keiner schuld.«
Ich schämte mich ein wenig für mein spießiges Weltbild.

»Okay«, sagte ich schließlich. »Wer ist die dritte Ecke in der Körper-Geist-sonst-wer-Beziehung?«
»Die Nahrung …« Herr Breitner machte eine Pause, um die Bedeutung seiner Antwort zu unterstreichen. In der Zeit, die verstrich, hätte ich locker drei Chicken-Nuggets verschlingen können. »Körper und Seele brauchen Nahrung. Sie brauchen Nahrung, damit der Körper funktioniert. Sie brauchen Nahrung, die die Seele tröstet. Mit zu viel oder einfach der falschen Nahrung können Sie Ihrem Körper allerdings auch schaden und Ihrem Geist Unwohlsein bereiten. So wie es derzeit bei Ihnen der Fall ist. Sie könnten sogar noch weitergehen und Ihren Geist direkt mit Drogen benebeln und damit letztlich auch Ihren Körper gefährden. Oder Sie könnten mit der richtigen Nahrung Körper und Geist erfreuen. Die Bedeutung der Nahrung für Körper und Geist haben schon die alten Philosophen erkannt. Sie erinnern sich an Epikur?«
Ich erinnerte mich bestens. Mit einer Weisheit des griechischen Philosophen und Stoikers Epikur hatte mir Herr Breitner bereits das Grundkonzept der Achtsamkeit zusammengefasst.
»*Nichts auf der Welt ist für sich gut oder schlecht. Erst unsere Bewertung der Dinge macht sie dazu*«, zitierte ich aus dem Gedächtnis eine der ersten Achtsamkeitslektionen, die mich Herr Breitner vor Jahren gelehrt hatte.
»Richtig«, bestätigte Herr Breitner erfreut. »Genau der gleiche Epikur hat in Bezug auf die Ernährung gesagt: *Anfang und Wurzel alles Guten ist die Freude des Magens. Selbst Weisheit und alles, was noch über sie hinausgeht, steht in Beziehung zu ihr.* Die Freude des Magens ist offensichtlich die Nahrung. Wenn Sie also der Ansicht sind, es war sinnvoll, Herrn Epikur und mir in Bezug auf die Achtsamkeit zu folgen, dann lade ich Sie gerne ein, das Gleiche auch in Bezug auf Ernährung zu tun.«
»Wir beschäftigen uns also philosophisch mit Gewichtsverlust?«
Herr Breitner musste lachen.
»Nein. Ich würde Ihnen gerne Wege zeigen, wie Sie die Freuden des

Magens in Lebensfreude für Körper und Seele umwandeln können. Um im Bild zu bleiben: Ich würde Sie gerne zu der Erkenntnis einladen, wie Ihr Körper und Ihre Seele glücklich in einer Dreiecksbeziehung leben können mit dem, was Sie essen.«

17 KÖRPER

»Ihr Körper ist das einzige Zuhause, das Ihre Seele
Ihr Leben lang nicht verlassen wird.«

JOSCHKA BREITNER,
SCHÖNER WOHNEN IM EIGENEN KÖRPER

NACH ALL MEINEN positiven Erfahrungen mit Herrn Breitners philosophischen Tipps war es mir unmöglich, eine solche Einladung abzulehnen.
»Gut ... dann sind Sie ab sofort auch mein Ernährungscoach. Wie also schaffe ich es, mindestens zehn Kilo abzunehmen, damit es mir besser geht?«
»Wenn Sie tatsächlich diesen Weg mit mir gemeinsam beschreiten wollen, dann nehmen wir doch die von Ihnen gewählte Formulierung gleich mal als Einstieg ins Thema. Sie wollen zehn Kilogramm abnehmen, damit es Ihnen besser geht?«
»Mindestens.«
»Zunächst einmal: Zehn Kilogramm sind eine reine Maßeinheit. Angezeigt von einer Waage. Wie viel wiegen Sie denn jetzt?«
»Ich habe keine Ahnung«, antwortete ich wahrheitsgemäß.
»Wann haben Sie sich denn das letzte Mal gewogen?«
»Puh ... das ist bestimmt drei Jahre her.«
»Und warum wiegen Sie sich nicht mehr?«
»Weil ich Angst vor dem Zeiger auf der Waage habe.«
Noch während ich das aussprach, hörte sich mein Verhalten für mich selbst idiotisch an. Für Herrn Breitner offenbar nicht.
»Sie können sich also unabhängig vom Zeiger Ihrer Waage in Ihrem Körper unwohl fühlen. Warum wollen Sie dann im umgekehrten Fall Ihr Wohlfühlen vom Zeiger einer Waage abhängig machen?«
»Wie soll ich denn sonst objektiv feststellen, ob ich nicht mehr zu dick bin?«, wollte ich wissen.

»Sie müssen gar nicht objektiv feststellen, ob Sie nicht zu dick sind. Es reicht völlig, subjektiv festzustellen, ob Sie sich in Ihrem Körper generell wieder wohlfühlen. Und zwar nicht, indem Sie sich sehr laut selbst einreden, Dicksein sei schön. Sondern anhand von subjektiven Kriterien, für die es keinen Zeiger gibt. Es geht um ein empfundenes Gefühl, das Sie sich nicht einreden, sondern nur selbst ganz ehrlich spüren können. Deshalb ganz generell: Wann fühlen Sie sich in Ihrem Körper wohl?«

»Also wenn mein Körper mit einer Tüte Chips vor dem Fernseher liegt, fühle ich mich darin ziemlich wohl. Wenn ich einem Entführer hinterherrenne, nicht«, antwortete ich leicht trotzig. Herr Breitner ließ sich nicht provozieren.

»Das ist beides nachvollziehbar. In diesen beiden sehr speziellen Situationen. Deshalb habe ich Sie ja auch nach dem *generellen* Wohlgefühl gefragt. Außerhalb Ihres Sofas. Außerhalb von Extremsituationen. Nehmen wir mal drei alltägliche Situationen: Fühlen Sie sich wohl in Ihrem Körper, wenn Sie mit Ihrer Tochter im Park Ball spielen? Fühlen Sie sich wohl in Ihrem Körper, wenn Sie im Freibad in Badehose vom Dreimeterbrett springen? Fühlen Sie sich wohl in Ihrem Körper, wenn Sie eine Runde durch den Wald joggen?«

Drei banale Fragen. Mit drei erschreckenden Erkenntnissen. Ich hatte tatsächlich lange nicht mehr mit meiner Tochter im Park Ball gespielt. Weil es mir zu anstrengend war, auch kleinste Strecken hinter einem Ball herzulaufen. Ich war lange nicht mehr im Freibad vom Dreimeterbrett gesprungen. Weil es mir unangenehm war, meinen Körper in luftiger Höhe zur Schau zu stellen. Und ich wusste schlicht nicht mehr, wann ich das letzte Mal joggen gewesen war. Kurz: Ich hatte alle diese Tätigkeiten aufgegeben, weil ich mich dabei schon lange nicht mehr in meinem Körper wohlgefühlt hatte.

»Also ... bei keiner dieser Aktionen fühle ich mich in meinem Körper sonderlich wohl ...«, druckste ich herum.

»Sie fühlen sich in Ihrem Körper selbst in Alltagssituationen anscheinend nur noch in dem minimalen Zeitfenster wohl, in dem Sie mit

Chips vor dem Fernseher sitzen. Der Zeiger der Waage ist dabei völlig egal. Sie haben demnach nur in zweiter Linie ein Gewichtsproblem. Sie haben in erster Linie ein Wohlfühlproblem.«

Wie oft in meinen Coachingsitzungen ging mir das auf den ersten Blick kleinkarierte Rumreiten auf Begriffen von Herrn Breitner langsam selbst auf welchen Zeiger auch immer. Ich war mir sicher, dass dahinter ein Sinn steckte. Aber er erschloss sich mir nicht. Das verunsicherte mich.

»Um ganz ehrlich zu sein: Das klingt für mich verbal alles ein bisschen kleinkariert. Fakt ist: Ich fühle mich in meinem Körper nicht wohl, weil ich knapp ein Dutzend Kilo zu viel auf den Rippen habe. Schätzungsweise. Das sehe ich auch ohne Zeiger: im Spiegel. Um meine Schwabbelbacken loszuwerden, bin ich gerne bereit, mich zusammenzureißen, auf die ganze Fresserei zu verzichten, eine Zeit lang nur langweiligen Blödsinn zu essen und von mir aus auch meine Wampe mit Sport zu bekämpfen. Mir fehlt halt nur irgendwie ein …«, ich suchte nach dem passenden Begriff, »… ein Mantra oder so, um eine effektive Diät auch durchzuhalten, bis ich wenigstens zehn Kilo runterhabe.«

»Genau diese verbale Kleinkariertheit ist aber entscheidend. Sie bringen es mit Ihrer Wortwahl ja selber wunderbar auf den Punkt: *Schwabbelbacken, zusammenreißen, auf Fresserei verzichten, langweiligen Blödsinn essen, durchhalten, Wampe, bekämpfen.* Ihre Sprache ist durchdrungen von einer völlig negativen Grundhaltung gegenüber Ihrem Körper und gegenüber Nahrungsaufnahme. Um es in Ihren Worten zu sagen: Nahrung ist die Schlampe, die die glückliche Beziehung zwischen Ihrer bedauernswerten Seele und dem untreuen Körper zerstört.«

»Ist sie nicht?«

»Ihr Körper und Lebensmittel sind beide etwas durch und durch Wunderbares und könnten glücklich mit Ihrer Seele im Einklang leben. *Anfang und Wurzel alles Guten ist die Freude des Magens.*«

»Sieht mein wabbeliger Körper so aus, als hätte ihm Essen gutgetan?«

»Hier sind wir genau am Kern der Wahrnehmung: Nicht Essen an sich hat Ihren Körper aufquellen lassen, sondern das, was Sie gegessen haben. Und auch die Gründe, warum Sie es gegessen haben. Dass Essen für Sie derzeit nichts Reines, Schönes, Gutes ist, ist kein Wunder, gemessen an dem, was Sie mir vorhin über Ihr Essverhalten erzählt haben. Sie essen entweder gar nichts, weil Ihnen noch schlecht vom Vortag ist, oder Sie stopfen hungrig alles in sich rein, was Sie bekommen können, bis Sie Sodbrennen haben und Ihnen am nächsten Morgen wieder schlecht ist.«

»Tatsache«, murmelte ich.

»Nein. Einstellungssache«, widersprach Herr Breitner.

»Durch eine andere Einstellung zum Essen bekomme ich weniger Sodbrennen?«

»Durch eine andere Einstellung zum Essen essen sie anders. Durch anderes Essen bekommen Sie weniger Sodbrennen. Wie wäre es also, wenn Sie als Erstes mal Ihre Einstellung zur Dreiecksbeziehung zwischen Seele, Körper und Nahrung an sich ändern?«

»Wie soll das gehen?«

»Indem Sie Ihrem Körper und Ihrem Essen positive Rollen zuweisen.«

Ein Rollenspiel mit Essen. Außer Fleischrouladen und Zitronenrolle fiel mir spontan nichts ein.

»Welche Rollen sollten das sein?«

»Betrachten Sie doch zunächst einmal Ihren Körper als das, was er ist: Das einzige Zuhause, das Ihre Seele Ihr Leben lang nicht verlassen wird. Ein Zuhause, für das – sofern die Götter Ihre Gebete nach einem gesunden Körper erhört haben – Sie alleine verantwortlich sind. Sie alleine können daraus einen Wellnesstempel oder eine Messiebude machen. Ein Körper, in dem Sie sich auch ohne Chipsgenuss vor dem Fernseher wohlfühlen, wäre in jedem Fall schon einmal eine gute Basis für ein glückliches Zusammenleben in den eigenen vier Wänden.«

Ein glückliches Zusammenleben in den eigenen vier Wänden. Daran war ich schon mit Katharina gescheitert. Warum sollte es mir mit Chicken-Nuggets gelingen?

»Und was ist dann Nahrung in dem Zusammenhang?«
»Lebensmittel sind Freunde, die zu Besuch kommen.«
Von diesem Bild war ich vollständig überrumpelt.
»Lebensmittel sind Freunde? Die zu Besuch kommen? Durch die Vordertür rein und durch die Hintertür raus, oder was?«
»Wenn Sie es so bildlich sehen wollen, meinetwegen. Manche Freunde sind gut fürs Gemüt – Nahrung für die Seele –, andere für den Körper. Manche gehen, ohne Spuren zu hinterlassen, andere lassen kitschige Gastgeschenke da und vermüllen die Wohnung.«
Herr Breitner sah mich an und fasste sich an einen imaginären Rettungsring am Bauch.
»Es gibt unglaublich viele Gemeinsamkeiten zwischen Freundschaft und Lebensmitteln. Es gibt vermeintliche Freunde, mit denen Sie lediglich Ihre Langeweile betäuben, und Freunde, mit denen Sie Ihre Lebensfreude erwecken. Es gibt Freunde, die sich in Ihrem Haus einnisten und es vermüllen lassen, und Freunde, die Ihre Seele aufbauen. Es gibt auch bei Lebensmitteln toxische Freundschaften, die Ihnen einfach nicht guttun. Warum sollten sie auch? Sie selbst laden diese vermeintlichen Freunde ja nur aus Frust in Ihren Körper ein. Sie wollen Ihre Sorgen nicht mit den Freunden teilen. Sie wollen sie auf ihnen abladen. Sie fragen nicht um Rat. Sie bitten um Betäubung. Ihre Freunde müllen Ihnen als Dank Ihr Zuhause, Ihren Körper, zu. Inzwischen ist Ihr Körper in der Tat ziemlich runtergerockt durch zu viele Frustpartys mit den falschen Freunden.«
»Und wie soll eine Freundschaft mit Essen aussehen?«
»Da draußen gibt es zig essbare Freunde, die Ihnen guttun würden. Lernen Sie sie kennen. Um ganz simpel im Bild zu bleiben: Wenn Lebensmittel Ihre Freunde werden, dann werden Sie in Zukunft Freunde treffen, mit denen Sie zusammen auf dem Markt einkaufen und zusammen kochen können. Freunde, mit denen Sie sich im Restaurant treffen werden. Freunde, mit denen Sie abends ein Glas Wein trinken. Das sind alles sinnvolle Tätigkeiten, die Sie mit allen Sinnen genießen können. Sogar ganz alleine, ohne einen anderen Menschen. Nur Sie

und die Lebensmittel, die Ihnen guttun. Statt vor dem Fernseher drei gestapelte Chicken-Nuggets vom Lieferdienst zu essen, könnten Sie mit der Hühnchenbrust, die Sie auf dem Markt beim Biometzger gekauft haben, in der Küche stehen und kochen.«

»Dann ist Ihre Ernährungsberatung also am Ende ein Freundschaftscoaching?«

»Eher ein Coaching über die Auswirkung von falschen Freunden auf die Inneneinrichtung.«

Ich schaute komplett irritiert. Herr Breitner erlöste mich aus meiner Verwirrung.

»Sie haben in Ihrem eigenen Körper dieses Rilke-Gefühl. Ihre Seele fühlt sich in Ihrem Körper nicht zu Hause, sondern gefangen. Unter anderem, weil Ihnen zu viele falsche Freunde Ihr Heim zugemüllt haben. Was würden Sie mit einer Wohnung über kurz oder lang tun, in der Sie sich so fühlen?«

»Ich würde sie verlassen.«

»Wahrscheinlich. Nun ist das in Ihrem Körper zu Lebzeiten keine Alternative. Es gibt nur dieses eine Zuhause für Ihre Seele. Wenn Sie sich in den eigenen vier Wänden Ihrer Wohnung nicht mehr wohlfühlen, Sie aber nicht ausziehen können: Was tun Sie?«

»Ich würde die Wohnung ausmisten, renovieren und dafür sorgen, dass Sie in Zukunft in Schuss bleibt.«

»Exakt. Und genau deswegen heißt mein ganzes Ernährungskonzept schlicht und ergreifend: *Schöner Wohnen im eigenen Körper*.«

Das klang in der Tat nicht negativ nach *zusammenreißen*, *auf Fresserei verzichten*, *langweiligen Blödsinn essen* und *durchhalten*. Sondern positiv nach *Aufräumen*, nach *Anpacken*, nach *Frische* und nach *Wohlfühlen*.

»Wie soll das gehen?«, wollte ich wissen.

»Wir schauen uns zunächst mal an, welche komischen Vögel Sie sich da so in den letzten Jahren immer wieder zu Besuch eingeladen haben, die ihren Müll in Ihrem Körper abgelagert haben. Danach schmeißen wir alles raus, was sich so an Überflüssigem angesammelt hat. Wir

kernsanieren Ihren Körper und achten im Anschluss darauf, dass Sie in Zukunft echte Freundschaften mit Lebensmitteln schließen, die Ihnen guttun. Die sich in Ihrem Körper zu benehmen wissen. Mit Essen, dessen Freundschaft Sie genießen können.«
Ich zeigte auf meinen zwischenzeitlich heimlich geöffneten Hosenknopf.
»Glauben Sie mir: Ich habe sehr lange Zeit sehr viel Essen genossen.«
»Nein, Sie haben sehr lange Zeit Ihre Langeweile mit sehr viel Essen betäubt.«
Ich versuchte, Katharinas Ansatz in dieses Bild zu integrieren.
»Gegen meine Langeweile habe ich mir ja nun ein naturnahes Hobby gesucht. Die Marihuanaplantage. Wenn mir nicht mehr so langweilig ist, brauche ich ja auch nicht mehr so viele falsche Freunde«, merkte ich nach Bestätigung heischend an.
»Richtig«, schmunzelte Herr Breitner, für mich einen Hauch zu ironisch. »Sie haben sich ein Hobby gesucht, für dessen Ausübung Sie lediglich einen Zoo, verschwiegene Mitarbeiter, Unmengen an Ausstattung und ein gutes Maß an krimineller Energie brauchen. Wie wäre es stattdessen mit einem Hobby, das Sie immer und überall ausüben können, das Sie aus der Langeweile Ihres Alltags herausreißt, das Sie gemeinsam mit neuen Lebensmittelfreunden ausüben können und das dazu beiträgt, dass Sie sich in Ihrem Körper wohlfühlen?«
Jetzt war ich überrascht. Und neugierig.
»Und dieses Hobby heißt …?«
»Schöner Wohnen im eigenen Körper. Oder in der Kurzform: Bewusste Ernährung.«
Bewusste Ernährung.
Zwei Worte.
Mein Mantra.

18 HEILFASTEN

»Hunger ist der Schrei des Körpers nach Energie.
Fasten ist der Genuss des vorherigen Überflusses.«

JOSCHKA BREITNER,
SCHÖNER WOHNEN IM EIGENEN KÖRPER

»OKAY, WAS IST bewusste Ernährung?«, wollte ich wissen.
»Achtsames Essen«, erläuterte Herr Breitner. »Wenn Sie essen, essen Sie. Seien Sie sich beim Essen bewusst, *dass* Sie essen. Seien Sie sich beim Essen bewusst, *was* Sie essen.«
»Das ist alles?«
»Eine kürzere Version fällt mir nicht ein.«
»Klingt mir zu einfach.«
»Gut.« Herr Breitner lehnte sich genüsslich in seinem Sessel zurück. »Dann lassen Sie uns das doch mal an einem anschaulichen Beispiel erklären: Denken Sie an irgendeinen Tag in den letzten beiden Wochen, bei dem Sie sich an alles erinnern können, was Sie gegessen haben. Fällt Ihnen einer ein?«
Ich dachte kurz nach. Mir kam der Tag in den Sinn, an dem ich von der Plantage im Zoo erfahren hatte. Als es im Kindergarten Chicken-Nuggets gab. Als ich Emily abends die Spaghetti bolognese und die Pfannkuchen zubereitet hatte.
»Ja – mir fällt einer ein.«
»Dann stellen Sie sich bitte vor, Sie hätten sich ganz bewusst all die Dinge, die Sie an diesem Tag gegessen haben, bereits vormittags vor sich auf den Tisch gestellt. Was hätte auf dem Tisch dann gestanden?«
Ich zählte auf: »Circa zwanzig Chicken-Nuggets, drei Teller Spaghetti bolognese, drei Pfannkuchen mit Zimt und Zucker, eine 500-Milliliter-Packung *Double-Salted-Caramel*-Eis und eine halbe Tüte *Haribo-Colorado*. Und ein Glas Rioja.«

»Hätten Sie dieses Tagesmenü einem Gast angeboten, der bei Ihnen den Tag verbracht und anschließend bei Ihnen übernachtet hätte?«
»Ganz sicher nicht«, entfuhr es mir spontan. »Bis auf den Rioja vielleicht …«
»Warum haben Sie diese Speisenauswahl dann Ihrem Körper angeboten?«
»Ich war mir ja am Anfang des Tages gar nicht bewusst, *dass* ich das alles essen würde …«, es machte klick, »… und *was* ich da alles essen würde …«, es machte noch einmal klick, »… ich verstehe: bewusste Ernährung.«
»Seien Sie sich immer bewusst, *dass* Sie essen und *was* Sie essen – einfacher geht es eigentlich nicht.«
»Und damit fange ich heute an?«
»Damit fangen Sie bewusst an, wenn Sie so weit sind.«
»Wann bin ich denn so weit?«
»Zur bewussten Ernährung gehört eine tief empfundene Freiwilligkeit. Sie sollten Ihre Ernährung nicht umstellen, um kurzfristig zehn Kilogramm abzunehmen. Sie sollten Ihre Ernährung umstellen wollen, um sich langfristig wieder in Ihrem Körper wohlzufühlen. Für meinen *Schöner-Wohnen-im-eigenen Körper*-Ansatz ist es wichtig, dass Sie sich zunächst völlig darüber im Klaren sind, warum Sie sich derzeit in Ihrem Körper unwohl fühlen. Danach nehmen Sie sich Zeit, mit Freude wieder ein eigenes Körpergefühl zu entdecken. Und anschließend können Sie freudig eine neue Form der genussvollen Ernährung für sich entdecken.«
Das klang mir zu schwammig.
»Geht das auch konkreter?«
»Wir renovieren Ihren Körper exakt so, wie wir das auch bei einer Wohnung machen würden. In drei Schritten: Bestandsaufnahme. Renovierung. Neueinrichtung.«
»Okay … und was steckt hinter den Begriffen?«
»Mithilfe der Bestandsaufnahme stellen Sie erst einmal fest, mit welchem Plunder Sie jahrelang sinnlos Ihre Wohnung vollgemüllt haben.

Während der Renovierung schmeißen Sie alles raus, reißen die alten Tapeten runter, streichen die Wände neu, verlegen neue Böden. Bei der Neueinrichtung schauen Sie, was Ihnen zum Glücklichsein noch fehlt.«
Ich verstand. Das hörte sich fast schon zu plausibel an, um tatsächlich auf meinen Körper angewandt zu werden.
»Gut. Das Bild verstehe ich. Und das heißt jetzt in Bezug auf meinen Körper ... was?«
»Erster Schritt: Bestandsaufnahme. Schreiben Sie ein Tagebuch, in das Sie notieren, was Sie wann essen. Und auch welche Folgen das nachts für Sie hat. Tragen Sie den Genuss des Karamell-Eisbechers genauso ein wie die nächtliche Reflux-Attacke. Von mir aus schreiben Sie es auch so weit rückwirkend, wie Sie sich erinnern können. Und schauen Sie immer mal wieder auf das, was Sie eingetragen haben. Vielleicht fällt Ihnen ja ein Muster auf, welche Sorte Freunde was in Ihrem Körper angerichtet haben.«
Ein Ernährungstagebuch war schön und gut. Da ich die Ernährungssünden meiner Vergangenheit allerdings bereits in Form meines Körpers mit mir herumtrug, interessierte mich viel mehr, wie ich sie in Zukunft wieder loswurde.
»Und dann bekomme ich in Schritt zwei einen Diätplan von Ihnen, auf dem draufsteht, welche befreundeten Lebensmittel ich in Zukunft in meinen Körper reinlasse?«
»Nein. *Den* allgemeingültigen Diätplan werden Sie nie von mir bekommen. Sie sollen nicht nach Plan essen, sondern aus Lust. Genauso genussvoll individuell, wie sich ein Ihnen guttuender menschlicher Freundeskreis zusammensetzt, genauso genussvoll individuell werden Sie herausfinden, welche Lebensmittel Ihnen guttun. Um Ihre neuen Essgewohnheiten geht es aber erst im dritten Schritt, der Neueinrichtung.«
»Worum geht es dann im zweiten Schritt, nach dem Tagebuch? Wie mache ich das mit der Sanierung meines Körpers?«
Herr Breitner goss mir Tee nach. Sich auch. Beides war inhaltlich überflüssig, da beide Tassen noch mehr als halb voll waren. Aber die

dadurch entstehende Pause machte deutlich, dass jetzt etwas Bedeutsames kommen würde.
»Im zweiten Schritt geht es inhaltlich um die Kernsanierung Ihres Körpers.«
»Kernsanierung, das hört sich nach anstrengender Arbeit an …«
»Ist es nicht. Ganz im Gegenteil. Sie werden ganz entspannt gar nichts tun.«
»Wie soll ich meinen Körper auf Vordermann bringen, ohne etwas zu tun?«
»Ihr Körper heilt sich selber. *Wenn* Sie gar nichts tun. Deswegen nennen wir den zweiten Schritt Ihrer Ernährungsumstellung einfach sehr liebevoll *Heilfasten.*«

Heilfasten.

Das Wort warf nur noch mehr Fragezeichen auf.
»Ich soll hungern? Sie geben mir keine vorgeschriebene Diät, sondern einfach gar nichts zu essen? Ich soll so lange nichts essen, bis ich zehn Kilo runterhabe? Das ist Ihr Konzept?«
Jetzt verschluckte sich Herr Breitner an seinem Tee.
»Es ist wunderbar, welche Vorstellung Sie vom Heilfasten haben. Zunächst einmal: In der Tat werden Sie beim Heilfasten keine feste Nahrung essen. Säfte, Tees und ein wenig Joghurt werden das Einzige sein, was Sie zu sich nehmen. Heilfasten dient allerdings nicht der Gewichtsabnahme, sondern dem Wohlbefinden. Wie wir vorhin festgestellt haben, ist Ihr Körperwohlbefinden losgelöst von Ihrem Körpergewicht. Durch Heilfasten lassen Sie Ihren Körper sich selbst reinigen. Das ist der wesentliche Unterschied zu einer Kernsanierung bei einer Immobilie. In Ihrer Wohnung müssten Sie mühevoll selbst die Tapeten abkratzen, den Teppich rausreißen und säckeweise Kitsch raustragen. Ihr Körper verbrennt den ganzen Plunder einfach, der sich in ihm angesammelt hat. Dass Sie dabei Gewicht verlieren werden, ist ein positiver Nebeneffekt.«

»Wie soll ich mich wohlfühlen, wenn ich hungere?«
»Fühlen Sie sich mit Ihrer derzeitigen Fresserei denn wohl?«
»Nein …«
»Na also. Beim Heilfasten werden Sie sich wohlfühlen. Sie werden schließlich nicht hungern, sondern fasten.«
»Ist das nicht dasselbe?«, wunderte ich mich.
»Ganz im Gegenteil. Hunger ist der Schrei des Körpers nach Energie. Fasten ist der Genuss des vorherigen Überflusses.«
Herr Breitner sah mir an, dass ich aus seinen Worten noch keinen Überfluss an Wissen verdauen konnte, und führte weiter aus:
»Es gibt zwei Konzepte des Körpers, um an Energie zu gelangen. Konzept Nummer eins ist die Aufnahme von Nahrung. Konzept Nummer zwei ist der Rückgriff auf Reserven. Beim Heilfasten legen Sie ganz bewusst den Schalter von Konzept eins auf Konzept zwei um. Von *Nahrung* auf *Reserven*. Ihr Körper wird beim Heilfasten mit aller Energie versorgt, die er braucht. Nur eben nicht durch tägliche Zufuhr von Frittierfett, sondern durch seit Monaten eingelagertes Körperfett. Dazu ist es da. Bei Ihnen sogar mehr als genug. Kein Schreien nach Energie, kein Hunger.«
Das klang rein technisch interessant. »Wie lege ich den Schalter denn um?«
»Sie entleeren Ihren Darm. Komplett. Durch Einläufe oder durch Abführmittel. Wenn Ihr Verdauungstrakt vollständig leer ist, weiß Ihr Körper automatisch: Hier ist nichts zu holen. Hier kommt auch nichts nach. Ich geh jetzt an die Reserven. Das Schreien nach Energie durch Nahrung hört auf. Beim richtigen Heilfasten haben Sie schlicht keinen Hunger.«
»Ich liege also ohne Hunger, aber kraftlos in der Ecke, sehe zu, wie mein Körper sich selbst auffrisst, und zähle die Tage, bis das vorbei ist …?«
»Tun Sie nicht. Der Körper benötigt etwa dreißig Prozent seiner Energie für die Verdauung. Sie schalten aber beim Beginn des Heilfastens die Verdauung ab. Wenn Ihr Körper nun die gleiche Energie, die er

sonst durch Nahrung zu sich nimmt, aus dem Abbau von Fettreserven bekommt, davon aber nichts für die Verdauung verbraucht, dann haben Sie rein rechnerisch sogar einen Energieüberschuss. Es wird auch Tage beim Heilfasten geben, an denen Sie sich schlapp fühlen. Es werden aber die Tage überwiegen, an denen Sie sich fühlen, als könnten Sie die Welt aus den Angeln heben.«

»Tage? Wie lange dauert das denn?«

»Solange es Ihnen guttut. In der Regel sind zehn Tage ein guter Richtwert.«

»Das ist aber eine lange Zeit, in der ich mich aus dem Alltag rausnehmen muss.«

»Lassen Sie das Wort *müssen* doch einfach weg und ersetzen es durch *können*. Sie können sich beim Heilfasten ganz bewusst aus dem Alltag rausnehmen. Gönnen Sie Ihrem Körper Dinge, für die Sie sich im gewohnten Alltag sonst keine Zeit nehmen. Verbringen Sie viel Zeit an der frischen Luft. Gehen Sie spazieren. Gehen Sie in die Sauna. Hören Sie klassische Musik. Baden Sie. Lesen Sie. Sehen Sie die Zeit des Heilfastens nicht als Zeit der Entbehrung, sondern als Zeit der Belohnung. Als Belohnung für Ihren Körper. Und als Belohnung für Ihre Seele.«

Belohnung. Ich hatte im Moment nicht das Gefühl, mich für irgendetwas belohnen zu wollen. Es war nicht klar, wer meine Tochter entführen wollte. Es war nicht klar, ob dieser Jemand sich wegen der von mir begangenen Morde an mir rächen wollte. Es war nicht klar, ob er mich wegen der Fotos meiner Marihuanaplantage anonym anzeigen oder erpressen wollte. Mich für die zukünftigen Trümmer meines Lebens belohnen zu wollen, fand ich unangemessen.

»Ganz ehrlich? Für Belohnungen habe ich gerade viel zu viele ungeklärte Dinge um die Ohren ...«

»Das sehe ich auch so, nach dem, was Sie mir vorhin über Ihr derzeitiges Leben erzählt haben. Aber die Dinge werden sich klären. Nie alle gleichzeitig – und es werden, wie in jedem Leben, auch immer wieder neue Probleme dazukommen. Deshalb wird es nie den Zeitpunkt geben, an dem Sie sagen können: Jetzt bin ich frei von *allen* Problemen, jetzt belohne ich mich. Loben Sie sich doch einfach selbst eine Belohnung für ein *einzelnes* gelöstes Problem aus: Überlegen Sie sich, welches Ihrer aktuellen Probleme gelöst sein soll, damit Sie sich dafür mit zehn Tagen Heilfasten belohnen.«

Ich musste nicht lange überlegen. Wenn die Gefahr für meine Tochter beseitigt wäre, wäre mir das in der Tat eine Belohnung für mich wert. Sobald Locke und Eismann keine Bedrohung mehr darstellten, würde ich heilfasten. Sollte ich dadurch tatsächlich neue Energie bekommen, könnte ich damit ja dann alle anderen neu auftauchenden Probleme schwungvoller angehen.

»Also gut«, fasste ich zusammen. »Dann werde ich also das *Schöner-Wohnen-im-eigenen-Körper*-Konzept in drei Schritten umsetzen. Ich werde zunächst ein Ernährungstagebuch über das führen, was ich derzeit so esse. Ich werde mich danach zu einem von mir selbst gewählten Ereignis mit Heilfasten belohnen, um meinen Körper kernzusanieren. Und anschließend schaue ich, mit welchen neuen Essgewohnheiten ich meinen kernsanierten Körper in Zukunft nicht mehr vermülle. Richtig?«

»Dem ist für heute nichts hinzuzufügen. Über die Details des Heilfastens und vor allem über das Grundwissen bezüglich der Nahrung an sich werden wir dann in Ruhe reden, wenn es so weit ist. Melden Sie sich ruhig spontan bei mir, sobald Sie reif für Ihre Belohnung sind. Für heute, würde ich sagen, sind wir fertig.«

»Und bis dahin?«, fragte ich. »Soll ich nicht heute Abend schon mal anfangen, einen Apfel zu essen oder so was?«

»Wird eine zugemüllte Wohnung schöner, wenn Sie eine Designervase aufs vollgepfropfte Regal stellen?«

»Bitte …?«

»Gut … lassen Sie es mich bildlich erklären: Sie kaufen sich bitte gleich auf dem Rückweg einen Apfel. Gehen Sie zu Hause in Ihr Badezimmer und stellen sich nackt vor den Spiegel. Mit dem Apfel in der Hand. Schauen Sie von Ihrem Körper auf den Apfel und zurück und überlegen Sie, ob dieser Apfel heute noch irgendetwas an dem ändert, was sonst noch den Spiegel füllt.«

»Verstanden ...« Das Bild in meinem Kopf war schon jetzt stark genug. Die Kosten für den Apfel könnte ich mir sparen.

»Bewusste Ernährung ist ein Konzept aus Überzeugung. Nicht aus symbolischem Aktionismus. Sie ändern Ihr Körperbewusstsein nicht durch kurzfristiges Zusammenreißen, sondern durch langfristige Freiwilligkeit. Und zwar dann, wenn Sie so weit sind. Wenn es Zeit für Ihre Belohnung ist, rufen Sie mich an, und wir starten voller Freude in Ihre bewusste Ernährung. Unterfüttert mit dem dafür nötigen Wissen. Wenn Sie bis dahin Lust auf einen Apfel haben, essen Sie einen Apfel. Wenn Sie Lust auf was anderes haben, essen Sie was anderes.«

»Bewusste Ernährung aus Überzeugung statt Abnehmen aus Aktionismus. Drei langfristige Schritte statt wenige kurzfristige Bisse. Vielen Dank.«

Herr Breitner nickte freundlich und stand auf. Ich wollte das Gleiche tun.

»Vielleicht eins noch ...«, unterbrach mich Herr Breitner.

»Was denn?«, fragte ich skeptisch.

»Bei allem, was Sie tun: guten Appetit!«, wünschte er mir mit einem Lächeln.

19 ERNÄHRUNGSTAGEBUCH

»Ihr Körper ist das Archiv dessen, was Sie gegessen haben.
Um sinnvoll mit einem Archiv arbeiten zu können,
sollten Sie zunächst einmal eine Liste erstellen,
was sich darin so alles angesammelt hat.«

JOSCHKA BREITNER,
SCHÖNER WOHNEN IM EIGENEN KÖRPER

ICH WAR MITTAGS – ohne Apfel – wieder zurück in meiner Wohnung. Unterwegs hatte ich an einem Schreibwarenladen gehalten und mir dort ein in schwarze Pappe gebundenes Notizheft gekauft. Mein Ernährungstagebuch für Schritt eins. Da fünfzig Meter vom Schreibwarengeschäft eine McDonald's-Filiale lag, ich noch nicht gefrühstückt hatte und obendrein etwas für den ersten Eintrag in mein Tagebuch brauchte, legte ich auch dort einen Zwischenstopp ein. Die 20er-Box Chicken-Nuggets reizte mich. Als Freund. Wenn auch vermutlich als einer, der mir nicht guttat. Besser falsche Freunde als gar keine. Dachte ich zunächst. Aber ich entschied mich dann doch für einen Wrap. Mit viel Salat und Hähnchenfleisch. Ganz ohne schlechtes Gewissen spülte ich meine Mahlzeit mit einer Cola-Zero herunter.

Bevor ich zu Hause beides in mein neues Ernährungstagebuch eintrug, versuchte ich zu rekapitulieren, welche Freunde ich in den letzten vierzehn Tagen so in meinen Körper eingeladen hatte. Ich fand es erschreckend, wie leicht mir das fiel. Und welches offensichtliche Muster sich darin widerspiegelte. Meine Ernährung bestand im Wesentlichen aus einer sehr übersichtlichen Varianz von immer wiederkehrenden Fast-Food-Gerichten (vor allem Chicken-Nuggets und Cheeseburgern), Süßigkeiten (vor allem Salzkaramell-Eis, *Haribo-Colorado* und *Snickers*-Riegeln) sowie Knabberzeugs (vor allem Erdnussflips und BBQ-Chips). Alles, was ich selber zubereitete, waren Spaghetti und Pfannkuchen. Die Begriffe *Gemüse* und *Obst* tauchten in dem Tagebuch lediglich in Form ihrer Einzelbuchstaben auf. Ich dachte an

Herrn Breitners Ansatz, meinen Körper als Wohnung meiner Seele zu betrachten. Ich stellte mir vor, ich würde die Verpackungen von allem, was ich in den letzten zwei Wochen gegessen hatte, in meiner realen Wohnung, bei mir im Wohnzimmer, auf einen Haufen legen. Der fiktive Berg an Burger-Einwickelpapier, Chicken-Nuggets-Beuteln, Chipstüten und Eisbechern ließ mich schaudern. Vor allem, weil der Inhalt all dieser Verpackungen tatsächlich in meinem realen Körper gelandet war. Wie mochte die Vermüllung in der Wohnung meiner Seele erst aussehen?

Eigentlich war ich nach diesen gesammelten Eintragungen gedanklich satt. Aber eine halbe Stunde nach meiner Rückkehr standen Sascha und Walter mit drei Tellern *Wie-ein-Fisch-im Wasser-*Catering vor meiner Wohnungstür. Es gab Ringelnudeln mit Gulasch. Freunde aus meiner Kindheit. Da ich bis auf das belegte Salat-Dings tatsächlich noch nichts gegessen hatte, da mich Herr Breitner vor Aktivismus gewarnt hatte und da ich es als schlicht unhöflich empfunden hätte, Sascha und Walter alleine essen zu lassen, setzten wir uns zu dritt an den Esstisch meiner offenen Küche. Während Sascha das Essen auf den Tisch stellte, eröffnete mir Walter den Grund des spontanen Besuches: Er hatte mehrere Fotos dabei. Sowohl ausgedruckt auf Fotopapier als auch auf einem *iPad*.
»Ich glaube, wir haben jetzt Fotos der Entführer«, eröffnete er mir.
»Wie seid ihr denn da drangekommen?«, fragte ich ungläubig.
»Gerd hat uns die Speichercard der Zoofotografin besorgt. Dank deiner ziemlich präzisen Täterbeschreibung sind wir auf diese beiden Typen hier gestoßen«, antwortete Sascha, während Walter mehrere Bilder vor mir auf den Tisch legte. Alle waren aus dem gleichen Blickwinkel vom Standpunkt der Zoofotografin aus aufgenommen worden. Sie fotografierte die Besucher immer unmittelbar nach Passieren des Eingangsbereiches. Ihr Bildausschnitt umfasste am linken Bildrand noch eine Wand des Besuchershops und reichte rechts bis zum Ein- und Ausgang für Rollstuhlfahrer. Dazwischen lagen zwei Kassen-

häuschen, zwei Drehkreuze und die Ausgangsdrehtür. Und hinter alledem ein Stück des Vorplatzes vor dem Zoo.
Auf einem Bildausschnitt war ziemlich klar der Eisverkäufer zu sehen, wie er vor seinem Fahrrad stand, die aus dem Bus aussteigenden Kinder beobachtete und dabei telefonierte.
Auf einem anderen Bild war der Zopfmann zu sehen, wie er sich vor der Ausgangsdrehtür mit blutiger Hand an der Stirn umdrehte, um zu schauen, wer ihm da gerade ein Handy an den Kopf geworfen hatte. Neben ihm stand Emily in ihrer blauen Delfinjacke, mit der *Detroit-Tigers*-Kappe, den Kopfhörern und der Sonnenbrille auf dem Kopf.
»Ja. Das sind die beiden. Kein Zweifel. Hilft uns das jetzt weiter?«
»Es sind gute Ansatzpunkte«, erläuterte Walter. »Ich werde über Kontakte bei der Polizei schauen, ob die Gesichter in irgendwelchen Datenbanken auftauchen. Bei Eismann dürfte das schwierig werden, so maskiert wie der mit dem Sonnenkäppi und der Brille ist. Außerdem gehen meine Jungs parallel der Spur mit dem umgebauten Lastenfahrrad nach.«
»Was für eine Lastenfahrradspur?«
»Nach dem, was du beschrieben hast, war offenbar geplant, Emily in die umgebaute Eisbox des Lastenrads zu stoßen und es dann als Fluchtfahrzeug zu nutzen. Das Fahrrad selbst ist eine teure Marke. Es gibt nicht so viele Werkstätten, die Lastenräder professionell zu Eiswagen umbauen. Und zwar so, dass die Kühltruhe jederzeit wieder ausgebaut werden kann. Die örtliche Umbauszene ist klein. Vielleicht bringt uns das Foto vom Eismann hier weiter.«
»Ein guter Ansatz.«
»Außerdem hoffen wir, dass die Entführer dein Handy wieder anschalten. Nicht weit vom Zoo entfernt ist es aus dem Netz verschwunden. Sobald es wieder an ist, könnten wir es tracken.«
»Wie soll das gehen?«, wollte ich wissen.
»Über iCloud«, erklärte Walter.
»Hab ich nicht.«
»Google-Konto?«

»Auch nicht.«
»Wozu nutzt du eigentlich dein Handy?«, wollte Sascha wissen.
»Um es Entführern an den Kopf zu werfen. Eine sehr nützliche App, wenn man Angst um seine Tochter hat«, entfuhr es mir ein wenig zu harsch.
»Kein Problem. Kein Problem«, deeskalierte Walter. »Hast du die Verpackung von dem Handy noch?«
»Ich glaube ja …« Selbstverständlich hatte ich den Original-Handykarton noch. Zum einen, weil mir technische Geräte meist schneller kaputtgingen, als ich mit dem Wegschmeißen der Verpackung hinterherkam. Zum anderen, weil ich in meinen *iPhone*-Verpackungen immer dieses kleine metallene Werkzeugdings aufbewahrte, mit dem sich der SIM-Karten-Schlitz öffnen ließ. Das eklatante Missverhältnis der Größe der Box zur Größe des Inhalts erleichterte mir das Finden ungemein. Ich ging kurz ins Schlafzimmer und holte die leere Verpackung meines Handys aus meiner Kommode, um sie Walter zu geben.
»Und jetzt?«
Walter drehte den Karton um und zeigte auf einen Aufkleber. »Die Nummer hier nennt sich IMEI-Code. Über den kann ich dein Telefon mithilfe einer Software orten, sobald der Entführer es wieder anschaltet. Jedenfalls kann damit die Netzwabe ausfindig gemacht werden, in der sich das Handy befindet.«
Walter und Sascha waren verwundert, wie wenig ich mich über diese Information freute. Ich teilte ihnen den Grund mit.
»Sobald mein Handy wieder an ist, hat der Entführer leider auch das Gruppenbild mit Tiger aus der neuen Plantage.«
»Quatsch. Dazu müsste er erst einmal dein Passwort knacken«, wollte mich Sascha beruhigen.
»Mein Passwort hatte ich vorher deaktiviert«, beunruhigte ich stattdessen Sascha und erklärte ihm, dass ich Malte auf der Hinfahrt mein Handy zur Verfügung gestellt hatte.
Es gibt Leistungen, die so schlecht sind, dass auch der gutmütigste Mensch nicht sofort positiv auf sie reagieren kann. Die auf meine

Äußerung eintretende Stille erinnerte mich an das Schweigen nach Kleinkunstbeiträgen auf Weihnachtsfeiern in evangelischen Gemeindezentren. Walter brach es dann irgendwann.
»Gut«, versuchte er emotional zu vermitteln, »hoffen wir, dass die Täter das Handy anschalten und dass wir schneller bei ihnen sind als sie in deinem Fotoordner. Sonst war die gescheiterte Entführung erst der Beginn eines weiteren Problems. Dann wären wir wegen der Plantage erpressbar.«
Das war zwar noch kein konkreter Plan, aber zumindest eine konkrete Hoffnung, die gescheiterte Entführung zu ahnden und die drohende Entdeckung der Plantage zu verhindern. Was mich allerdings immer mehr irritierte, war das völlig unklare Motiv für Problem Nummer eins.
»Habt ihr schon irgendeine Idee, was mit der Entführung von Emily bezweckt werden sollte?«
»Da tappen wir völlig im Dunkeln«, gab Walter bedauernd zur Antwort. »Du bist dir absolut sicher, die beiden Gesichter noch nie gesehen zu haben?«
Ich hatte kein fotografisches Gedächtnis. Achtzig Prozent der Erziehungsberechtigten von Emilys Klassenkameraden würde ich bereits am Tag nach einem Elternabend nicht mehr im Supermarkt wiedererkennen. Geschweige denn behalten haben, wie sie heißen. Aber das diffuse Gefühl, *dass* ich sie irgendwo schon mal getroffen habe, würde ich definitiv haben. Bei den beiden Typen auf den Fotos regte sich dieses Gefühl bei mir nicht.
»Nein – ich kenne die Typen nicht. Und ich hatte im Zoo fast den Eindruck, als beruhe das auf Gegenseitigkeit.«
»Wie kommst du darauf?«, wollte Sascha wissen.
»Nun, ich habe wie verrückt Emilys Namen gerufen. Aber der Langhaarige hat zunächst gar nicht auf den Namen reagiert. Als er dann meine Rufe an sich nicht mehr überhören konnte, hat er sich zwar zu mir umgedreht, schien aber gar keinen Zusammenhang zwischen mir und der Entführung herzustellen. Es ist nur so ein Gefühl, aber …

wollten die wirklich meine Emily entführen? Ich meine – wer meine Tochter entführt, müsste doch eigentlich wissen, wer ich bin.«
»Ohne dir zu nahe zu treten …«, bemerkte Walter höflich, »… aber zum einen ist es nun mal Fakt, dass Emily beinahe entführt worden wäre. Zum anderen warst du nach deiner Erzählung – verständlicherweise – in Panik, standest kurz vor einem Kreislaufkollaps, warst mit Adrenalin vollgepumpt und ausschließlich auf das Ziel fokussiert, deine Tochter zu schützen. Wie realistisch kann also dein Eindruck gewesen sein, der Entführer deiner Tochter würde dich nicht kennen?«
»Ich habe keine Ahnung, vielleicht habe ich mich auch einfach getäuscht. Gab es den irgendwelche beruflichen Unstimmigkeiten, von denen ich nichts weiß?«
»Nein – davon hätten wir dir spätestens auf dem letzten Jour fixe erzählt. In den letzten Monaten war geschäftlich alles völlig ruhig. Kein Ärger mit irgendwelchen Konkurrenten. Fast schon langweilig.«
Es beruhigte mich, dass auch Walter die berufliche Monotonie als genauso langweilig empfand wie ich. Im Gegensatz zu meinem Körper konnte man seinem Körper diese Langeweile allerdings nicht ansehen.
»Die einzige Neuerung«, ergänzte Walter, »war die Marihuanaplantage im Zoo. Von der wusste aber bislang noch keiner außer uns und Gerd.«
»Und dann vielleicht bald die Entführer, sobald sie das Handy anschalten …«, merkte ich schuldbewusst an.
Das Schweigen trat wieder ein.
Ich hatte das Gefühl, für weitere Erkenntnisse heute ohnehin nicht mehr zugänglich zu sein. Zum Glück war Walters Wissen an dieser Stelle genauso erschöpft wie ich. Und die Ringelnudeln alle. Wir beendeten unser Treffen.
Ich hielt mich auch den Rest des Tages an das mit Herrn Breitner besprochene Vorgehen. Ich zeigte keinerlei kurzfristigen Aktionismus, sondern schrieb einfach auf, was ich aß. Als ich ins Bett ging, standen in meinem Ernährungstagebuch für den heutigen Tag neben dem Wrap, der Cola-Zero und den Ringelnudeln mit Gulasch eine Tiefkühlpizza

mit extra Käse, ein Toast mit Nutella, eine halbe Tüte Erdnussflips und ein halber Becher Salzkaramell-Eis. Schon beim Schreiben der einzelnen Eintragungen war mir klar, wie sehr ich mich nach *Schöner Wohnen im eigenen Körper* sehnte. Ich fühlte mich so unwohl, dass ich kurz davor war, das Heilfasten auch ohne Belohnung für ein gelöstes Problem beginnen zu wollen.
Die zwei *Snickers*-Riegel in der Nacht trug ich am nächsten Morgen nach.

20 KINDESENTFÜHRERENTFÜHRUNG

»Fleischersatzprodukte sind wie die Perücke,
die Sie Ihrer neuen Freundin aufsetzen,
damit sie aussieht wie Ihre Ex.«

JOSCHKA BREITNER,
SCHÖNER WOHNEN IM EIGENEN KÖRPER

AM FRÜHEN ABEND des nächsten Tages rief mich Walter an.
»Dein Handy ist im Netz«, teilte er mir mit.
»Wo?«
»Im Ostviertel. Meine Jungs sind schon auf dem Weg.«
»Ich will mit.«
»Dann komm raus. Ich bin unterwegs und kann in drei Minuten bei dir sein.«

Das Ostviertel lag in den Fünfzigerjahren im Osten der Stadt. Mittlerweile war es ein zentrumsnahes Szeneviertel. Die teilweise baufälligen Mietskasernen boten günstigen Wohnraum für Studenten jeder Generation. Lange leer stehenden Geschäftsräumen hatten alternative Kneipen neues Leben eingehaucht. Wenn auch mit modrigem Atem.
Der Wagen von Walters Jungs, ein schwarzer VW-Bus mit getönten Scheiben, stand am Bordstein vor einer Kneipe mit dem irritierenden Namen *Recyclinghof* auf einem Plastikschild über der Türe. *Recycelt* war wohl in erster Linie das Erscheinungsbild des Lokals. Die jeweils zwei Fenster links und rechts der Eingangstür waren mit mindestens fünfzig Jahre altem Gaststättenbuntglas in Gelb, Grün und Orange verglast. Links und rechts vom Eingang hingen Schaukästen mit korrodierten Rahmen, zerkratzten Scheiben und diversen Aufklebern. Im linken Kasten hing eine neu wirkende Speisekarte. Der Lack der doppelflügeligen Holztür zum Gastraum war an vielen Stellen aufgeplatzt und schien im Wesentlichen durch eine imponierende Anzahl an Aufklebern zusammengehalten zu werden.

Walter und ich fuhren einmal langsam an der Kneipe vorbei, wendeten dann und hielten kurz neben dem VW-Bus, in dem drei Security-Mitarbeiter in schwarzen Klamotten saßen. Walter ließ die Scheibe der Fahrertür heruntergleiten.
»Sind wir hier in der Funkwabe, in der das Handy gerade eingeloggt ist?«
Der Mann hinter dem Steuer nickte.
»Und warum sollte der Nutzer in der Kneipe sein und nicht in einer der Wohnungen?«
»Weil das Handy in Fahrradgeschwindigkeit die Waben gewechselt hat und das einzige Fahrrad jetzt vor der Kneipe steht«, erläuterte der Mann auf dem Beifahrersitz.
Vor der Kneipe stand das Lastenfahrrad vom Eismann. Nur dass die Aufkleber mit den Buchstaben E, I und S abgeknibbelt waren.

Ich war aufgeregt. Wenn alles gut ging, dann trennte mich lediglich eine Gaststättentür von der Wahrheit über die Entführung meiner Tochter. Walters Plan war simpel: in die Kneipe gehen, den oder die Entführer identifizieren, rauslocken, in den Bus stoßen und abtransportieren. Eine klassische Kindesentführerentführung. Gerd hatte angeboten, dass wir die Entführer zum Verhör in den Keller des Tigergeheges bringen könnten. Ohne viel Aufsehen. Durch die neue Panzerluke in seinem Büroschrank.
Dazu mussten Eismann und Locke nur beide in der Kneipe sein und von dort an den Ort ihres gescheiterten Verbrechens, in den Zoo, gebracht werden. Da ich der Einzige in unserer Truppe war, den sowohl Locke als auch Eismann schon einmal in Aktion gesehen hatten, sollte ich nicht mit in die Gaststätte gehen, sondern mit dem Fahrer im VW-Bus direkt vor der Tür warten.
Während Walter im *Recyclinghof* verschwand, stieg einer seiner Mitarbeiter aus und setzte sich ans Steuer von Walters Wagen. Ein weiterer bezog Position vor der Kneipe.
In der Zeit des Wartens konnte ich die Aufkleber auf der Tür und auf

den Schaukästen studieren. In Kombination waren sie Ausdruck der höchstmöglichen Flexibilität in Bezug auf die eigene Weltanschauung. Auf der Tür klebte ein ziemlich alter Sticker mit dem Slogan: *Meine Daten müsst ihr raten*. Ein Protest gegen die Volkszählung in den Achtzigerjahren des letzten Jahrhunderts.
Im Schaukasten hing der noch nicht ganz so alte QR-Code für eine Registrierungs-App, um überhaupt in die Kneipe hineinzukommen.
Auf der Tür hatte sich ein Aufkleber mit dem Spruch *Kein Mensch ist illegal* neben einem Button mit dem Spruch *Wir haben Platz* in den Lack gefressen.
Im Schaukasten hing noch ein verblichener Flyer des Gaststättenverbands mit den Infos, welche Maximalbesucherzahl mit welchen Einlassvoraussetzungen aufgrund welcher Abstandsregeln erlaubt war.
Während die Tür mit dem Wort *Toleranz* beklebt war, klebte auf dem Schaukasten ein Button mit dem Spruch *Keine Theke für Rechte*.
Der Speisekarte war zu entnehmen, dass es sich um ein rein veganes Restaurant handelte. Es gab veganes Gyros aus Erbsenprotein, vegane Burger auf Tofubasis, vegane Hotdogs aus Sojaeiweiß und vegane Schnitzel aus irgendwas mit Hafer. Mit anderen Worten: Die zentrale Bezugsgröße der Speisekarte war das Einzige, was fehlte. Fleisch. Mir kam das Lebensmittel-Freundschaftsbild von Herrn Breitner in den Sinn. Auf der Speisekarte schienen sich alle langweiligen Streberfreunde als wilde Punker verkleidet zu haben. Ich hatte meine Zweifel, ob mir bei so einem Karnevalsbuffet Freude in meinem Magen aufkommen würde.
Mit einem Mal ging alles ganz schnell: Die Tür öffnete sich, und Locke trat auf die Straße. Mit rotblondem Pferdeschwanz, Bartflauseln im Gesicht und einem Pflaster auf der Stirn.
»... aber wie kannst du mit deinem Auto gegen mein Lastenfahrrad gefahren sein, das auf dem Bürgersteig steht?«, fragte Locke in einem weinerlich nörgelnden Tonfall den hinter ihm gehenden Walter. Eismann war nirgendwo zu sehen. Offensichtlich war Locke heute mit dessen Fahrrad unterwegs.

Walter schaute mich fragend an. Ich nickte ihm zu und tippte dabei an meine Stirn. Ja, das war der Typ, dem ich das Handy an den Kopf geworfen hatte. Das Arschloch, das meine Emily entführen wollte. Walter gab dem Fahrer des VW-Busses ein Zeichen. Die Schiebetür schwang auf, Walters anderer Mitarbeiter löste sich von der Hauswand, drehte dem verdutzten Locke einen Arm auf den Rücken und stieß ihn vor sich her in den Bus. Locke landete, ohne sich abstützen zu können, klatschend mit der Brust auf dem Boden des Transporters. Walter sprang hinterher. Die Tür schloss sich. Wir fuhren, gefolgt von Walters Wagen, in Richtung Zoo.
Noch während des Anfahrens durchsuchte Walter Locke nach seinen Papieren und nach meinem Handy. Letzteres befand sich in Lockes Brusttasche. Das Display war zersplittert. Es war nicht klar, ob dies bei meinem Wurf im Zoo oder bei Lockes Aufprall im Wagen geschehen war. Jedenfalls war das Handy aufgrund des kaputten Displays nicht mehr zu bedienen.
»Das Display tauschen wir aus, dann sehen wir weiter, ob er an deinen Bildern war«, sagte Walter und steckte das Handy in seine Jackentasche.
Locke konnte dies zu dem Zeitpunkt nicht mehr hören. Er hatte bereits einen blickdichten Jutesack über dem Kopf, der mit schalldichten Ohrschützern fixiert war.
Erstmals konnte ich mir den Typ, der vor zwei Tagen meine Tochter entführen wollte, aus der Nähe ansehen. Ohne Kenntnis über die Ernsthaftigkeit des von ihm versuchten Verbrechens wäre seine nichtssagende Erscheinung mit dem Wort *lächerlich* eher noch spektakulär beschrieben gewesen.
An den Füßen trug er Trekkingsandalen und rot-grün geringelte Stricksocken. Dazu eine orange Trekkinghose mit schwarzen Verstärkungen an Ober- und Unterschenkeln, die selbst im Hochgebirge die Frage aufwerfen würde, aus welcher Richtung sich der Träger aufgrund von Sauerstoffmangel wo verlaufen hatte. Am auffallendsten aber war Lockes T-Shirt. Unter seinem heute geöffneten Holzfällerhemd fiel es

sofort ins Auge. Die Grundfarbe war Schwarz, aber der Aufdruck war mit einem einzigen Blick zu erfassen:
Auf dem T-Shirt waren die bekannten Piktogramme für Mann, Frau, Divers und Baby abgebildet. Aber alle vier Figuren standen breitbeinig, mit erhobenen Händen, an einer Wand. Die Positionierung der Piktogramme war eine klare Anlehnung an das berühmten Schwarz-Weiß-Nacktfoto der *Kommune 1*. Die Wand auf dem T-Shirt war allerdings in Regenbogenfarben gestrichen. Unter den Figuren stand der Schriftzug:

Sex is a social construct

Geschlecht ist ein soziales Konstrukt.
Mir waren Form und Farbe von Geschlechtsteilen anderer Menschen außerhalb meines Schlafzimmers schlichtweg egal. Vielleicht mochte Lockes Interesse an den Geschlechtsteilen anderer Menschen umgekehrt proportional zum Interesse anderer Menschen an seinen Geschlechtsteilen sein. Und auch das war völlig okay. Wir tranken halt alle mit unterschiedlich langen Strohhalmen aus dem gleichen Becher Freiheit. Insgesamt war das T-Shirt ein optisch erheiterndes Kunstwerk. Im Gegensatz zu dessen Träger.
»Wo ist die andere Wurst?«, fragte ich Walter.
»Eismann war nicht in der Kneipe«, informierte er mich, »aber Locke wird uns sicherlich erzählen können, wo wir ihn finden.«
Leider musste ich bis dahin noch ein wenig geduldig sein.
Eine beliebte Verhörmethode bei Kindern in autoritären Familien sowie bei Erwachsenen in Unrechtsstaaten ist es, den Delinquenten erst einmal völlig im Unklaren darüber zu lassen, was ihm überhaupt vorgeworfen wird. Mit dem Satz: *Geh in dein Zimmer und denk mal selber drüber nach, was du falsch gemacht haben könntest!* bietet man dem zu Verhörenden die wunderbare Möglichkeit, sich in Gedanken schon einmal selber sturmreif zu martern, bevor die eigentliche Befragung überhaupt angefangen hat.

Erst nach langen Momenten des einsamen Nachdenkens erfährt das Kind dann, dass es gar nicht um die vergeigte Klassenarbeit oder den Kratzer im Lack des Autos des Nachbarn geht. Sondern lediglich darum, wessen Handabdrücke sich da auf der frisch gestrichenen Treppenhauswand befinden. Unmittelbar im Anschluss gibt es dann ein kleines Zeitfenster, in dem das Kind vor Erleichterung anfangen wird, alles bezüglich der Handabdrücke im Treppenhaus zu erzählen. Diese Pädagogik ist als Verhörmethode bei Erwachsenen in einem Rechtsstaat zu Recht verboten. Da Walter allerdings nicht dem Recht, sondern dem Ergebnis verpflichtet war, waren ihm solche Einschränkungen egal.

Wir fuhren Locke zu Gerds Wohnhaus, führten ihn mit dem Sack über und den Kopfhörern auf dem Kopf durch den Garten und brachten ihn durch die Feuerfluchttüre in der Zoomauer zum Tigergehege. Gerd hatte die Tiger im Außengehege eingesperrt, sodass wir den entführten Entführer gefahrlos durch das Innengehege in den Keller bringen konnten. Im alten Tigerkäfigwagen im ehemaligen Schlachtraum des Zookellers durfte Locke dann in Ruhe darüber nachdenken, was er wohl falsch gemacht hatte. Einer der Security-Mitarbeiter bewachte ihn dabei. Erst am nächsten Morgen, zwölf Stunden nach der Verschleppung, wollten wir mit der Befragung von Locke beginnen.

In der Zwischenzeit fand Walter wenig über mein Handy und ein bisschen über Locke heraus. Beides teilte er mir bei einem kurzen Abstecher in meine Wohnung am späteren Abend mit. Bei meinem Handy war nicht lediglich das Display zerstört. Auch nach dessen Austausch tat sich nichts. Da das Handy kurz vor Lockes Verschleppung noch aktiv die Funkwaben gewechselt hatte, also funktionsfähig gewesen war, musste der Defekt durch Lockes Sturz in den Wagen entstanden sein. Bis wir das Handy wieder funktionstüchtig bekommen hatten, würden wir in Bezug auf die Frage, ob Locke das Foto von der Plantage nun gesehen oder sogar weitergeleitet hatte, im Dunkeln tappen.

Anders verhielt es sich mit der Identität Lockes: Laut seinem Personalausweis hieß er Nils Breese und war siebenundzwanzig Jahre alt. Alles

Weitere fanden Walters Jungs über ihre nicht immer ganz legalen Zugänge zu zahlreichen Datenbanken heraus. Walter entfaltete ein nicht einmal zur Hälfte bedrucktes DIN-A4-Blatt und fasste Lockes kurze Vita noch kürzer zusammen:

»Dieser *Locke* ist Einzelkind. Mittelschichtsfamilie. Sein Vater arbeitet als Cutter bei einem lokalen Fernsehsender. Seine Mutter als Produktionsassistentin. Nach einer Ehrenrunde in der Mittelstufe dann in der Oberstufe vom Gymnasium geflogen. Mit neunzehn. Wegen des Verkaufs von Marihuana auf dem Pausenhof.«

Eine schlechte Nachricht. Wahrscheinlich auch für Locke und seine Eltern – aber vor allem für mich.

»Wenn sich Locke die Fotos auf meinem Handy angeschaut hat, wird er also wissen, dass es sich hier um eine Marihuanaplantage handelt«, schlussfolgerte ich.

»Mit einem der beiden einzigen im Umkreis von zweihundert Kilometern lebenden Tiger im Bild, der im Hintergrund durch ein Kellerfenster schaut«, ergänzte Walter.

»Locke müsste also nur eins und eins zusammenzählen, um zu wissen, dass die Plantage im Keller des Tigergeheges zu finden ist«, schlussfolgerte ich desillusioniert. Aber Walter machte mir Hoffnung.

»Ob Locke bei eins und eins auf das richtige Ergebnis kommt, ist bei seiner weiteren Ausbildung allerdings fraglich.«

»Okay – erzähl.«

»Nach dem Rauswurf vom Gymnasium haben Lockes Eltern den Sohnemann fürs Abitur auf einem Berufskolleg angemeldet. Das hat er allerdings nach einem halben Jahr selbstständig verlassen. Im zarten Alter von zweiundzwanzig Jahren bekam er dann zur Krönung seiner akademischen Laufbahn auf einer Privatschule sein Abi.«

»Das war dann vor fünf Jahren. Und seitdem?«

»Einige Zeit später hat er dann ein freiwilliges soziales Jahr in einer gemeinnützigen Theaterwerkstatt gemacht. Seitdem jobbt er dort als Regieassistent. Das ist übrigens die Theatertruppe, die in der Grundschule von Emily das Stück vom großen *WIR* aufgeführt hatte.«

Walter faltete das Blatt wieder zusammen.
»Das ist alles?«, fragte ich ungläubig.
Walter zuckte fast selber peinlich berührt mit den Schultern.
»Lockes Lebensleistung mit siebenundzwanzig Jahren besteht also darin, im dritten Versuch ein von seinen Eltern nachgeworfenes Abitur gefangen zu haben?«
»Jepp«, bestätigte Walter.
»Keinerlei Bezug zu unseren Aktivitäten? Kein Motiv für den Entführungsversuch?«
»Nichts. Selbst der Stoff, den er auf dem Schulhof vertickt hat, kam damals nicht von uns. War auch nicht Dragans Revier.«
Locke hatte seinen Stoff vor acht Jahren verkauft. Damals war Dragan noch am Leben und ich am Anfang meiner Karriere als sein Anwalt. Es gab also keinen erkennbaren Bezug zwischen Locke und meinen kriminellen Machenschaften, geschweige denn den von mir begangenen Morden. Aber zumindest war nun klar, woher Locke von dem Zooausflug wusste. Und warum Locke erfolgreich versucht hatte, mit seiner grünen Hand das Vertrauen meiner Tochter zu erlangen. Er war mit seinem *Das-große-WIR*-Theater genau zu dem Zeitpunkt in der Schule gewesen, als der Zooausflug verkündet wurde. Nur die wichtigste Frage – warum er versucht hatte, Emily zu entführen – erschloss sich aus Walters Datenbanken nicht. Ich hoffte, die Antwort auf diese Frage bei Lockes Vernehmung zu erfahren.

21 ERLEICHTERUNG

»Es wird immer Probleme geben. Probleme sind notwendig.
Manche Menschen erfinden sogar unlösbare Probleme,
um sich gar nicht erst mit den lösbaren beschäftigen zu müssen.«

JOSCHKA BREITNER,
ENTSCHLEUNIGT AUF DER ÜBERHOLSPUR –
ACHTSAMKEIT FÜR FÜHRUNGSKRÄFTE

DER VERNEHMUNGSTECHNISCHE VORTEIL unserer mit Tigerkot gedüngten Marihuanaplantage war die praktische Tatsache, dass es geruchlich nicht weiter ins Gewicht fiel, dass sich Locke in den letzten zwölf Stunden eingenässt hatte. Mein Mitleid dafür, dass sich ein entführter Kindesentführer wegen seiner eigenen Verschleppung in die Multifunktionshose gemacht hatte, hielt sich in Grenzen. Auch für mich waren die letzten zwölf Stunden des Abwartens belastend gewesen. Ich hätte sofort wissen wollen, was dieses Arschloch von meiner Tochter gewollt hatte.

Obwohl Gerd für seine beiden Tiger jede Menge und für den Entführer nicht das Geringste übrighatte, behandelte er alle drei gleich. Zur Reinigung des Geheges und zur Körperpflege reichte es völlig, den Boden unter ihren Füßen sowie Kleidung oder Fell mit kaltem Wasser sauber zu spritzen. Nur das Glänzen, das Gerd bei der Pflege der Tiger in den Augen hatte, fehlte in Bezug auf Locke. Lockes Kleidung würde dank der marihuanafreundlichen Temperaturen binnen kürzester Zeit trocknen. Bis dahin war die kalte Dusche eine schöne Ergänzung zum *Überleg-mal-was-du-falsch-gemacht-haben-könntest*-Programm.

Während Gerd seine Erfahrungen als Tierpfleger einbringen konnte, um Locke körperlich in Schwung zu bringen, kümmerte sich Walter mit seiner Expertise als Verhörspezialist um die seelischen Belange des Entführers. Mit zwei schnell aufeinanderfolgenden Bewegungen riss Walter dem durchnässten Typ die Kopfhörer vom Jutesack und den Sack vom Kopf. Locke blickte irritiert, verängstigt und geblendet im Raum hin und her. Ich musste mir mit Blick auf sein Stirnpflaster sehr bewusst wieder ins Gedächtnis rufen, dass dies der Typ war, der meine Tochter hatte entführen wollen. Optisches Opfergehabe befreite niemanden von seiner tatsächlichen Täterschuld. Lockes unsteter Blick fiel zunächst auf die vor dem Käfig stehenden Pflanztische mit den Töpfchen voll kleiner Sprösslinge, wanderte dann aber im ehemaligen Schlachtraum umher. Von den gefliesten Wänden über die Fleischerhaken in den Rollschienen an der Decke zur Knochensäge.

»Was wolltest du von Emily?«, war meine erste Frage.

Locke wirkte verstört und antwortete nicht. Kein Zeichen der Erleichterung, dass er nun wusste, worum es ging. Im Gegenteil. Nachdem sich seine Augen an das Licht gewöhnt hatten, schienen sie sich beim Anblick des Raumes vor Entsetzen zu weiten. Ich hatte meine Zweifel, ob die gewollte *Geh-in-dein-Zimmer-und-denk-drüber-nach*-Taktik bei ihm gewirkt hatte.

»Kann er mich verstehen?«, fragte ich Walter.

»Gestern konnten seine Ohren mit der deutschen Sprache zumindest noch was anfangen«, bestätigte dieser. Mit einem Klaps auf den Kopf motivierte er Locke zum Mitmachen.

»Antworte!«

Zur Sicherheit wiederholte ich die Frage noch einmal.

»Was wolltest du von Emily?«

»Wer ist Emily?«, kam die verstörte Antwort als Gegenfrage zurück.

»Emily ist meine Tochter. Das Mädchen, das du letzte Woche entführen wolltest.«

Locke war eine gewisse Erleichterung anzumerken, dass er nun zumindest das Oberthema der Befragung kannte. Aber nur eine kleine. Stattdessen machte sich eine irritierte Verwunderung breit.

»Wieso Mädchen? Wir wollten einen Jungen entführen. Malte.«

Sekundenlang schauten Walter, Gerd und ich uns fragend an. In der Stille des Kellers konnte ich fast hören, wie sich dabei das Zeitfenster zu Lockes Befragung quietschend schloss.

»Du wolltest meine Tochter gar nicht entführen? Warum hast du es dann getan?« waren die nächsten beiden Fragen, die mir einfielen. Erst

Sekunden später fiel mir mein Fehler auf. Ich hatte preisgegeben, dass wir rein gar nichts über Locke wussten. Der *Geh-in-dein-Zimmer*-Effekt war verpufft. Locke hatte sich emotional wieder gefangen.

»Ihr Penner seid ja gar nicht von der Fleischmafia!? Ihr seid die Typen von dem Handyfoto, oder?«, kam es mit einer selbstgerechten Erleichterung aus ihm heraus, die seiner Situation nicht im Entferntesten angemessen war. Wovor auch immer sich Locke während seiner Nachdenkphase gefürchtet hatte – unsere Drogen-Prostitutions-Gewalt-Mafia war es anscheinend nicht gewesen.

»Was ist da im Zoo passiert?«, schrie ich ihn an.

»Ihr könnt mich mal«, blökte er zurück und verschränkte die Arme. Er lächelte uns nur dreist an und lehnte sich demonstrativ gegen die hinteren Gitterstäbe des Tigerkäfigs.

Walter hatte bereits erkannt, dass es für den Moment zu spät war. Anstatt Locke eine Bühne für seine beginnende selbstgerechte Sturheit zu geben, gab er seinem Mitarbeiter ein Zeichen, Locke wieder den Jutesack und die Ohrschützer aufzusetzen.

Auch Gerd und mir gab Walter ein Zeichen. Er bat uns, ihm in das ehemalige Frischfutterlager im Nebenraum zu folgen. Er schloss hinter uns das große Rollgitter. Wir stellten uns um einen der Pflanztische.

»Ich glaube, ich muss mich bei dir entschuldigen«, sagte Walter halblaut zu mir und holte sein Handy heraus, auf dem er den Ordner mit den Fotos der Zoofotografin öffnete.

»Weswegen entschuldigen?«, wollte ich wissen.

»Dein Gefühl war anscheinend doch richtig. Der Typ konnte weder mit Emilys Namen noch mit dir etwas anfangen.«

»Anscheinend ... aber warum?«, fragte ich.

Walter antwortete nicht. Er hatte das Foto angeklickt, auf dem Eismann gerade telefonierte und die Kinder an ihm vorbeigingen.

»Welches von den Kindern ist Malte?«, wollte er von mir wissen.

Ich zeigte auf Malte.

»Alles klar ...« Walter scrollte die Fotos weiter, bis er zu dem Foto kam,

auf dem Locke sich gerade an den Kopf fasste und Emily mit Brille und Kopfhörern neben ihm stand.
»Was ist klar …?«, fragte ich verwirrt. »Ich meine: Wenn die Entführer Malte entführen wollten, warum hat sich der Entführer dann Emily geschnappt?« Ich zeigte auf das Foto. »So viele Kinder mit blauer Delfinjacke, langen blonden Haaren und *Detroit-Tigers*-Kappe liefen nun ja nicht gleichzeitig im Zoo rum.«
»Gleichzeitig nicht«, antwortete Walter und blätterte die Fotos wieder zurück. Das Foto vom telefonierenden Eismann füllte nun wieder das Display. »Aber zu unterschiedlichen Zeitpunkten.«
Ich schaute auf das Foto. Eismann beobachtete die aus dem Bus aussteigenden Kinder. Nur ein Kind auf dem Bild trug eine blaue Delfinjacke und eine *Detroit-Tigers*-Kappe. Zu diesem Zeitpunkt war dieses Kind allerdings nicht Emily. Sondern Malte. Ich selbst hatte ihm Emilys Jacke und meine Kappe gegeben, damit ihn Frau Meyer-Dreyen nicht zurück in den Bus schickte.
»Du meinst … Emily wurde nur entführt, weil Malte vorher ihre Jacke und die gleiche Mütze getragen hatte? Eine Verwechslung? Sorry – aber wie können gleich zwei Entführer so doof sein?«
»Eben weil es zwei Entführer waren, konnte das passieren. Pass auf: Wir haben früher beim Militär eine Methode angewendet, durch die ein Pilot aus der Luft zielgerichtet Objekte am Boden bombardieren kann, ohne sie je gesehen zu haben. Dazu …«, wollte Walter gerade ansetzen, als ich ihn unterbrach.
»Entschuldige bitte, aber reden wir hier noch von Zweitklässlern im Zoo oder schon von Luftschlagzielen in Kriegsgebieten?«
»Das eine schließt das andere ja nicht aus. Wenn die Technik die gleiche ist, können auch die gleichen Fehler passieren. Folgendes: Eine Spezialeinheit am Boden markiert ein Gebäude mit einem Laserpointer. Der Pilot des Bombers sieht das Gebäude gar nicht. Er bombardiert einfach das, was einen Laserstrahl auf sich hat. Das Gleiche fand im Zoo statt: Auf dem Foto hier telefoniert Eismann gerade, als die Kinder an ihm vorbeigehen. Wahrscheinlich kennt Eismann Malte

persönlich und hat ihn da beim Aussteigen aus dem Bus identifiziert. Er gibt die Beschreibung an Locke im Zoo weiter. Seine Beschreibung von Malte – lange blonde Haare, blaue Jacke mit Delfin, *Detroit-Tigers*-Kappe – war die Markierung. Locke hingegen scheint Malte vorher nie gesehen zu haben. Er hat sich im Zoo das einzige Kind gegriffen, auf das zum Zeitpunkt der Entführung die Beschreibung von Eismann eins zu eins passte: Alter, Haare, Jacke, Kappe. Nur leider war es zu dem Zeitpunkt dann Emily, auf die all das zutraf.«

»Emily ist ein Mädchen, Malte ist ein Junge«, stellte ich fest.

»Das sagst du als alter weißer Mann«, merkte Gerd an. »Laut seinem T-Shirt ist Locke so gendertolerant, dass er auf das Geschlecht seines Opfers vielleicht gar nicht geachtet hat. Der Junge wie dein Mädchen haben beide lange blonde Haare.«

»Was heißt in diesem Zusammenhang gendertolerant?«, wollte ich wissen.

»Anderes Wort für verblödet«, erklärte Gerd mit einem toleranten Lächeln in seinen Augen.

»Ihr meint, Locke hatte sein Entführungsopfer vorher nie gesehen, sondern kannte nur die Beschreibung von Eismann?«, fragte ich sowohl Walter als auch Gerd.

»Offensichtlich«, bestätigte Walter. »Locke war wahrscheinlich nur ausführender Idiot. Mit Betonung auf Idiot. Es ist viel wahrscheinlicher, dass Eismann als Planer hinter der Entführung steckt. Er muss Malte kennen – sonst hätte er ihn nicht markieren können. Wahrscheinlich war er genau deswegen auch nicht im Zoo, sondern maximal maskiert außerhalb. Weil auch Malte ihn kennt und ihn nach der Entführung hätte identifizieren können.«

»Fällt dir irgendein Grund ein, warum Malte entführt werden sollte?«, wollte Walter wissen.

»Da fallen mir gleich mehrere Millionen Gründe ein. Sein Vater ist schwerreich. Ihm gehört *Deutschfleisch-Nord*.«

»Das Schlachterei-Imperium?« Gerd wurde neugierig. »Die Frau von dem kenne ich. Die unterstützt uns massiv mit Futterspenden. Bisschen

weltfremd im Auftreten, aber nett. Deren Kind sollte eigentlich entführt werden?«
Ich nickte. Und erzählte Walter das wenige, was ich über Maltes Familie wusste. Auch, dass seine Mutter als Sponsor des Zooausflugs den Entführungsversuch an ihrem Sohn quasi erst ermöglicht hatte.
»Kein Wunder, dass Locke Angst vor der Fleischmafia hat«, resümierte Walter. »Wenn mir eine Schlachterei gehören würde und so eine Wurst versucht hätte, mein Kind zu entführen, dann würde ich Gammelfleisch-Hack aus dem machen. Und es anschließend als Futterspende im Zoo entsorgen.«
»Gar keine schlechte Idee«, sinnierte Gerd. »Dann wäre Locke nicht mehr länger *unser* Problem, sondern *Maltes Vater* ab sofort Lockes.«
»Leute – lasst mal bitte die Gewaltfantasien aus dem Spiel«, entfuhr es mir reflexartig. Ich wunderte mich selbst, warum mein Hass gegenüber diesen beiden Schwerverbrechern auf einmal durch meine menschliche Abscheu gegenüber Gewalt überlagert wurde.
In diesem Moment wurde mir erstmals bewusst, dass ich trotz der Kürze des Verhörs etwas ganz Wesentliches erfahren hatte: Eismann und Locke stellten keine Gefahr mehr für Emily dar. Dieses massive Problem war gelöst. Emily sollte nie entführt werden. Es bestand keinerlei Zusammenhang zwischen meiner Vergangenheit und der versuchten Entführung meiner Tochter. Folglich bestand auch keine Gefahr, dass sich das Kidnapping wiederholen würde. Eine Welle der Erleichterung durchströmte meinen Körper. Eine seelische Last fiel von mir ab, deren Gewicht mir erst in dem Moment klar wurde, da ich sie nicht mehr spürte. Meine Seele war plötzlich wieder ganz leicht. Nur noch mein Körper war nach wie vor eine Geisel der Schwerkraft. Ich atmete hörbar erleichtert aus.
»Emily ist außer Gefahr.«
»Das nimmt der Entführung die persönliche Betroffenheit. Macht sie aber nicht besser«, bemerkte Gerd. Ich sah ihn fragend an.
»Ich meine: Dass die beiden nur aus Versehen *dein* Kind entführen wollten, ändert doch nichts an der Größe des Verbrechens, dass die

beiden die Entführung *eines* Kindes geplant hatten. Kindesentführung ist Kindesentführung. Egal welches Kind es betrifft.«

Gerd hatte recht. Auch wenn Malte nicht mein persönlicher Sonnenschein war, wäre auch sein Leben einschneidend von der Entführung geprägt worden. Ich nickte Gerd zu.

»Du hast völlig recht. Sich an Kindern zu vergehen – egal an welchen, egal aus welchem Grund – und anschließend zu sagen: *Ups – hab ich mich wohl geirrt!*, ist auch für mich als Vater völlig inakzeptabel.«

»Laufen lassen können wir den Freak eh nicht«, stellte Walter fest. »Er kennt jetzt unsere Gesichter und kann sie mit dem Foto der Plantage in Verbindung bringen. Wenn es beim Anblick des Handys alleine noch nicht klick gemacht hat – jetzt kann er eins und eins zusammenzählen.«

Jetzt war er nun mal da. Er saß in einem Tigerkäfig inmitten unserer Pflanzanlage und würde uns in Zukunft mindestens als seine Entführer identifizieren können. Und als Betreiber einer Drogenplantage. Ich hatte eine ganz vage Vorstellung davon, wie wir dieses Problem relativieren könnten. Vielleicht könnten wir ein Gleichgewicht des Schreckens aufbauen, wenn wir genug über die Hintergründe seiner kriminellen Aktivitäten wüssten. Wenn ihm klar wäre, dass er nicht über uns reden könnte, ohne dass wir über ihn reden würden. Vielleicht könnten wir ihn gehen lassen, wenn wir uns sicher waren, dass er nie wieder ein Kind – auch nicht Malte – in Gefahr bringen würde. Und dass er in Bezug auf uns den Mund halten müsste. Vielleicht würde er seinen Tigerkäfig aber auch nie wieder verlassen dürfen. All das hing davon ab, was er uns zu sagen hatte, falls er denn redete. Beziehungsweise, was Eismann uns erzählen würde, wenn wir ihn denn zu fassen kriegten.

»Ohne dass er oder Eismann redet, kommen wir jedenfalls nicht weiter«, fasste ich meine Gedanken zusammen.

»Sollen wir ihn … animieren?«

Walter war Experte im Foltern. Ich war kein Freund von Gewalt. Außerhalb von Notsituationen. Auch nicht von Gewalt gegenüber Gewalttätern. Jedenfalls nicht, wenn es sich vermeiden ließ. Wenn Locke erst einmal bockig sein wollte, sollte er.

»Die *Geh-in-dein-Zimmer-und-denk-drüber-nach*-Nummer ist zwar verpufft. Aber wir können es ja erst mal mit der *Du-gehst-so-lange-ohne-Abendessen-ins-Bett-bis-du-dich-wieder-normal-verhältst*-Nummer probieren, bis er redet.«

In diesem Moment dachte ich das erste Mal an diesem Tag ans Essen. Ich hatte, wie meistens, auch heute noch nicht gefrühstückt. Trotz meiner seelischen Erleichterung spürte ich nach wie vor die Schwerkraft an meinem Körper ziehen. Und den Druck meines Hosenknopfs. Aber irgendetwas war jetzt anders. Schlagartig fiel mir ein, was sich verändert hatte. Ich dachte an meine letzte Sitzung mit Herrn Breitner vor zwei Tagen. Das von mir ausgesuchte Problem, für dessen Lösung ich mir selbst eine Belohnung ausgelobt hatte, war beseitigt: Emily war nicht mehr in Gefahr. Ein weiteres Problem war damit ebenfalls behoben: Wenn Emily gar nicht entführt werden sollte, dann lag das Motiv für diese Entführung auch nicht in meiner beruflichen Vergangenheit. Es gab weitere Probleme in meinem Leben. Unter anderem die Tatsache, dass ich nun einen bockigen Idioten in einem Tigerkäfig gefangen hielt, der meine Tochter nur aus Versehen entführen wollte. Oder die Frage, ob nun noch ein anderes Kind, nämlich Malte, in akuter Gefahr war. Vor allem war nicht klar, ob zwischenzeitlich auch der immer noch frei herumlaufende Eismann das Foto von unserer Marihuanaplantage mit Ayur im Hintergrund gesehen hatte und von außerhalb des Käfigs meine berufliche Gegenwart zum Problem machen könnte. Aber wie Herr Breitner schon sagte: Es würde immer Probleme geben, zu jedem Zeitpunkt, in jedem Leben. Deswegen hatte ich mir ja auch nur ein einziges davon ausgesucht, für dessen Lösung ich mich jetzt belohnen würde. Mit Heilfasten.

22 ESSEN

»Essen ist Lebensbejahung.«

JOSCHKA BREITNER,
SCHÖNER WOHNEN IM EIGENEN KÖRPER

EBENSO SPONTAN, WIE ich mich bei Herrn Breitner meldete, um die nächsten Schritte auf dem Weg zur bewussten Ernährung zu gehen, lud mich Herr Breitner ein, noch am selben Samstagnachmittag zu ihm zu kommen.

Ich war in Hochstimmung. Walter konnte die heimliche Sicherheitsüberwachung von Emily und Katharina abziehen. Das Damoklesschwert, dass meine Tochter in Gefahr war, schwebte nicht mehr über meiner Seele. Endlich hatte ich den Kopf frei, mich um den Raum zu kümmern, in dem meine Seele wohnte: um meinen Körper. Ich war bereit für *Schöner Wohnen im eigenen Körper*.

Gerade mal zwei Tage nach meiner ersten Sitzung zum Thema Ernährung saß ich nun wieder in Herrn Breitners Coachingraum. Um über meine Belohnung für das gelöste Problem zu reden. Mit grünem Tee und einem entspannten Coach in Sachen Ernährung.

»So schnell sehen wir uns also wieder. Sie wollen Ihren Körper und Ihre Seele also mit einer Heilfastenkur belohnen«, eröffnete er das Gespräch.

»Richtig. Und: Danke, dass Sie sich am Wochenende Zeit für mich nehmen.«

»Das hat einen einfachen Grund: Ich habe Ihnen das mit der Belohnung schließlich eingeredet. Und Belohnung hat eine wesentliche Gemeinsamkeit mit Strafe: Sie sollte sofort erfolgen, sonst wirkt sie nicht. Also: herzlich Willkommen. Und schön, dass Sie offensichtlich eines Ihrer Probleme losgeworden sind.«

»Ja!«, sprudelte es aus mir heraus. »Die Entführer meiner Tochter wollten in Wahrheit jemand ganz …«

Herr Breitner legte einen Finger auf seine Lippen. Ich verstummte irritiert.
»Sie müssen eine Belohnung für sich selbst nicht nach außen begründen. Es reicht völlig, dass Sie wissen, warum Sie sich belohnen wollen. Und wenn Sie es wissen: Tun Sie es einfach. Belohnen Sie sich. Ohne schlechtes Gewissen.«
»Sie wollen gar nicht wissen, wie es mit der Entführung weitergegangen ist?«
»Wenn es Ihrer Seele guttut, können wir darüber gerne in unserem normalen Coaching reden. Heute geht es ausschließlich um Ihre Ernährung. Haben Sie Tagebuch geführt?«
Ich zog meine Aufzeichnungen hervor und gab sie ihm.
»*Schöner Wohnen im eigenen Körper,* Abschnitt eins: Bestandsaufnahme«, sagte ich leicht streberhaft, da ich keine Ahnung hatte, was Herr Breitner mit den Aufzeichnungen anfangen wollte.
Herr Breitner blätterte sie durch. Ich meinte zu bemerken, wie er eine Millisekunde lang erstaunt die Augenbrauen nach oben gezogen hatte.
»Das ist ganz schön viel Junkfood, hm?«, fragte ich verlegen.
Herr Breitner ging darauf gar nicht ein.
»Warum essen wir?«, fragte er, während er das Tagebuch auf das Beistelltischchen zwischen uns legte. Ich fand die Frage profan, weil die Antwort offensichtlich war.
»Weil wir sonst verhungern …?«
»Richtig. Essen ist lebensnotwendig.«
»Quasi alternativlos«, versuchte ich mich einzubringen.
»Nein. Alles hat eine Alternative. Die Alternative zum Essen wäre nicht zu essen.«
»Mit der Folge, dass man dann allerdings verhungert …«
»Eine Folge, mit der der Betroffene positiv betrachtet nicht leben muss. Er ist dann ja tot. Aber kommen wir zurück zur ursprünglichen Erkenntnis. Sie haben erkannt, dass wir essen, um nicht zu verhungern. In Ihrer Formulierung klingt essen tatsächlich nach alternativlosem

Zwang, der einem mit Todesdrohung auferlegt wird. Wir müssen essen – ob wir wollen oder nicht. Könnten Sie den Grund des Essens mal positiv umformulieren?«
»Wir essen, um zu leben …?«
»Das klingt doch schon ganz anders. Essen ist Lebensbejahung. Essen ist Lebensfreude. Wer Freude am Leben haben möchte, sollte essen.« Herr Breitner nahm mein Ernährungstagebuch wieder in die Hand und schlug es auf. »Was in diesem Buch hier haben Sie mit Freude gegessen?«
Ich schaute so inhaltsleer wie eine Chipstüte am Ende eines Fernsehabends. Herr Breitner präzisierte seine Frage. »Nehmen wir einfach mal den aktuellen Eintrag von gestern. Welchen der insgesamt drei Cheeseburger und neun Chicken-Nuggets am Mittag, zwei Tiefkühlflammkuchen am Abend, einem halben Becher Salzkaramell-Eis vor dem Fernseher und zwei nächtlichen *Snickers*-Riegeln haben Sie tatsächlich mit Freude gegessen?«
Jetzt verstand ich. Ich dachte nach.
»Jeweils den ersten.«
»Mit Freude? Wirklich?«
»Ich weiß nicht, ob Freude das richtige Wort ist. Es ist eher eine Art Gier auf den ersten Cheeseburger, den ersten Nugget, den ersten Riegel.«
»Und was ist mit den anderen beiden Cheeseburgern?«
»Die esse ich im abebbenden Schwung der gleichen Gier.«
»Das vorherrschende Gefühl beim Essen ist also nicht Freude, sondern Gier. Gibt es noch ein Gefühl beim Essen?«
»Schlechtes Gewissen. Beim ersten Cheeseburger wird das von der Gier überlagert. Bei Nummer zwei und drei denke ich mir dann, darauf kommt es ja nun auch nicht mehr an. Der erste Burger war eigentlich schon zu viel.«
»Sie essen schon den ersten Cheeseburger also gar nicht wirklich mit Freude, sondern bereits mit schlechtem Gewissen. Und die anderen beiden lassen Sie dann im Schatten des schlechten Gewissens ebenfalls

im Rachen verschwinden, während die Gier langsam nachlässt, verstehe ich das richtig?«
»Im Grunde ... ja.«
»Es wäre Ihnen also schon geholfen, wenn Sie den ersten Cheeseburger nicht mit Gier, sondern mit Freude genießen könnten und die anderen beiden gar nicht erst in *Ist-ja-jetzt-auch-egal*-Stimmung hinterherwandern würden. Wenig mit Freude ist manchmal mehr als viel aus Gier mit schlechtem Gewissen.«
Das klang für mich paradox. »Ich soll also die ganze *Schöner-Wohnen-im-eigenen-Körper*-Nummer machen, um danach mit Freude Cheeseburger zu essen?«
Herr Breitner musste grinsen.
»Um danach mit Freude auch mal einen Cheeseburger essen zu können. Nehmen wir das Bild mit der Freundschaft. Es spricht überhaupt nichts dagegen, auch den ein oder anderen *unvernünftigen* Freund zu haben. Machen Sie mit ihm ab und an mal einen drauf, wenn Ihnen danach ist. Aber laden Sie nicht gleich dessen ganze Verwandtschaft aus schlechtem Gewissen zu sich nach Hause ein. Der Cheeseburger ist für die Freude des Magens das, was die chinesische Winkekatze für die Einrichtung Ihrer Wohnung ist.«
»Bitte?«
»Wenn Sie Ihre ganze Wohnung bereits mit Katzenbildern, Katzenpuppen und Katzenstatuen vollgestopft haben, ist eine weitere Winkekatze lediglich ein weiterer Beweis Ihres innenarchitektonischen Scheiterns. Wenn Sie nur eine einzige Winkekatze an einem zentralen Punkt Ihrer ansonsten klar strukturierten Wohnung aufgestellt haben, ist sie ein erfrischendes Beispiel dafür, wie schön es sein kann, ansonsten keinen weiteren Kitsch in der Wohnung zu haben.«
Ich verstand. »Weniger ist mehr.«
»Wenn Sie sich freiwillig mit Verständnis über die Vorgänge in Ihrem Körper und mit Freude am Essen bewusst ernähren, wird die Gier überhaupt keine Rolle mehr spielen. Dann können Sie nach einem Cheeseburger auch aufhören. Warum Ihre Gier ernährungswissen-

schaftlich überhaupt nichts Verwunderliches ist, dazu kommen wir später. Das, was hier im Tagebuch drinsteht, ist jetzt zum ersten Mal – wie sagt man so schön? – *gegessen.*«

Herr Breitner klappte das Tagebuch zu und legte es zurück auf den Beistelltisch.

Da Herr Breitner selbst betont hatte, wie wichtig ihm sprachliche Genauigkeit war, irritierte mich die von ihm gewählte Formulierung.

»Muss es nicht heißen *zunächst einmal gegessen* – anstatt *zum ersten Mal*?«, wollte ich wissen. Herr Breitner freute sich sichtlich über meine Frage.

»Nein, ich habe ganz bewusst *zum ersten Mal gegessen* gesagt. Sie werden schließlich alles, was dort drinsteht, im Rahmen Ihrer Belohnung ein zweites Mal essen.«

»Klingt ekelhaft«, bemerkte ich ziemlich irritiert.

»Ist es aber nicht. Ganz im Gegenteil. In den nächsten Tagen stellen Sie zum Heilfasten Ihren inneren Energieschalter um: vom Programm *Energie durch Essen* auf das Programm *Energie durch Reserven.* Alles, was Sie gegessen haben, obwohl Ihr Körper es gar nicht brauchte, hat Ihr Körper gespeichert. Als Unterhautfett, als inneres Bauchfett, als Ablagerungen in Ihren Adern und Organen. All diesen Kitsch und Tinnef in Ihrem Körper werden Sie im Rahmen der *Schöner-Wohnen-*Sanierung entsorgen. Und das Tollste ist: Die Energie, die Ihr Körper zu dieser Sanierung braucht, holt er sich aus all den Sachen, die er selbst im Rahmen der Sanierung rausschmeißt.«

»Das klingt entspannt und effektiv.«

»Ist es beides. All das, was Sie in den letzten Wochen voller Gier und schlechtem Gewissen in sich reingestopft haben, können Sie nun noch einmal in aller Ruhe genießen. Im Grunde ernährt sich Ihr Körper auch während des Heilfastens von Salzkaramell-Eis und Chicken-Nuggets. Nur, dass er beides jetzt rückstandslos verbrennt.«

Ich konnte kaum glauben, dass das Prinzip so einfach sein sollte.

»Und all das, indem ich einfach aufhöre zu essen?«

»Nicht ganz«, konkretisierte Herr Breitner und lehnte sich mit einem Lächeln zurück. »Was wissen Sie über die wunderbare Kraft der *Darmreinigung*?«

23 DARMREINIGUNG

»In der Psychotherapie ist es wichtig, alles rauszulassen, was Ihre Seele belastet. Die Darmreinigung ist so gesehen eine Psychotherapie für den Verdauungstrakt.«

JOSCHKA BREITNER,
SCHÖNER WOHNEN IM EIGENEN KÖRPER

»DARMREINIGUNG?«, FRAGTE ICH. »Ist das Zähneputzen für den Hintern?«
»Der Vergleich ist gar nicht mal so falsch«, erläuterte mir Herr Breitner. »Sie putzen Ihre Zähne vor dem Schlafengehen, damit in der Zeit, in der Sie Ihren Mund nicht brauchen, die Mundflora keinen Blödsinn anstellt. Morgens putzen Sie dann noch einmal, weil Ihr Mund trotzdem müffelt. Der Trick beim Heilfasten besteht in der vollständigen Entleerung und Reinigung Ihres Darmes. Damit in der Zeit, in der Sie Ihren Darm wegen des Fastens nicht wirklich brauchen, dort Ruhe herrscht. Die Reinigung des Darmes ist der Schalter, der umgelegt werden muss, um die Energieversorgung von *Nahrung* auf *Reserven* umzustellen. Wie beim Zähneputzen machen Sie das Ganze auch zweimal: einmal am ersten Fastentag und dann, um auf Nummer sicher zu gehen, noch einmal am dritten Fastentag.«
»Ich hoffe mal inständig, dass meine Zahnbürste bei der Darmreinigung keine Rolle spielt …«
»Richtig. Es empfehlen sich zwei Methoden: Entweder Sie benutzen ein sehr effektives Abführmittel, oder Sie machen selbst einen Einlauf.«
»Klingt beides … wie soll ich's sagen? Für'n Arsch …?«
»Ist es beides. Im positivsten Sinne. Beides wirkt vom Ergebnis her für den gesamten Verdauungstrakt sehr erleichternd. So wie eine Psychotherapie für die Seele, wenn alles raus ist. Nur dass Sie bei der Darmreinigung sehr mechanisch vorgehen. Beachten Sie einfach ein paar ganz normale Erkenntnisse aus dem Haushalt. Erstens: Nehmen Sie sich Zeit zum Putzen. Schrubben Sie nicht in Hektik, sondern säubern

Sie in Ruhe. Zweitens: Wie alle Dinge lässt sich auch Ihr Darm am einfachsten reinigen, wenn er nicht komplett verdreckt ist. Die Reinigung Ihres Darmes beginnt deshalb bereits zwei Tage vor der kompletten Entleerung. Mit zwei Entlastungstagen.«

»Wer wird entlastet?«

»Zwei der drei Partner Ihrer Dreiecksbeziehung: Ihr Körper und Ihre Seele. Beide bereiten Sie bereits in den beiden Tagen vor der Darmreinigung auf dieses Ereignis vor, indem Sie keine belastenden Freunde mehr einladen. Sondern nur leichte Lebensmittel essen. Unterstützen Sie Körper und Seele, indem Sie sich in den Entlastungstagen Zeit für beide nehmen. Beschäftigen Sie sich mit Dingen, die Ihnen guttun. Meditieren Sie. Gehen Sie spazieren. Hören Sie schöne Musik. Verlassen Sie ganz bewusst den Alltagskäfig, der Sie einengt.«

»Was verstehen Sie unter leichten Lebensmitteln?«

»Stopfen Sie vor der Reinigung nichts in Ihren Körper hinein, was schwer wieder herausgeht. Essen Sie keinerlei Fast Food. Beschränken Sie sich auf Obst, gedünstetes Gemüse, Reis. Verzichten Sie komplett auf Alkohol und Fleisch. Wenn möglich auch auf Koffein.«

»Das werden aber zwei langweilige Tage …«

»Ich will Ihnen nichts vormachen: Die beiden Entlastungstage werden in der Tat vielleicht die größte Herausforderung sein, der Sie beim Heilfasten gegenüberstehen. Vielleicht. Sie haben Ihre Ernährung noch nicht umgestellt. Der Schalter ist noch nicht auf Reserve umgelegt. Sie sind noch voll in Ihrer Routine des *Essen-aus-Langeweile* gefangen. Diese beiden Tage müssen Sie ein Stück weit aus Willenskraft und eigener Motivation durchstehen. Deshalb sollten Sie sich diese Tage auch ganz bewusst so angenehm, so entlastend wie möglich gestalten.«

Herr Breitner bemerkte meinen unsicheren Blick.

»Und wenn Sie sich in den beiden Tagen unsicher fragen sollten: *Warum mache ich das eigentlich?*, dann stellen Sie sich einfach nackt vor den Badezimmerspiegel und werfen anschließend einmal in Ruhe einen Blick in dieses Buch.«

Breitner griff in sein Bücherregal und zog ein in Leder gebundenes Buch im DIN-A5-Format hervor, auf dem in weißen Kleinbuchstaben sein Name und in goldenen Großbuchstaben der Titel eingestanzt waren: *Joschka Breitner – Schöner Wohnen im eigenen Körper*. Er gab es mir.

»Alles, was ich Ihnen hier im Rahmen des Coachings an Wissen zum Thema Ernährung bereits vermittelt habe und noch vermitteln werde, steht hier drin. In diesem Buch finden Sie Erklärungen bezüglich der naturwissenschaftlichen Zusammenhänge meines *Schöner-Wohnen*-Ansatzes. Vor allem finden Sie hier Rezepte, mit denen Sie sich auch die beiden Entlastungstage kulinarisch erfreulich gestalten können, blättern Sie einfach mal darin herum. Wenn Ihnen während der Entlastungstage trotzdem Zweifel an Ihrem Vorhaben kommen, dann schauen Sie sich im Spiegel einfach den entkleideten Ist-Zustand an. Nichts ist für die Zukunft motivierender als der nackte Anblick der Realität.«

Ich blätterte das Buch kritisch durch. Im Kapitel *Entlastungstage* fiel mein Blick auf ansprechende Zeichnungen von Äpfeln und Möhren. »Ich soll meine Gier mit Obst und gedünstetem Gemüse befriedigen?«

»Sie sollen Ihren Hunger an den Entlastungstagen mit dem Genuss von leckeren, leichten Lebensmitteln stillen. Morgens eine Schale Müsli mit frischen Erdbeeren, Bananen und Joghurt. Mittags einen Teller gedünsteter Möhren mit Brokkoli und Paprika, dazu Reis, abends ein paar Scheiben Knäckebrot mit Honig und einen Apfel. Rezepte dazu gibt es Tausende. Ein paar Dutzend in meinem Buch. Lassen Sie sich inspirieren.«

Mein Blick fiel auf eine Seite mit einer kleinen Einkaufsliste zum Thema Entlastungstage: Von exotischem Obst über heimisches Gemüse und frische Kräuter waren dort ausschließlich Lebensmittel aufgeführt und mit Zeichnungen bebildert, die in jedem gehobenen Kochbuch Lust auf mehr machen würden. Lebensmittel, die in meinem Ernährungstagebuch kein einziges Mal erwähnt waren.

»Das sind meine neuen Freunde?«, fragte ich.
»Es werden zumindest diejenigen sein, die Ihnen über den Verlust der alten hinweghelfen können. Sehen Sie die Entlastungstage als achtundvierzigstündige Herausforderung, die Sie sich durchaus sehr angenehm gestalten können. Stellen Sie sich immer mal wieder in Ihre Stehmeditationsposition und horchen Sie in Ihren Körper hinein. Es ist erstaunlich, wie schnell Ihr Körper schon an den Entlastungstagen auf die anstehenden Veränderungen reagiert. Nehmen Sie die Reaktion zur Kenntnis und stellen Sie sich vor, wie sich Ihr Körper erst durch das Heilfasten verändern wird. Und am Ende der Entlastungstage können Sie sich ja wieder belohnen.«
Ich schaute fragend, Herr Breitner lieferte die Antwort.
»Mit besagter Darmreinigung. Sehen Sie die nicht als etwas Unangenehmes, das Sie hinter sich bringen müssen. Sondern als Ritual, das Ihnen Zutritt zu einer grandiosen Erfahrung verschafft.«
»Okay – wie läuft dieses Ritual praktisch ab? Sie sagten, es gibt zwei verschiedene Methoden?«
»Eine von oben, eine von unten. Die Darmreinigung geschieht durch ein Abführmittel. In der Regel empfiehlt sich hier Glaubersalz. Gibt es rezeptfrei in jeder Apotheke. Sie lösen zwei bis vier Esslöffel davon in fünfhundert Milliliter Wasser auf und trinken das zügig. Es schmeckt extrem bitter. Regelrecht unangenehm. Sie können die Mischung mit Zitronensaft anreichern, um den Geschmack zu übertünchen. Oder Sie stürzen das Ganze mutig runter und trinken danach einen leckeren Tee oder eine heiße Zitrone. Aber wenn Sie diese fünfhundert Milliliter Glaubersalzlösung getrunken haben, wird sich Ihr Darm in den nächsten zwei bis vier Stunden vollständig entleeren. Die Entleerung erfolgt in mehreren Schüben. Bleiben Sie in dieser Zeit zu Hause. In der Nähe der Toilette.«
»Und die Alternative von unten?«
»Sie machen eine Darmspülung. Sie führen lauwarmes Wasser in den Darm und lassen es wieder rauslaufen.«
»Ist das eine Yogaübung am Waschbecken?«

»Nein. Dafür benötigen Sie Hilfsmittel. Einen sogenannten *Irrigator*. Das ist ein kleiner Plastikeimer mit einem Auslauf am Boden, an den ein Schlauch angeschlossen wird. Am Ende des Schlauchs ist ein Ventil und dahinter ein sogenanntes *Klistier*. Ein kleiner Stab mit einer Öffnung am Ende, den Sie durch Ihren Po in den Darm einführen. Sie füllen fünfhundert Milliliter körperwarmes Wasser in den Irrigator und lassen es über Schlauch, Ventil und Klistier von unten in den Darm fließen. All das gibt es in der Apotheke als Set.«

Ich sprach meine Irritation offen an. »Ohne die Information mit dem Hintern hätte ich das alles im Baumarkt verortet.«

Herr Breitner nahm meine Verwunderung ernst. »Nun, es geht ja auch darum, den eigenen Körper zu renovieren. Da es sich dabei allerdings um eine seriöse Do-it-yourself-Behandlung handelt, finden Sie die notwendigen Werkzeuge eben in der Apotheke. Aber tun Sie sich selbst den Gefallen und lesen Sie sich die Bedienungsanleitung durch. Ein Einlauf mit körperwarmem Wasser ist eine Wohltat. Ein Einlauf mit Eiswasser eine Folter. Es kommt also auf die Details an. Damit der Darm auch wirklich sauber ist, machen Sie die Reinigung sicherheitshalber zweimal. Einmal am ersten Fastentag. Und dann noch einmal am dritten. Dann ist wirklich alles raus. Auch das, was Sie an den Entlastungstagen gegessen haben.«

Entlastungstage. Darmreinigung. Heilfasten. Ich hatte alle Informationen, die ich zum Starten der Renovierung meines Körpers brauchte. Ab heute sogar in Buchform. Alles, was mir noch fehlte, war der Startschuss.

»Und wann soll ich mit der Renovierung anfangen?«, fragte ich Herrn Breitner.

»Nun, Sie selber haben sich die Renovierung als Belohnung für die Lösung eines Ihrer Probleme versprochen. Diese Voraussetzung ist erfüllt: Das ausgesuchte Problem ist gelöst. Der beste Zeitpunkt, sich selber etwas Gutes zu gönnen, ist in jedem Leben derselbe: jetzt.«

»Und … was mache ich *jetzt*?«

»Jetzt können Sie sich den Apfel kaufen, von dem Sie in der letzten

Sitzung geredet hatten. Jetzt macht es Sinn, sich nackt mit dem Apfel vor den Spiegel zu stellen, in den Apfel zu beißen und mit vollem Mund zu sagen: Jetzt tue ich Körper und Geist mit Nahrung etwas Gutes.«

»Muss ich das …?«

»Nein – aber mir gefiel das Bild.«

Wir vereinbarten, dass ich mich an meinem ersten Fastentag nach der ersten Darmreinigung wieder mit Herrn Breitner treffen würde, um dann die konkreten Ereignisse rund ums Fasten theoretisch zu begleiten.

24 ENTLASTUNGSTAGE

»Es gibt einen entscheidenden Vorteil, wenn Sie nicht aus Hunger, sondern aus Langeweile essen. Vom echten Hunger können Sie sich nicht ablenken. Von der Langeweile schon.«

JOSCHKA BREITNER,
SCHÖNER WOHNEN IM EIGENEN KÖRPER

ES WAR ERSTAUNLICH, welche Auswirkungen alleine das Vorhaben, mit der Fresserei aufzuhören, auf mein Rilke-Gefühl hatte. Mein fester Entschluss, meinen Willen nicht mehr durch Nahrung zu betäuben, ließ ebendiesen Willen mit jeder Minute ohne Junkfood wachsen. Von meinem Herzen aus ging bereits eine Vorstellung davon, wie ich in Zukunft sein wollte, durch meine Glieder und ließ aus angespannter Stille eine entspannte Ruhe werden. Nach meinem Besuch bei Joschka Breitner hielt ich gut motiviert an einem großen Supermarkt in der Nähe seiner Praxis. Ich setzte mich dort zunächst in das Café einer Bäckereikette, bestellte – um bereits heute auf Koffein zu verzichten – einen Früchtetee und blätterte durch Joschka Breitners *Schöner-Wohnen-im-eigenen-Körper*-Buch. Im Kapitel über die Entlastungstage war eine ganze Reihe frischer und lecker klingender Lebensmittel aufgelistet, die ich während der beiden vor mir liegenden Entlastungstage würde essen können. Erdbeeren, Äpfel, Melone, Joghurt, Müsli, Honig, Paprika, Möhren, Brokkoli, Reis, frische Minze, frische Kräuter, Knäckebrot, Magerquark, Radieschen, Salat. Die dazu passenden Rezepte liefen fast schon auf einen Grundkurs *Kochen für Blöde* hinaus. Ich fühlte mich sofort angesprochen.

Im Supermarkt nahm ich mir Zeit. Ich ließ die Tiefkühl-, die Süßigkeiten- und die Knabberzeugsgänge aus und sammelte in den seit langer Zeit nicht mehr aufgesuchten Frischegängen alles zusammen, was auf der Liste stand. Der farbenfrohe Anblick im Einkaufswagen erfreute mich bereits im Supermarkt. Das ganze Obst und Gemüse würde ich nicht wie eine Tiefkühlpizza in der Kühltruhe verschwinden lassen. Ganz im Gegenteil. Ich wollte, dass es meine Wohnung verschönerte. Ich legte einen Umweg über die Abteilung für Haushaltswaren ein und fand dort zwei hübsche Holzschüsseln. Ich würde die vegetarische Pracht wie zwei Blumensträuße auf meinem Esstisch zur Schau stellen. Mein innerer Käfig würde sich sofort wohnlicher anfühlen.

Hinter den Supermarktkassen befand sich eine Apotheke. Mir fehlten noch Glaubersalz und ein Klistier. Ich hatte keinerlei Hemmungen, in eine Apotheke zu gehen und dort nach einem Abführmittel zu fragen. Ich zögerte allerdings, mich nach dem Einlaufsystem zu erkundigen. Es war mir unangenehm, andere Menschen nach etwas zu fragen, was ausschließlich dafür gedacht war, dass ich es mir in den Hintern stecken würde. Zum Glück nahm mir die Apothekerin, eine rüstige Frau Anfang sechzig mit einer Lesebrille an einer goldenen Kette, die Frage ab, als sie mir das Glaubersalz reichte.

»Darmreinigung zum Heilfasten?«, fragte sie mich. Offensichtlich hatte sie meinen offenen Hosenknopf bemerkt.

»Ja …«, sagte ich, ein wenig überrumpelt.

»Das schmeckt in der Regel ziemlich bitter. Wollen Sie es vielleicht lieber mit einem Einlauf versuchen?«

Ich zögerte. »Ist das nicht kompliziert?«

»Ganz im Gegenteil. Ich mach das selbst zweimal im Jahr.« Sie griff unter die Theke und reichte mir einen Karton. »Die meisten kaufen das hier. Da ist alles drin. Inklusive Bedienungsanleitung. Achten Sie vor allem auf die Wassertemperatur. Zu kalt ist schrecklich. Noch Fragen?«

Ich war positiv überrascht, dass es scheinbar einen großen Kreis von Menschen gab, für die es selbstverständlich war, sich regelmäßig einen Schlauch in den Hintern zu stecken. Ich war allerdings noch nicht locker genug, mich darüber mit einer mir bislang unbekannten Frau zu unterhalten. Ich nahm den Karton, dankte, zahlte und fuhr nach Hause.

Zum Abendessen probierte ich das erste Rezept aus: Reis mit gedünsteten Zwiebeln und Zucchini. Dazu zwei Avocadohälften, garniert mit einer Handvoll Cocktailtomaten und ein paar frischen Kräutern als Deko.
Selbst das minimalistische Kochen in Form von Gemüse schneiden, Zwiebeln dünsten und Reis kochen war eine strukturierte Wohltat für die Seele und gegen die Langeweile. Das Ergebnis sah gar nicht mal schlecht aus. Und roch gut. Ein Neunerkarton Chicken-Nuggets war eine optische Wüste dagegen. Ich musste an Locke denken. Der Typ war mir gänzlich unsympathisch. Aber Essensentzug als Strafe einzusetzen, fand ich nun doch falsch. Wenn ich dazu in der Lage war, durch eine positive Sichtweise auf Nahrung meinen Käfig zu verlassen, dann könnte er sein Verhalten in seinem Käfig vielleicht auch durch Essen als Motivation zum Reden statt Essensentzug als Strafe für Schweigen verändern. Ich rief nach meinem Essen Gerd an.
»Hat Locke mal nach was zu essen gefragt?«
»Ungefähr siebzehnmal, wieso?«
»Hat er von sich aus angeboten zu reden?«
»Nein – aber meine Einladung dazu hat er siebzehnmal abgelehnt.«
»Was hältst du davon, wenn wir ihm das mit dem Essen und dem Reden schmackhafter machen?«
»Was schwebt dir vor?«
»Wir könnten ihm schon einmal vor Augen führen, was er bekäme, wenn er reden würde.«
»Ich kann ihm gerne eine Dose Ravioli in zwei Meter Abstand vor den Käfig stellen …«
»Das ist nicht ganz mein Plan. Wenn du nichts dagegen hast, schicke ich dir gleich mal ein paar einfache Rezepte. Vielleicht ändert Locke ja seine Meinung, wenn er sieht, was er dafür haben könnte.«
Gerd war verwundert, aber einverstanden. Ich schickte ihm Fotos von meinen Entlastungstagenrezepten.

Essenstechnisch verliefen die nächsten beiden Tage wesentlich unkomplizierter als gedacht. Ich nutzte jede einzelne Mahlzeit als Achtsamkeitsübung und erkundete meine neuen, frischen Lebensmittelfreunde mit allen Sinnen. Ich frühstückte einen Joghurt mit Honig, Erdbeeren, Blaubeeren und Müsli. Die Freude über das Erlebnis der Säure des Joghurts, der Süße des Honigs, der Frische der Erdbeeren und des erdigen Fruchtgeschmacks der Blaubeeren zog mir mehr Wasser im Mund zusammen als noch vor ein paar Tagen die ausgehungerte Gier nach Chicken-Nuggets. Anstatt degeneriert Hühnchenpressfleisch zu lutschen, nahm ich ganz bewusst die über die Mahlzeiten des Tages verteilten Zutaten wahr, den Geruch der frischen Kräuter beim Zerhacken, das Geräusch des Eisbergsalats, wenn ich ihn unter dem Wasserhahn auseinanderbrach, die Schärfe der Radieschen in meinem Mund oder die Glätte der Paprikaschale. Ich entdeckte Gerüche und Geschmacksvariationen neu, die seit Monaten unter Schmelzkäse, Panaden und Frittierfett vergraben waren.
Selbstverständlich war es eine rein psychologische Wirkung, aber dieses Ernährungsprojekt so anzugehen, als sei bewusste Ernährung ein neues Hobby von mir, brachte mir bereits am ersten Entlastungstag einen ungeheuren Motivationsschub.
Ich machte am Sonntagnachmittag einen ausgedehnten Waldspaziergang mit Emily und Katharina. Als ich im Ausflugsrestaurant lediglich einen Tee mit frischer Minze bestellte, fragte Katharina nach, was mit mir los sei. Ich erzählte ihr von meinem *Schöner-Wohnen*-Programm. Sie fand den Ansatz toll und versprach, mich wann immer notwendig zu unterstützen. Zum Beispiel, falls ich beim Fasten einmal zu schwach sein sollte, um mich um Emily zu kümmern. Als sie mir beim Abschied ein »Viel Spaß beim Einlauf!« zuhauchte, war ich unsicher, ob dies ironisch, sarkastisch oder einfach nur freundlich gemeint war.
Während ich mir abends ein Knäckebrot mit Frischkäse und frischen Kräutern zubereitete, fiel mir ein, dass sich Gerd noch gar nicht gemeldet hatte. Ich rief ihn an, um zu fragen, ob Locke sein Nahrungsangebot ähnlich verlockend fand wie ich meins.

»Er hat sein Essen nicht angerührt«, informierte mich Gerd.
»Weil es noch außerhalb seiner Reichweite neben dem Käfig liegt?«
»Weil er Joghurt und Frischkäse aus Tiermilch nicht essen möchte. Er ist Veganer.«
Vielleicht hätte der Ort seiner Verschleppung ein Hinweis darauf gewesen sein können. Mir kam wieder die Speisekarte vom *Recyclinghof* in den Sinn, auf der Fleisch nicht einfach vermieden, sondern durch künstliche Produkte aufwendig nachgebaut wurde. Wie einfach und natürlich war im Gegensatz dazu die Einkaufsliste aus Herrn Breitners Ernährungsbuch, in dem Fleisch nicht ersetzt wurde, sondern einfach keine Rolle spielte.
»Gut, soll er halt vegane Luft essen, bis er redet. Ist wahrscheinlich nur nicht ganz so lecker«, vermutete ich.
»Apropos lecker: Woher hast du eigentlich die Rezepte? Das Essen schmeckt wirklich gut.«
»Neues Hobby von mir ... Du meldest dich, wenn es etwas Neues gibt?«
»Selbstredend.«
Ich wusste von Herrn Breitner, dass es einen Unterschied zwischen Hungern und Fasten gab. Was Locke betraf, wusste ich allerdings nicht, ob veganes Verhungern gesünder war als nicht-vegane Ernährung. Aber das war Lockes Problem. Nicht meins. Ich aß ja noch.
Wie in Herrn Breitners Buch beschrieben, überwand ich an den Entlastungstagen das Verlangen, aus Langeweile zu essen, indem ich mich zum einen liebevoll durch Lesen und kleine Spaziergänge von meiner Langeweile ablenkte. Zum anderen machte ich mir immer mal wieder bewusst einen Tee, zelebrierte das Trinken und füllte meinen Magen mit wohltuender Wärme. Ich nahm über die beiden Tage verteilt viel Flüssigkeit zu mir, sodass sich mein Bauch nie leer anfühlte. Nachts hatte ich allerdings in der Tat Schwierigkeiten einzuschlafen, weil ich das Gefühl hatte, zu wenig gegessen zu haben. Ich erinnerte mich an zahlreiche Nächte, in denen ich nicht einschlafen konnte, weil ich zu viel getrunken hatte. Das *Zu-wenig-gegessen-haben*-Gefühl war mir im Vergleich wesentlich angenehmer.

Als mir in der ersten Nacht die Ruhelosigkeit der ums Essen kreisenden Gedanken zu viel wurde, stand ich auf und legte mich ohne Erdnussflips vor den Fernseher. Ich schaute mir eine ganze Staffel *Yellowstone* an, eine moderne Cowboyserie. Die Cowboys auf der Ranch waren kraftvolle Naturburschen, die Steaks aßen, Bier tranken und mit Begeisterung Rinderherden statt Tofukäse über die Weiden Montanas trieben. Der Anblick dieser Männer motivierte mich. In absehbarer Zeit würde ich nicht nur meine Hose wieder zubekommen, sondern irgendwann sogar eine Gürtelschnalle wie die Cowboys aus der Serie tragen können. Ohne dadurch die Haut unter meinem Bauchnabel wund zu scheuern. Bevor mich mein Gehirn darauf hinweisen konnte, dass der Bauchumfang des Trägers der geringste Grund dafür wäre, dass eine Cowboygürtelschnalle bei einem auf die fünfzig zugehenden Großstadtanwalt albern wirken würde, war ich eingeschlafen.

25 EINLAUF

»Eine warme Dusche ist immer wohltuend.
Egal auf welcher Seite des Schließmuskels.«

JOSCHKA BREITNER,
SCHÖNER WOHNEN IM EIGENEN KÖRPER

NACH ZWEI KOMPLETTEN Entlastungstagen nahte nun am nächsten Morgen das große Ereignis: mein erster Einlauf. Im Bett liegend wurde mir bewusst, dass ich mich unwohl fühlte bei dem Gedanken, mir heute einen Schlauch in den Hintern zu stecken. Wie sollte ich das anstellen? Augen zu und durch? Das wäre keine achtsame Herangehensweise. Gerade weil ich es befremdlich fand, mir gleich von außen Wasser in meinen Darm laufen zu lassen, sollte ich diese Erfahrung vielleicht doch sehr bewusst machen. Ich wollte mir auch seelisch darüber im Klaren sein, dass ich mit dieser Handlung den Ernährungsschalter in meinem Körper umlegen würde. Ich entschloss mich, dies als ein Ritual anzusehen, für das ich mir bewusst Zeit nehmen würde.

Ich stand auf, zog mir meinen Bademantel über T-Shirt und Boxershorts und trank in der Küche in Ruhe einen Tee mit frischem Ingwer und Honig. Anschließend ging ich ins Badezimmer und öffnete den Karton aus der Apotheke. Gemäß Gebrauchsanweisung bastelte ich den Irrigator zusammen: An den durchsichtigen Plastikeimer schloss ich den orangefarbenen Gummischlauch an. In das andere Ende des Gummischlauchs steckte ich das Ventilstück. Auf das Ventilstück steckte ich das Klistier. Zuletzt war da in dem Karton noch ein flexibles Einlaufrohr, um tiefer in den Darm einzudringen. Es war nicht ganz so stabil wie das Klistier, dafür aber beweglicher. Ich steckte es wie vorgesehen auf das Klistier. An einer Öse im oberen Rand des Eimerchens befestigte ich ein Stück Schnur, um den fertigen Irrigator später erhöht an meiner Handtuchheizung befestigen zu können.

Als ich mit allem fertig war, wurde mir klar, dass ich sämtliche Tätigkeiten ungefähr so emotionslos und mechanisch ausgeführt hatte wie das monatliche Zusammenstellen meiner Rechnungsbelege für meinen Steuerberater. Ich sog keinen Honig daraus, aber es war nun mal notwendig.

Ich versuchte die nächsten, skurrileren Schritte ein wenig bewusster zu gehen. Im Gegensatz zu meinem Standardvorgehen nach dem Sortieren meiner Steuerbelege zog ich mich nach dem Zusammenbau des Irrigators allerdings nackt aus. Wie Gott mich geschaffen hatte, nur dicker, legte ich ein großes, flauschiges Handtuch auf den Badezimmerboden, um mich während des Einlaufs bequem darauflegen zu können.

Ich füllte fünfhundert Milliliter körperwarmes Wasser in den Plastikeimer. Und wunderte mich. Dass meine Füße nass wurden. Ich schaute nach: der orangene Schlauch des Plastikeimers baumelte aus dem Waschbecken heraus zwischen meinen Beinen. Das Ventil war offensichtlich geöffnet und ließ das Wasser direkt wieder aus dem Schlauch herauslaufen. Ich schloss das Ventil, wischte mit dem flauschigen Handtuch den Boden trocken, auf den ich mich gleich legen wollte, legte ein neues, nicht ganz so flauschiges Handtuch aus und füllte das ausgelaufene Wasser nach. Zumindest befand sich nun keine Luft mehr im Schlauch. Ich hängte das Eimerchen an die Heizung.

Gemäß Anleitung cremte ich das Ende des Einlaufrohrs mit *Nivea* ein und wunderte mich, wie problemlos es von hinten unten in meinen Körper einzuführen war. Ich legte mich auf den Rücken auf das Handtuch, griff mit den Fingern nach dem Ventil am Schlauch und öffnete es.

Zum Glück konnte ich aus dieser Position heraus keinen Blick in den Badezimmerspiegel werfen. Das Bild von mir hätte ich nie wieder von meiner Netzhaut entfernen können. Ich muss ausgesehen haben wie ein Käfer auf dem Rücken. Mit einem Schlauch im Hintern. Ich hoffte nur inständig, dass ich diese auch mit aller Fantasie lediglich als unwürdig zu beschreibende Position so schnell wie möglich wieder würde verlassen können.

Ich blickte skeptisch auf das Eimerchen über mir an der Heizung. Es entleerte sich überraschend zügig. Und auf einmal bemerkte ich es: dieses wohlige, warme Gefühl im Darm. Das Wasser hatte von unten das Innere meines Körpers erreicht. In weniger als zwei Minuten war das Gefäß geleert und mein Darm gefüllt. Ich fühlte mich voll, aber gut. Überraschend zügig und unerwartet problemlos war das vorbei, wovor ich mich im Bett noch gegruselt hatte. Ich war dankbar, meine Käferposition verlassen zu können. Ich stand auf, zog den Schlauch aus meinem Körper, hängte den Eimer von der Heizung und legte die ganze Apparatur in die Badewanne, um sie dort später durchspülen zu können.

In Herrn Breitners Buch war beschrieben, dass sich das Wasser zunächst in allen Windungen des Darmes ausbreiten sollte, bevor es den Bauch in drei aufeinanderfolgenden Schüben wieder würde verlassen wollen. Den vorgeschlagenen Gymnastikübungen folgend legte ich mich wieder auf den Rücken und fing an, meinen Körper von einer Seite auf die andere zu drehen, damit das warme Wasser wirklich jede Windung meines Darmes erreichen konnte. Jetzt galt es, dem bereits zu spürenden Druck des Wassers im Idealfall sechs bis zehn Minuten zu widerstehen, damit der Reinigungseffekt im Darm optimal war. Ich war gerade dabei, wie in der Anleitung vorgeschlagen, nackt auf dem Badezimmerboden eine Kerze zu machen, um den Wasserdruck möglichst vom Schließmuskel fernzuhalten, als es an der Tür klingelte.

Außer Emily oder Katharina klingelte so gut wie nie jemand an meiner Wohnungstüre. Und beide hätten sich vorher telefonisch angekündigt. Wahrscheinlich war es nur ein Paketbote. Ich legte mich aus der Kerze heraus auf die linke und dann auf die rechte Seite meines Körpers. Ich spürte wohlig, wie die Wärme in meinem Darm meinen ganzen Unterkörper ausfüllte. Aber auch zu drücken anfing. Es klingelte erneut. Diesmal verbunden mit einem Klopfen an der Tür. Wer auch immer es war, er stand vor meiner Tür. Und störte mich in dem Moment, in dem ich es am wenigsten gebrauchen konnte.

Es klopfte erneut.

»Björn? Bist du da?« Das war Walters Stimme.
Ich stand auf, warf mir meinen Bademantel um und ging zur Tür. Durch den Spion sah ich Walter vor der Tür stehen. Ich öffnete.
»Sorry, wenn ich störe«, sagte Walter mit Blick zunächst auf meinen Bademantel und dann auf seine Armbanduhr. »Ich war gerade in der Gegend. Sascha hat mich reingelassen und mir gesagt, dass du zu Hause sein müsstest. Bist du krank?«
»Nein, ich ...« Ich hatte nicht die geringste Lust, mich vor einem Mitarbeiter zu erklären, der mich gerade in einem sehr intimen Moment störte. Mit fünfhundert Millilitern lauwarmem Wasser im Enddarm, die unbedingt rauswollten. »Komm einfach rein. Setz dich doch ins Wohnzimmer. Ich komm gleich ...«
Ein ungewohnter Druck machte sich in meinem Unterleib breit. Nicht unangenehm. Der Druck hatte nichts mit den Krämpfen zu tun, die ich von Magen-Darm-Erkrankungen kannte. Aber der Druck forderte doch den sofortigen Gang zur Toilette ein. Ich verschwand wieder im Bad. Es war wie Durchfall ohne Schmerzen. Das Völlegefühl ließ sofort nach. Ein wenig Wärme war noch vorhanden. Körperliche Erleichterung durchströmte mich. Ich ging im Bademantel in mein Schlafzimmer und zog mich an. Auf dem Weg zu Walter überkam mich zum zweiten Mal das dringende Bedürfnis, unterwegs einen Zwischenstopp auf dem Klo einzulegen. Ich folgte auch diesem Drang.
»Wirklich alles okay?«, fragte Walter, als ich ins Wohnzimmer kam.
»Jaja ... es ist nichts. Was führt dich zu mir?«
»Wir haben zwei neue Erkenntnisse über Locke. Zum einen ...«
»Sorry, bin gleich wieder da.« Ich folgte erneut meinem inneren Drang ins Bad. Danach fühlte ich mich tatsächlich geleert und erleichtert. Und genervt von Locke, weil die neuen Erkenntnisse über ihn mir diesen ungestörten Moment meines ersten Einlaufs zerstört hatten.
»Da bin ich wieder. Also: neue Erkenntnisse über Locke?«, setzte ich an.
»Ja. Wir haben dein altes Handy jetzt auswerten können. Locke hat kurz vor seiner Verschleppung ein Bild von deinem Handy per SMS versendet. Und zwar unser Selfie aus der Plantage.«

Das saß. Wäre mein Magen nicht so angenehm warm, sauber und leer gewesen, hätte er sich jetzt wahrscheinlich verkrampft. Die Plantage im Zookeller, meine Flucht aus dem virtuellen Alltagskäfig, könnte nun konkreten Anlass dazu geben, demnächst in einem tatsächlichen Knast zu landen.

»An wen wurde das Bild gesendet?«, wollte ich wissen.

»Wissen wir noch nicht. Die Nummer ist von einem Prepaid-Handy. Derzeit nicht im Netz. Können wir also auch nicht orten. Die gute Nachricht ist, dass dieses Prepaid-Handy das letzte Mal einen Tag vor der SMS im Netz war.«

»Und das bedeutet?«

»Der Adressat hat das Foto noch nicht gesehen. Wird er aber, sobald er wieder im Netz ist.«

Das war zwar noch kein wirklicher Hoffnungsschimmer, verschaffte uns aber zumindest ein wenig Zeit, eine Lösung für das Problem mit dem Bild zu finden.

»Dann wird Locke uns wohl oder übel ein wenig zügiger etwas über den Besitzer des Handys erzählen müssen – bevor das Bild noch weiter verbreitet wird«, schlussfolgerte ich. »Was ist die zweite Erkenntnis?«

»Wir haben auch nach Querverbindungen zwischen Locke und Maltes Familie gesucht. Und sind fündig geworden. Vor ein paar Wochen hatten sich Aktivisten an der Zufahrt zu einem der *Deutschfleisch-Nord*-Schlachthöfe festgeklebt.«

Ich hatte darüber in der Zeitung gelesen. »Was hat das mit Locke zu tun?«

»Locke war einer der Aktivisten.«

Walter reichte mir die Fotokopie des bebilderten Ausschnitts aus der Lokalzeitung, den ich damals überflogen hatte. Ein auf dem Foto im Hintergrund deutlich erkennbarer Nils aka Locke hatte sich mit ein paar offensichtlich gleichaltrigen Freunden auf den Asphalt geklebt und ein Banner mit der Aufschrift *Schlachten ist Mord* vor sich auf die Zufahrt gelegt. Während der Blockade verendeten laut Artikel zwei Dutzend Schweine in einem Transporter, der aufgrund der Blockade

nicht entladen werden konnte. Ironischerweise wurde Nils und seinen Freunden in dem Artikel aber nicht der Mord an den Schweinen zur Last gelegt. Stattdessen wurde der *Deutschfleisch GmbH* der Vorwurf gemacht, dass sie ihre Auffahrt vom Werkschutz hatte räumen lassen. Diese Gewalt wäre ganz klar unverhältnismäßig gewesen. Schließlich, so hieß es im letzten Satz, den ich laut vor mich hin murmelte:
»... haben die jugendlichen Protestierer unter selbstlosem Einsatz ihrer Gesundheit nichts weniger als die Welt, wie wir sie kennen, retten wollen.«
Ich war bereits ohne die Informationen bezüglich der verendeten Schweine stinkend sauer auf Locke. Weil er Emily beinahe entführt hätte, weil er das Foto der Plantage weiterverschickt hatte, weil er meinen Einlauf gestört hatte. Aber diese Wut auf Locke tat mir nicht gut. Sie schadete mir – nicht Locke. Ich musste spontan an Epikur denken. Nicht an dessen Aussage zur Freude des Magens. Sondern an dessen Feststellung, dass nichts auf der Welt objektiv gut oder schlecht sei. Erst unsere subjektiven Bewertungen machten es dazu.
Ich bemühte mich achtsam, das, was ich gerade über Locke erfahren hatte, positiv zu bewerten. Um nicht selbst als Einziger an meiner Wut auf ihn zu leiden. Ich versuchte angestrengt, von der Behauptung gerührt zu sein, dass hier ein jugendlicher Protestierer selbstlos unter Einsatz seiner eigenen Gesundheit die Welt hatte retten wollen. Dabei muss mir eine Träne aus dem Auge gekullert sein.
»Weinst du etwa?«, fragte mich Walter verwundert.
»Ist es nicht bewundernswert, dass sich junge Menschen in dem Alter schon für so große Ziele einsetzen?«, fragte ich zurück.
»Sicherlich. Wenn man noch nie etwas von Charles Lindbergh, Alexander dem Großen oder Albert Einstein gehört hat«, antwortete Walter sachlich.
»Was haben die drei mit Lockes Einsatz für die Welt zu tun?«
»Locke hat mit seinen *jugendlichen* siebenundzwanzig Jahren eine Ausbildung als Abiturient und einen Beruf als Weltretter. In dem Alter hatte der genauso jugendliche Charles Lindbergh bereits den Atlantik

überflogen, der jugendliche Alexander der Große das persische Kernland erobert und der jugendliche Albert Einstein die spezielle Relativitätstheorie begründet.«

Das war durchaus ein Punkt, der sich nicht subjektiv wegbewerten ließ.

»Aber«, merkte ich an, »die drei Altersgenossen von Locke haben durch ihr von egoistischer Sucht nach Ruhm getriebenes Handeln die Welt lediglich *verändert*. Der jugendliche Locke hingegen hat sich selbstlos auf der Rampe einer Schlachterei festgeklebt, um die Welt zu *retten*.«

»Dafür musste sich Charles Lindbergh aber auch an einem Ergebnis messen lassen«, merkte der geschichtlich offenbar ziemlich interessierte Ex-Soldat an. »Für ihn gab es nur die Alternative, den Atlantik zu überfliegen oder im Atlantik zu ertrinken. Die Welt zu retten, indem man sich an der Auffahrt einer Schlachterei festklebt, ist eine vergleichsweise gefahrlose Aufgabe: Es gibt keinen Misserfolg. Weder der Untergang noch die Rettung der Welt wird zu Lebzeiten des Klebers jemals eintreten.«

Locke war mir durch meine kleine Achtsamkeitsübung nicht sympathischer geworden. Er kam mir nur alberner vor.

»Und inwiefern bringt uns dieser Artikel dann jetzt in Bezug auf Locke weiter?«, fragte ich Walter.

»Entführer mit finanziellem Interesse kleben sich in der Regel nicht vor einer Entführung medienwirksam auf dem Grundstück der Eltern des Opfers fest. Entweder dieser Nils ist ein ziemlich weltfremder *WOBA* oder er …«

»Was ist ein *WOBA*?«, unterbrach ich Walter.

»Weltenretter ohne Berufsabschluss … oder er wollte mit der Entführung etwas anderes bezwecken als Geld. Vielleicht Rache an Maltes Vater wegen der gewaltsamen Räumung der Rampe.«

»Kindesentführung nicht wegen Geld, sondern aus Rache wegen Aua-Hand? Ich weiß nicht, was ich verwerflicher finden soll …«

»Auch das sollten wir Locke fragen, aber er redet ja nun mal nicht.«

»Von mir aus können wir langsam in Erwägung ziehen, ihn aktiv zum Reden zu animieren«, bemerkte ich in Gedanken.
»Ich denke, du bist gegen Gewalt«, fragte Walter verwundert.
»Im Prinzip schon«, fing ich an auszuführen. »Ich bin gegen Gewalt, solange sie mehr Schaden anrichtet als die Gefahr, die die Gewalt verhindern soll. Aber solange der Typ nicht redet, solange wir sein Motiv nicht kennen, solange können wir uns kein Bild von der Gefahr machen, die er darstellt.«
»Wir haben in der Tat keine Ahnung, ob noch andere Entführungsversuche geplant sind oder was er mit dem Selfie von der Plantage anfangen will«, bestätigte Walter.
»Locke hingegen weiß, wer ihn verschleppt hat, warum wir das getan haben und womit wir außerhalb von Verschleppungen unsere Brötchen verdienen. In Lockes eigenem Interesse sollten wir von seinen Verbrechen mindestens ebenso viel wissen wie er von unseren.«
Walter schaute mich fragend an. »Wieso?«
»Sonst gibt es überhaupt keine Verhandlungsmasse. Solange er nicht redet, können wir ihn nicht gehen lassen.«
»Wieso sollten wir ihn überhaupt irgendwohin gehen lassen?«, wunderte sich Walter.
Ich hatte in meinem Leben schon genügend Probleme mit lebenden Mitmenschen beendet, indem ich das Leben der Mitmenschen beendet hatte. Jeder einzelne dieser Morde war notwendig gewesen. Kein einziger dieser Morde war mir leichtgefallen. Ich war nach wie vor dankbar für jede Alternative, die mir erlaubte, ein Problem zu lösen und den das Problem darstellenden Menschen am Leben zu lassen.
»Wenn er meine Tochter nicht entführen wollte, habe ich kein persönliches Problem mit ihm. Wenn es irgendeine Möglichkeit gibt, ihn am Leben zu lassen und gleichzeitig sicher sein zu können, dass er in Zukunft keinen Ärger macht, dann würde ich diese Überlebenslösung gerne jeder anderen Sterbenslösung vorziehen.«
»Gut ... es ist deine Entscheidung.« Walter schaute mich genauso mitleidig an wie ich Maltes Mutter, als sie mir erzählt hatte, sie würde als

Hobby aus dem Nest gefallene Eulen retten. Plötzlich schien Walter eine Idee zu kommen.

»Und wenn wir Locke einfach mit einem kleinen Begleitschreiben an Maltes Vater übergeben? Der scheint ja auch kein Kind von Traurigkeit zu sein, wenn ich Lockes Angst vor der Fleischmafia richtig interpretiere.«

»Manchmal vergrößert die Anzahl derer, die an einer Lösung arbeiten, lediglich das Problem. Solange ich den Umfang des Problems nicht kenne, weiß ich nicht, wer Teil der Lösung sein könnte. Solange Locke nicht mit uns spricht, weiß ich nicht, ob und wie Maltes Vater uns hier weiterhelfen könnte.«

»Wie es aussieht, will Locke aber gar nicht mit uns über irgendetwas plaudern. Er benimmt sich wie ein siebenundzwanzigjähriges bockiges Kind. Den Schalter zum Reden habe ich noch nicht gefunden.«

Die Erwähnung eines Schalters löste einen kreativen Vorgang in mir aus.

»Dann müssen wir bei ihm eben den Schalter von *Bockigkeit* auf *Kooperation* umlegen ...«

»Und wie? Soll ich die Autobatterie schon mal aufladen?«

Walter hatte mir früher bereits gezeigt, wie effizient er Menschen mithilfe einer Autobatterie und zwei Brustwarzenklemmen zum Reden bringen konnte. Eine Erfahrung, der ich mich damals achtsam gestellt hatte, die ich allerdings nicht unbedingt wiederholen musste. Mir schwebte grob eine andere Idee vor.

»Er ist seit Samstag ohne Abendessen ins Bett gegangen?«

»Er hat seit Samstag nur zu trinken bekommen, richtig. Die angebotenen Speisen hat er ignoriert.«

»Dann hat er seine Entlastungstage also schon hinter sich ...«

»Seine was?«

»Erkläre ich dir unterwegs. Lass uns in den Zoo fahren. Vorher müssen wir nur ganz kurz an einem Baumarkt und an einer Apotheke anhalten.«

26 MASSENERHALTUNGSSATZ

»Alles Materielle auf dieser Erde ist messbar und endlich.
Nur unsere Gefühle entziehen sich jeder Maßeinheit.
Deshalb können Freude und Sorge so unendlich viel größer werden
als der Anlass, auf den sie sich beziehen.«

JOSCHKA BREITNER,
*ENTSCHLEUNIGT AUF DER ÜBERHOLSPUR –
ACHTSAMKEIT FÜR FÜHRUNGSKRÄFTE*

NACH ZWEI ENTLASTUNGSTAGEN, einem Einlauf und einem halben Tag tatsächlichem Heilfasten fühlte ich mich so klar und fokussiert in meinem Kopf wie lange nicht mehr. Ich stand voller Energie im Keller des Tigergeheges. Vor mir der störrische Locke, dem ich bei aller Mühe keine positive Bewertung zuschreiben konnte. Ein *WOBA*, der nie alleine über den Atlantik geflogen war, nie eine eigene Theorie aufgestellt und bewiesen, nie selbst etwas erobert hatte.
Ein störrischer Verbrecher, der meine achtjährige Tochter beinahe entführt hätte, weil er zu blöd war, sie von einem beinahe achtjährigen Jungen zu unterscheiden, den er eigentlich entführen wollte. Ein Mensch, der Dutzende Schweine in einem Transporter verenden ließ, um gegen das Schlachten von Schweinen zu protestieren.
Ich hatte trotz meiner Antipathie gegen ihn noch einmal sehr höflich gefragt, welchen Zusammenhang es zwischen der versuchten Entführung meiner Tochter, der beabsichtigten Entführung von Malte und Lockes Protest gegen Maltes Vater gab. Ich hatte sehr freundlich darum gebeten, mir zu sagen, was mit dem Foto unserer Plantage geschehen war. Keine Reaktion. Völlige Dialogverweigerung.
Und jetzt stand Locke da wie eines der Piktogramme auf seiner Oberbekleidung. Dem *Sex-is-a-social-construct*-T-Shirt, das jetzt neben dem Rest seiner Kleidung lag. Er stand breitbeinig und mit erhobenen Armen an die Stangen des Tigerkäfigs gelehnt. Nur noch die Trekkingsandalen hatte Locke an. Dass er diese Position nicht veränderte, lag in erster Linie daran, dass seine Schuhe an den Boden und seine Hände an die Stangen des Käfigs geklebt waren. Dies weniger, weil ich ver-

mutete, dass er sich irgendwo festgeklebt einfach wohler fühlte, sondern in erster Linie, weil wir so ungestörten Zugang zu dem einzigen Körperteil hatten, über den alle auf seinem T-Shirt abgebildeten Geschlechter, egal ob sozial konstruiert oder biologisch erworben, verfügten: dem Hintern. Es war wahrscheinlich nur noch eine Frage der Zeit, bis der Hintern bei allen non-binären Geschlechtern als tertiäres Geschlechtsmerkmal offiziell anerkannt werden würde.

Locke hatte durch sein Schweigen meinen ersten Einlauf gestört. Vielleicht würde sein erster Einlauf ihn nun zum Reden bringen. Ich würde nicht seinen inneren Energieschalter von *Nahrung* auf *Reserven* umlegen. Ich würde seinen inneren Motivationsschalter von *Bockigkeit* auf *Kooperation* umlegen.

Noch in meiner Wohnung waren mir zwei Stimmen durch den Kopf gegangen.

Da war zum einen die Stimme von Herrn Breitner: »Ein Einlauf mit körperwarmem Wasser ist eine Wohltat. Ein Einlauf mit Eiswasser eine Folter. Es kommt also auf die Details an.«

Außerdem war da die Stimme der Apothekerin: »Achten Sie vor allem auf die Wassertemperatur. Zu kalt ist schrecklich.«

Und nun stand Locke da. Mit zwei Schläuchen, die aus seinem Hintern kamen. Der eine führte zu einem beschlagenen Irrigatorbecher, der links von Locke in Kopfhöhe an einem der Gitterstäbe befestigt war. Beschlagen war der Becher vor allem deswegen, weil er mit fünfhundert Millilitern Eiswasser gefüllt war, in dem noch ein paar Eiswürfel schwammen.

Der zweite Schlauch führte zu einem Becher rechts von Lockes Kopf, der mit warmem Wasser gefüllt war.

»Und das funktioniert?«, wollte Walter in erster Linie aus technischem Interesse wissen.

»Das werden wir ja sehen«, war meine Antwort.

»Wie kommst du auf so eine schräge Idee?«, wollte Gerd wissen, der den Schlauch zur späteren Reinigung des Käfigbodens bereits in der Hand hielt.

»Meinst du *schräg* im Sinne von verwerflich oder *schräg* im Sinne von ungewöhnlich?«, erkundigte ich mich.
»Letzteres. Wenn es nach mir ginge, dann hätte der Kindesentführer kein Eiswasser, sondern Eis-Tabasco in dem linken Becher«, konkretisierte Gerd.
»Ich will niemanden verletzen. Lockes emotionale Kälte zu spiegeln reicht mir erst mal. Also, Locke, letzte Chance: Was hat es mit der Kindesentführung auf sich und wer hat jetzt unser Selfie-Foto?«
»Du kannst mich mal«, war die bockige Antwort.
Ich nickte Walter zu, der das Ventil am linken Schlauch öffnete. Nachdem hundert Milliliter Eiswasser abgeflossen waren, bat ich ihn, das Ventil wieder zu schließen.
Locke verkrampfte sich. Von unten nach oben. Er kniff zuerst die Pobacken zusammen, dann zog er den Bauch ein. Zuletzt schnitt er eine schmerzverzerrte Grimasse.
»Ihr Schweine!«, schrie er fast weinerlich. Mir war immer unverständlicher, warum er sich auf der Zufahrt eines Schlachthofes festgeklebt hatte, wenn *Schweine* für ihn ein Schimpfwort war.
»Und? Kommen wir jetzt ins Gespräch?«, fragte ich nach.
»NEIN!«, brüllte Locke.
»Noch einmal fünfzig Milliliter, bitte«, bat ich Walter, der entsprechend das Ventil bediente. Tröpfchenweise näherten wir uns der Wahrheit.
Nach insgesamt zweihundertsiebzig Millilitern Eiswasser schrie Locke endlich, worum es bei der Entführung ging. »Maltes Vater sollte seine Schlachthöfe dichtmachen, um sein Kind wiederzukriegen. Die Idee hatte Tom. Der hat auch euer Foto.«
Ich nickte Walter zu, sein Ventil zu schließen. Ich nickte Gerd zu, Locke mit ein wenig innerer Klimaerwärmung das Leben wieder angenehmer zu gestalten. Locke entspannte sich sichtlich, als das warme Wasser seine inneren Krämpfe löste.

Innerhalb von zehn Minuten hatte Gerd die Sauerei auf dem Boden des Käfigs mit dem Schlauch in den Bodenabguss des ehemaligen

Schlachtraumes gespült. Locke wirkte gelöst. Zumindest von den Stäben. Er war wieder angezogen. Die Atmosphäre hatte sich wesentlich entspannt.
»Also, jetzt bitte der Reihe nach. Was genau hatte es mit der versuchten Entführung von Malte auf sich?«, setzte ich freundlich zur nächsten Fragerunde an.
»Wir wollten Malte entführen, damit sein Vater aufhört, die Welt zu zerstören.«
Das war eine unter verschiedenen Gesichtspunkten monströse Aussage. Die Sache mit dem Weltzerstören mal beiseitegelassen, irritierte mich bereits Lockes binäres Denken in klassischen Elternteilen.
»Wenn Geschlecht nur ein soziales Konstrukt ist, warum bist du dir dann so sicher, dass der Elternteil, der angeblich gerade die Welt zerstört, nicht Maltes Mutter ist?«, hinterfragte ich sein T-Shirt.
»Oder seine Vater*in?«, fragte Gerd.
Jetzt war Locke verwirrt. Aber wir hatten ihn für heute schon genug gequält, deshalb schob ich diese Frage beiseite und beschäftigte mich mit der größeren Monstrosität.
»Gut, du scheinst noch in alten Denkmustern gefangen zu sein. Wie genau zerstört denn Maltes Vater die Welt? Und wie sollte Maltes Entführung ihn davon abhalten?«
»Wäre Maltes Entführung gelungen, hätten wir die Forderung gestellt, dass sein Vater innerhalb einer Woche alle seine Schlachthöfe schließt. Und dass er sich ganz offiziell gegen Fleischkonsum ausspricht.«
»Warum?«, entfuhr es mir naiv.
»Weil die Menschheit nur überlebt, wenn wir von dieser schädlichen Fleischfresserei wegkommen.«
Das musste ich erst einmal intellektuell verarbeiten. Es ging hier also tatsächlich nicht um eine klassische Kindesentführung, verbunden mit einer Lösegeldforderung. Was bereits unterste Schublade, aber immerhin noch klassisches kriminelles Verhalten war. Es ging darum, der Gesellschaft ein bestimmtes Ernährungsverhalten aufzuzwingen. Ohne dass die Menschheit vorher mal freiwillig mit ihrem Therapeuten

darüber gesprochen hätte. Es ging um die Begehung einer Straftat für ein politisches Ziel. Es ging um praktischen Kindesmissbrauch im Namen von theoretischer Weltverbesserei.

»Ihr wolltet also einen siebenjährigen Jungen für ein höheres Gut opfern. Ist das noch Terrorismus oder schon Religion?«, fragte ich philosophisch interessiert.

»Das ist eine Notwendigkeit. Wir hätten Malte ja sofort wieder freigelassen, sobald sein Vater die Forderungen erfüllt hätte.«

»Und wenn eure Forderung nicht erfüllt worden wäre? Hättet ihr Malte dann umgebracht oder was?«, erkundigte sich Gerd, in dessen Augen sich Fassungslosigkeit spiegelte.

»Dann hätten wir zunächst einmal unserer Forderung Nachdruck verliehen und Malte einen kleinen Finger abgeschnitten.«

Gerd stand auf. »Hängt den Irrigator wieder auf, ich hol mal schnell Tabasco.«

Ich bat den Vater zweier kleiner Töchter, sich wieder zu setzen. »Das können wir immer noch machen. Jetzt möchte ich erst einmal wissen, was im Kopf eines Menschen vorgeht, der meint, Kinder einer Ideologie opfern zu können.«

»Was für eine Ideologie sollte das bitte sein?«, fragte Gerd, während er sich setzte.

»Genau das ist die Frage. Locke: Was an Fleischkonsum ist so schlimm, dass ihr meint, im Kampf dagegen ein Kind entführen, verstümmeln und vielleicht sogar töten zu dürfen?«

»Die Welt, wie wir sie kennen, wird untergehen, wenn wir weiterhin so viel Fleisch konsumieren.«

»Die Welt, wie wir sie kennen, wird untergehen, wenn Idioten wie du für jeden quersitzenden Furz gleich ein Kind entführen«, merkte Gerd an.

»Genau darum geht es doch! Fürze sind lebensgefährlich!«, ereiferte sich Locke. »Habt ihr eigentlich eine Ahnung, wie viel CO_2 allein durch den Abbau von Methanfürzen von Kühen sinnlos in die Atmosphäre geblasen wird und das Klima erwärmt?«

Ich musste nachdenken. Gerd, der sich als Tierpfleger ein wenig mit der Materie auskannte, hatte schneller eine Antwort parat. »Ungefähr genauso viel CO_2, wie das Kuhfutter vorher zum Wachsen aus der Atmosphäre entnommen hatte?«, schätzte er.
Locke war kurz überrumpelt. Inhaltliche Auseinandersetzungen war er offensichtlich nicht gewohnt. Er fasste sich aber schnell wieder: »Ja – richtig. Das CO_2, das vorher im Futter *gebunden* war und durch die Kuhfürze wieder *frei* wird! Durch Kühe versinken Inseln im Meer!«
»Du meinst, das im Futter gebundene CO_2, das ansonsten im Herbst frei geworden wäre, wenn das nicht geerntete Futter vermodert wäre?«, ergänzte ich.
»Also genauso viel CO_2, wie im nächsten Frühjahr vom nächsten Futter wieder gebunden werden würde«, stellte Walter fest.
Allmählich entwickelte die Diskussion eine Eigendynamik und kreiste im Tigerkäfig dynamisch um eine Mitte, in der wie betäubt Locke stand. Und erstaunt »Häh?« sagte.
»Na, im Endeffekt sind die Kuhfürze nichts weiter als der olfaktorische Beweis des Massenerhaltungssatzes«, versuchte Gerd zu erklären.
»Massenerhaltungssatz? Was soll das denn bedeuten?« Locke schien mit dem Begriff selbst dann nichts anfangen zu können, wenn er es hätte wollen. Aber nun war auch ich positiv gespannt auf Gerds naturwissenschaftliche Argumentationslinie.
»Der Massenerhaltungssatz besagt«, setzte Gerd an, »bei allen chemischen Reaktionen in einem geschlossenen System bleiben die Gesamtmassen der an der Reaktion beteiligten Stoffe erhalten. Die Gesamtmasse der Ausgangsstoffe ist gleich der Gesamtmasse der Reaktionsprodukte.«
Auch die Gesamtmasse der Fragezeichen über Lockes Kopf blieb konstant. Gerd führte weiter aus: »Die Erde ist ein geschlossenes System, das mit über hunderttausend Kilometern in der Stunde um die Sonne rast. Bis auf ein paar Sternschnuppeneinschläge sind alle Elemente, die auf unserer Erde eine Rolle spielen, seit Anbeginn der Zeit in exakt der gleichen Menge vorhanden. Und das wird aufgrund der Geschlossenheit des Systems auch immer so sein.«

»Kannst du das mal bitte an einem einfachen Beispiel erklären?«, bat ich ihn.
»Nimm dicke Leute als Beispiel«, setzte Gerd an, während er mich taxierte. Ich wollte erst beleidigt sein, aber Gerd fuhr fort: »Auch wenn alle Menschen auf der Erde immer dicker werden, bleibt das Gesamtgewicht der Erde eine Konstante. Die Erde an sich kann gar nicht schwerer werden. Mal ist das Gewicht eben als Nahrung im Boden, als Kuh auf der Weide oder als Wampe im Menschen gespeichert.«
Ich nickte verstehend.
»So ist das mit allen Elementen. Die Gesamtmenge an Wasser auf der Erde wird nicht weniger, wenn sie in der Arktis friert oder am Äquator verdunstet.«
»Die Menschheit würde noch nicht einmal dümmer werden, wenn Locke Kinder kriegt?«, fragte Walter nach.
»Prinzip verstanden!«, lobte Gerd.
»Woher weißt du so was?«, wunderte ich mich.
»Das ist naturwissenschaftliches Grundlagenwissen, das man in jeder Schule an einem einzigen Freitagvormittag erwerben könnte. Wenn man denn hinginge«, erklärte mir Gerd. »Alles ist ein Kreislauf von Entstehen und Vergehen. Alles wechselt lediglich immer und immer wieder die Form.«
Lockes Augen wechselten nicht die Form. Sie guckten genauso dümmlich wie vorher. Der Wissenschaft schien er nur dann folgen zu können, wenn sie dort stand, wo er sich gerade festgeklebt hatte.
»Was hat das mit den Kühen und dem CO_2 zu tun?«, fragte er trotzig.
»Das Gesamtvorkommen an Kohlenstoff und Sauerstoff auf der Erde wird nicht weniger, wenn du durch den Mund einatmest. Und nicht mehr, wenn eine Kuh durch den Hintern ausatmet«, klärte Gerd auf. »Am Ende des Tages ergeben alle Teile zusammen immer die gleiche Summe. Auch wenn die Kuh – rein chemisch betrachtet – Methan furzt, das sich dann in der Atmosphäre in CO_2 umwandelt, das wieder von den Pflanzen aufgenommen wird. An diesem Kreislauf wirst du

nichts ändern. Schon gar nicht durch die Entführung eines Kindes. Egal welcher Furz welcher Kuh dir quersitzt.«
Ich fand diese Argumentation zunächst einmal nachvollziehbar. Damit war das Thema für mich fürs Erste beendet, und wir hätten uns der Frage nach dem zweiten Entführer zuwenden können. Für Locke allerdings waren noch nicht alle Argumente ausgetauscht.

27 GETREIDE

»Den Kreislauf des Lebens können wir in allem sehen.
Das Getreidekorn kann als neue Saat auf den Boden fallen,
zu Mehl gemahlen oder an den Ackergaul verfüttert werden.
Nach dem Tod aber werden Mensch und Ackergaul doch
wieder nur zu dem Boden, in dem das Getreidekorn wächst.«

JOSCHKA BREITNER,
ENTSCHLEUNIGT AUF DER ÜBERHOLSPUR –
ACHTSAMKEIT FÜR FÜHRUNGSKRÄFTE

»ABER ES GEHT um die Zukunft unserer Erde! Habt ihr überhaupt eine Ahnung, wie viel Regenwald für Weideflächen von Schlachtvieh abgeholzt wird? Regenwald, der kein CO_2 mehr aus der Luft entnehmen kann«, ereiferte sich Locke.

Mit dem Argument brachte mich Locke erneut zum Nachdenken.

»Das ist in Bezug auf Maltes Vater sicherlich ein Punkt. Hm … hilf mir. Wie viele der Tiere, die Maltes Vater schlachtet, werden tagsüber zum Grasen nach Brasilien auf die Weide getrieben?«

Locke guckte wieder ein wenig irritiert, passte seine These aber schnell meinem Gegenargument an.

»Die gerodeten Regenwaldfelder werden auch mit Futtersoja bepflanzt. Dreißig Prozent des Tierfutters in Deutschland kommt daher. Also auch das Futter von den Tieren von Maltes Vater.«

»Okay. Und das Abhacken des Fingers eines Siebenjährigen wäre eine angebrachtere Lösung für dieses Problem als eine Regelung durch Importzölle für brasilianisches Tierfutter?«

»Importzölle? Bis die beschlossen werden, das dauert viel zu lange. Wir müssen jetzt handeln. Bevor es zu spät ist. Wir müssen unser Essverhalten radikal ändern«, empörte sich Locke.

»Wie gut, dass wir in einer Demokratie leben. Nichts ist demokratischer als Einkaufen. Exakt der Anteil der Bevölkerung, der für Fleischkonsum ist, kauft Fleisch«, stellte Walter fest.

»Siehst du! Du musst gar keine Kinderfinger abhacken. Du musst einfach nur eine Mehrheit davon überzeugen, auf Fleisch zu verzichten«, versuchte ich zu vermitteln.

»Die Mehrheit ist aber zu blöd zu verstehen, was ihre Essgewohnheiten anrichten«, meinte Locke.
»Vielleicht bist du auch einfach zu blöd, das zu erklären«, warf Gerd ein.
»Vielleicht geht es aber auch eine Mehrheit schlicht und ergreifend nichts an, was ich esse«, bemerkte Walter.
»Vielleicht können wir uns darauf einigen, dass der Missbrauch von Kindern nie die Lösung eines Problems ist, selbst wenn eine Mehrheit das wollen würde?«, wollte ich vermitteln.
»Das Problem ist«, meinte Locke mich ignorieren zu können, »dass die Menschheit wegen des Fleischkonsums schlicht und ergreifend noch verhungern wird. Mit dem Getreide, das an Schlachttiere verfüttert wird, könnte locker die ganze Menschheit ernährt werden.«
»Mit dem Getreide, das du vorhin noch verteufelt hast, weil es auf den Regenwaldfeldern wächst?«, wollte Walter wissen.
»Verstehe ich das richtig?«, fragte ich. »Wenn Menschen das Getreide von den Feldern essen, ist das sinnvoller, als wenn erst die Tiere das Getreide fressen und dann die Menschen die Tiere?«
»Richtig! Die ganze Energie, die die Tiere für Bewegung, Fortpflanzung und alleine nur für ihren Kreislauf brauchen, geht auf dem Weg verloren. Für ein Kilogramm Rindfleisch benötigt man zweieinhalb Kilogramm Getreide«, erläuterte Locke.
»Ein Steak schmeckt allerdings auch mindestens zweieinhalb Mal so gut wie ein Sack voller Körner … und ist ein kompakterer Eiweißlieferant«, merkte Walter an.
»Das ist doch das Irre: Eiweiß können wir auch aus Soja oder Heuschrecken zu uns nehmen«, meinte Locke. »Und überhaupt: Wir haben keine Zeit dazu, über Selbstverständlichkeiten zu diskutieren!«
Den Satz *Wir haben keine Zeit dazu …* kannte ich bereits als das Totschlagargument meiner Tochter, wenn sie eigentlich sagen wollte: *Ich habe keine Lust …* Ich nahm mir zunächst einmal ganz bewusst die Zeit für eine mentale Notiz, Herrn Breitner unbedingt zu fragen, wozu Eiweiße ernährungstechnisch überhaupt gut waren. Ich hatte gewisse

Hemmungen, über Dinge zu reden, von denen ich nicht die geringste Ahnung hatte. Anschließend versuchte ich, Locke mit einer ähnlichen Strategie eine weitere Diskussion unterzujubeln wie Emily eine versteckte Rechenaufgabe.

»Wie viel Kilogramm Getreide muss ich denn in ein Brot backen, um genauso satt zu sein wie nach einem ein Kilogramm schweren Steak?«, fragte ich Locke.

»Was soll das denn?«, fragte er, eher patzig als wissbegierig, ohne eine Antwort zu liefern.

»Na, wenn ich zum Beispiel zweieinhalb Kilogramm Getreide in ein Brot verbacken müsste, um am Ende genauso satt zu sein wie nach einem Kilogramm Steak, dann ist die Bilanz zwischen Fleisch und Getreide doch ausgeglichen«, erklärte ich.

Locke zuckte überfordert mit den Schultern und wünschte sich wahrscheinlich einfach einen diskussionsfreien Kuscheltier- oder Spieletag. Aber Walter hatte schon die nächste Knobelaufgabe parat.

»Und wie sieht denn die Fleisch-Getreide-Bilanz bei Heuschrecken aus?«, fragte er.

Locke guckte überfordert. »Die … was?«

Walter erklärte: »Ich meine, wenn Heuschrecken die Alternative zu Rindfleisch sind und die Zucht von einem Kilo Rindfleisch zweieinhalb Kilo Getreide verbraucht, wie viel Kilo Pflanzen braucht man dann für ein Kilo Heuschrecken?«, hakte Walter nach.

Locke wurde wieder bockig. »Woher soll ich das wissen?«

»Aus dem Internet zum Beispiel«, klärte Gerd ihn auf und tippte schon auf seinem Smartphone. »Hier: Eine Wanderheuschrecke frisst pro Tag so viel, wie sie wiegt.«

»Und eine Kuh?«, fragte ich nach.

»Moment … da steht's«, recherchierte Gerd, »eine durchschnittliche Kuh wiegt fünfhundert Kilogramm und frisst pro Tag ungefähr fünfzig Kilogramm Futter. Also frisst eine Kuh pro Tag lediglich zehn Prozent ihres Körpergewichts.«

»Das heißt …?«, fragte ich Locke aufmunternd. Aber er bemühte sich noch nicht einmal, eventuell vorhandene Grundkenntnisse im Dreisatz anzuwenden. Irgendwie war es wesentlich einfacher, eine achtjährige Grundschülerin zum Rechnen zu motivieren als einen siebenundzwanzigjährigen Ideologen. Also rechnete ich ihm vor:

»Die Heuschrecke frisst pro Tag hundert Prozent ihres Körpergewichts. Die Kuh zehn Prozent. Nach Adam Riese frisst eine Heuschrecke auf ihr Körpergewicht bezogen also pro Tag zehnmal so viel wie eine Kuh. Wenn ich ein Kilo Rindfleisch durch ein Kilo Heuschrecke ersetze, habe ich den Getreideverbrauch nicht verringert, sondern verzehnfacht.«

»Von der Heuschrecke kann aber alles gegessen werden. Von der Kuh nicht«, protestierte Locke.

»Punkt für den Langhaarigen«, kommentierte Gerd mit Blick auf sein Handy. »Die sogenannte Schlachtausbeute einer Kuh beträgt bloß rund fünfzig Prozent.«

»Okay«, stellte ich meine Rechnung um. »Wenn von der Kuh nur die Hälfte gegessen werden kann, dann ist der Getreideverbrauch der Heuschrecke eben nicht zehnmal so hoch wie der der Kuh, sondern bloß die Hälfte davon, also immerhin noch fünfmal so hoch. Oder in Prozent ausgedrückt: Die Heuschrecke frisst fünfhundert Prozent von dem, was eine Kuh frisst.«

»Die Heuschrecke ist also der *Tesla* unter den Nahrungsmitteln: super gut für die Umwelt, wenn man die Frage nicht stellt, wie sie ihre Akkus auflädt«, fasste Gerd zusammen.

Locke wollte anscheinend nicht über die Herausforderungen der Mobilitätswende reden, sondern sich doch noch in die Rechnung einbringen.

»Das … sind doch mathematische Taschenspielertricks. Eine Heuschrecke wird nur sechs Monate alt und frisst deswegen viel kürzer als eine Kuh«, ereiferte sich Locke.

»Hm … in welchem Alter wird eine Kuh geschlachtet?«, fragte ich Gerd, der mir schnell die Antwort ergoogelte: »In der Regel mit zwei Jahren.«

»Eine Kuh wird also viermal so alt wie eine Heuschrecke«, setzte ich in Relation. »In der Zeit frisst sie aber pro Tag und Kilo essbarem Körpergewicht nur ein Fünftel, also zwanzig Prozent von dem, was eine Heuschrecke frisst ... viermal zwanzig Prozent macht achtzig Prozent. Für ein Kilo essbares Fleisch einer schlachtreifen Kuh braucht man also immer noch bloß achtzig Prozent des Futters, das man für ein Kilo Heuschrecke braucht.«

»Punkt für die Kuh«, fasste Gerd zusammen. Locke schaute wie ein Sack Getreide.

Irgendwie schwirrten mir die ganzen Zahlen durch den Kopf. »Oder wo steckt da jetzt ein Rechenfehler ... bei dir oder bei mir?«, fragte ich ernsthaft sowohl Locke als auch mich.

»Der Fehler ist vielleicht«, erläuterte Walter, »nicht mit Appetit zu essen, sondern mit dem Taschenrechner.«

Um nicht weiter rechnen zu müssen, holte Locke schnell das nächste Argument gegen Fleisch aus dem Hut.

»Außerdem ist Getreide viel gesünder als Fleisch. Weißt du, wie viele Ernährungskrankheiten beim Menschen durch Fleisch aus industrieller Massentierhaltung hervorgerufen werden? Weißt du, wie viele Menschenlebensjahre wir durch eine andere Ernährung retten könnten?«

Das waren in der Tat alles Fragen, die mich interessierten. Ich wollte sie aber lieber mit Breitner klären als mit einem Kindesentführer. Lockes These war allerdings unter anwaltlichen Gesichtspunkten sehr interessant.

»Du meinst also, du verteidigst das Recht der Menschen auf ein längeres Leben, wenn du dich gegen die Fleischindustrie engagierst?«

»Selbstverständlich.«

»Ein längeres Leben als ein Leben ganz ohne Essen oder ein längeres Leben als ein Leben mit fleischhaltigem Essen?«, wollte Walter konkretisiert haben.

Da Locke auch diese Frage wieder irritierte, fragte ich etwas anderes.

»Mal abgesehen von der Frage, worauf sich dieses *länger* überhaupt beziehen soll … Du vertrittst also mit deinem Protest eigentlich die Interessen der Menschheit?«
»Ja. Das kann man so sehen!«, nickte Locke stolz.
»Frage als Anwalt: Wer genau hat dich mandatiert?«
»Bitte?«
»Nun, wenn jemand als Anwalt der Menschheit auftritt, wäre es doch das Mindeste, eine Vollmacht vorzulegen. Die wird bei jedem Antrag auf Akteneinsicht bei jeder Bußgeldbehörde verlangt. Warum also nicht beim Antrag auf Rettung des längeren Lebens der Menschheit?«
»Das ist doch kleinkariert. Es geht darum, das Richtige zu tun«, trotzte Locke vor sich hin.
»Einem Kind im frei erfundenen Auftrag der Menschheit einen Finger abzuhacken, ist das Richtige?«, empörte sich Gerd. »Ich raspel noch ein paar Chilischoten in den Tabasco …« Er wollte schon wieder aufstehen. Ich bat ihn mit einem Kopfnicken, sich wieder zu setzen.
Es fiel mir schwer, es mir einzugestehen, aber Locke hatte in der Tat ein paar Fragen in Bezug auf meinen eigenen Fleischkonsum aufgeworfen, die ich zeitnah mit Herrn Breitner besprechen wollte. Wofür brauche ich eigentlich Fleisch? Was bewirkt Eiweiß? Wie gesund oder schädlich ist Fleischkonsum? Ohne das nötige Hintergrundwissen dazu wollte ich das Gespräch lieber auf die zweite Frage lenken, die mir unter den Nägeln brannte.
»Anderes Thema«, leitete ich über. »An wen hast du unser Selfie von dieser Plantage hier geschickt?«
»An Tom.«
»Wer ist Tom?«
»Tom ist der Typ mit dem Eisfahrrad, der vor dem Zoo gewartet hat. Aber den werdet ihr nie finden.«

28 TOM

»Der materielle Reichtum der Eltern
ist der Dünger für die seelische Armut des Kindes.«

JOSCHKA BREITNER,
DAS INNERE WUNSCHKIND

»IST DAS HIER Tom?« Walter zeigte Locke auf dem Handy das vergrößerte Foto. Locke war irritiert, dass wir bereits ein Foto von Tom gefunden hatten, nickte aber.

»Ja, das ist Tom. Woher …?«

»Tom ist der zweite Entführer?«, wollte ich wissen. Locke nickte wieder.

»Und warum hast du ihm das Plantagenfoto von meinem Handy geschickt?«, fragte ich nach. Locke zögerte zunächst. Als Gerd mit dem Einlaufschlauch leicht gegen die Gitter des Käfigs schnalzte, antwortete er allerdings sehr schnell sehr freimütig.

»Als die Entführung von Malte gescheitert ist, hat Tom Panik bekommen und wollte verschwinden. *Mit der Fleischmafia von Maltes Vater legt man sich nicht an, ohne einen Trumpf in der Hand zu haben*, hat er gesagt.«

»Und Malte wäre der Trumpf gewesen?«, ergänzte ich. Locke nickte und fuhr fort.

»So wie du auf mich los bist, dachte ich natürlich, du wolltest Malte beschützen. Als ich dann das Foto auf deinem Handy entdeckte, habe ich mir gedacht, dass du ja offensichtlich selber Dreck am Stecken hast. Mit der Drogenplantage da auf dem Bild. Deswegen wollte ich Tom das Bild zeigen. Zur Beruhigung. Vielleicht wäre das ja ein Trumpf.«

»Offensichtlich hat dieser Tom das Bild aber noch nicht geöffnet«, murmelte ich vor mich hin.

»Wer ist dieser Tom?«, wollte Walter wissen.

»Arbeitskollege.«

»Für jemanden, der weder über eine berufliche Ausbildung verfügt, noch einer geregelten Arbeit nachgeht, ist der Begriff *Arbeitskollege* ungefähr so realistisch wie der Begriff *Einhorn*«, murmelte Gerd.

»Er arbeitet also auch nicht?«, fragte ich zur Klarstellung nach. Locke war darüber regelrecht empört.

»Wieso auch nicht? Ich arbeite doch. Ich bin Aktivist.«

»Gut … Damit wir nicht jedes Wort neu definieren müssen, könnten wir vielleicht einfach bei den normalen Definitionen bleiben: Ein Arbeitskollege ist jemand, der mit derselben Tätigkeit Geld verdient«, versuchte ich ein wenig Klarheit zu schaffen.

»Ich verdiene ja Geld. Als Aktivist.«

»Ist klar.« Langsam wurde Walter sauer. »Jetzt mal Klartext: Wer bezahlt dich denn dafür, dich irgendwo festzukleben?«

»Na, Tom. Er finanziert unsere Protestaktionen.«

»Auch die gegen *Deutschfleisch-Nord*?«, wollte ich wissen.

»Auch die«, bestätigte Locke.

»Ich kann ja verstehen, wenn man sein Geld für Koks und Nutten aus dem Fenster schmeißt. Aber warum sollte jemand mit seinem Geld Freaks und Heulsusen auf die Straße kleben? Ziemlich extravagantes Hobby …«, wunderte sich Walter.

»Tom hat reiche Eltern. Er ist sehr großzügig und unterstützt soziale Projekte«, erklärte Locke.

»Was für Projekte genau?«, wollte ich wissen.

»Er hat zum Beispiel das Stück vom großen *WIR* geschrieben und dem Theaterprojekt zur Verfügung gestellt. Er hat die T-Shirts für Gendergerechtigkeit entworfen und zahlt eine Prämie, wenn man sie trägt.« Locke zeigte auf sein mittlerweile nicht mehr ganz so strahlendes *Kommune-1-Sex-is-a-social-construct*-T-Shirt. »Er organisiert die Proteste gegen den Fleischkonsum und bezahlt die Aktivisten fürs Mitmachen. Er ist sehr selbstlos«, antwortete Locke.

Irgendetwas irritierte mich an dem, was Locke da gerade erzählt hatte, aber ich kam noch nicht darauf, was es war.

»Heißt konkret in Zahlen? Wie viel zahlt dir Tom im Monat?«, fragte ich weiter.
»Unterschiedlich. So um die fünfhundert Euro. Cash. Er hat mir außerdem ein *iPhone* zur Verfügung gestellt und zahlt meinen Deckel im *Recyclinghof*«, war Lockes Antwort.
»Du machst dich also für 'nen Apple mit 'nem ›i‹ zum Affen?«, fasste Walter das Konzept zusammen. Locke machte eher den Eindruck, als hätte er sich am liebsten zu drei Affen gemacht: zu dem, der nichts hört, und zu den beiden anderen, die nichts sehen und nichts sagen.
»Und in welchem Verhältnis steht Tom zu Malte?«, wollte Gerd wissen.
»Tom ist Maltes Cousin.«
Das war es, was mich vorhin irritiert hatte. Maltes Mutter hatte mir letzte Woche erzählt, ihr Neffe hätte das Stück vom großen *Wir* geschrieben. Dass dieser Neffe nun versucht hatte, Malte zu entführen, war auf zwei Ebenen ebenso verwirrend wie interessant. Auf der einen Ebene waren gescheiterte Ehen, verhasste Schwiegermütter und zerstrittene Geschwister zwar gesellschaftlich anerkannt. Aber welch ein gescheitertes Familienbild musste hinter der Entführung des eigenen Cousins stecken? Viel bedeutsamer war allerdings die zweite Ebene. Ich dachte darüber nach, was ich über Maltes Vater wusste.
»Cousin väterlicherseits oder mütterlicherseits?«, fragte ich bei Locke nach.
»Wollt ihr mich jetzt wieder wegen meines T-Shirts verarschen?«, fürchtete sich Locke.
»Nein. Ich will wissen, ob Tom der Sohn vom Bruder von Maltes Vater ist.«
»Ja, ist er.«
Tom war also nicht irgendein Freak, der seine eigene Familie hasste und gegen Fleischkonsum protestierte. Toms und Maltes Väter hatten das *Deutschfleisch*-Imperium unter sich aufgeteilt.
»Toms Vater gehört *Deutschfleisch-Süd*. Maltes Vater gehört *Deutschfleisch-Nord*. Richtig?«

Locke nickte.

Haben wir die Kinder, haben wir die Eltern, hatte mir Frau Borken noch vorletzte Woche vor der Schule erklärt. Wenn sie erfahren würde, dass ihr eigener Neffe diesen Ansatz wortwörtlich durch die Entführung ihres Sohnes in die Tat hatte umsetzen wollen, um ihren Mann zu erpressen, würde das Frau Borken wahrscheinlich weniger erfreuen.

Leider war dieser Tom dadurch wesentlich näher am Ansatz unserer Kindergartenplatzvergabe, als mir lieb war. Mit einem entscheidenden Unterschied: Wir ließen ab und an ein Kind für einen Gefallen der Eltern herein. Tom wollte ein Kind nur gegen einen Gefallen der Eltern am Leben lassen.

Irgendwie ging mir die ganze Familie von Malte und Tom inzwischen gehörig auf den Zeiger. Maltes Mutter, die Eulen aufpäppelte, aber ihr Kind so verwahrlosen ließ, dass Malte mit sieben Jahren nicht dazu in der Lage war, einen Reißverschluss zu bedienen. Die das große *WIR* förderte, aber noch nicht einmal Zeit fand, mit der Klasse ihres Sohnes gemeinsam an dem von ihr finanzierten Zooausflug teilzunehmen.

Maltes Cousin, der andere dafür bezahlte, sich in seinem Namen irgendwo hinzukleben. Weil er selbst keine Zeit dafür hatte, da er lieber Theaterstücke über das große *WIR* schrieb. Ein Typ, der eine ideale Welt beschrieb, aber noch nicht einmal dazu in der Lage war, seinen eigenen Cousin so zu beschreiben, dass ein anderer ihn ohne Verwechslung entführen konnte.

Irgendwie durchzog die Familie eine Tendenz, andere mit viel Tamtam dazu aufzufordern, an ihrer Stelle weltweit das Richtige zu tun, anstatt selber still und leise in ihrem eigenen Lebensbereich das Richtige einfach zu machen.

»Und warum schneidet Tom sich dann nicht selber einen Finger ab, schickt ihn seinem Vater und bittet darum, die Betriebe zu schließen?«, erkundigte sich auch Walter sehr pragmatisch.

»Was hätte das denn gebracht?«, wunderte sich Locke.

»Mit dem Finger hätte Malte seinen eigenen Vater erpressen können. Dann wäre eben *Deutschfleisch-Süd* dichtgemacht worden statt

Deutschfleisch-Nord. Es hätte zwar immer noch insgesamt einen Finger weniger gegeben, aber zumindest die Entführung von Malte hättet ihr euch sparen können«, erklärte Gerd.
»Das Verhältnis von Tom zu seinem Vater ist nicht das beste. Wahrscheinlich wäre ihm egal gewesen, ob Tom seine eigene Entführung vortäuscht.«
»Und wer hatte den genialen Plan, Malte ausgerechnet im Zoo zu entführen?«, interessierte ich mich.
»Ich!«, antwortete Locke ernsthaft stolz. »Bei der Schulaufführung vom *Kleinen Ich und dem großen WIR* wurde ja auf einmal Maltes Mutter auf der Bühne vorgestellt. Und dann erzählte sie, dass sie die ganze Klasse in den Zoo einlädt. Als großes *WIR*. Da habe ich Tom anschließend gefragt, ob das nicht eine gute Gelegenheit wäre, Malte zu entführen. Tom fand das super. Hat mir hundert Euro Bonus gegeben. Das Problem war nur ...«
»... dass du keine Ahnung hattest, wie Malte aussieht, richtig?«, ließ ich Locke an meinem bereits erworbenen Wissen teilhaben.
»Richtig. Deswegen hat Tom vor dem Zoo gewartet und mir per Handy beschrieben, was Malte anhat. Und als die Entführung dann vor seinen Augen schiefgegangen ist, weil dieser Wahnsinnige dazwischengerast ...«
Ich hob eine Augenbraue.
»... weil du interveniert hast, da hat er tierisches Muffensausen gekriegt.«
»Nachvollziehbar«, sinnierte ich, ein wenig stolz auf den gemeingefährlichen Eindruck, den ich trotz – oder vielleicht gerade wegen – meines körperlich desolaten Zustands offensichtlich hinterlassen hatte.
»Wo finden wir diesen Tom jetzt?«, wollte Walter wissen, um seine Jungs loszuschicken.
»Gar nicht. Der ist irgendwo auf den Malediven«, erklärte Locke lapidar.
»Was macht er auf den Malediven?«, fragte Gerd.

»Als die Entführung schieflief, hat Tom Panik bekommen, dass ihn irgendwer im Zoo erkannt hätte oder sonst irgendwie in Verbindung mit der versuchten Entführung bringen würde. Er hat sich in den nächsten Flieger gesetzt und war weg.«

»Wohin genau?«, fragte Walter nach.

»Keine Ahnung ... irgendwas mit Hase.«

»Bitte?«, fragte ich.

»Der Inselname war irgendwas mit Hase. Die Insel sieht von oben wohl aus wie ein Hase. Er war da schon öfter zum Tauchen. Da ist ein Resort ohne Handyempfang drauf. Tom wollte keine digitalen Spuren hinterlassen.«

»Und warum bist du nicht mit ihm geflohen?«, wollte Gerd wissen.

»Ich habe nicht das Kleingeld dazu.«

»Warum hat der selbstlose Tom dir die Reise nicht bezahlt?«, hakte Gerd nach.

»Weil Tom meinte, dass wir am besten eine Weile lang nicht zusammen gesehen werden sollten. Aber Tom hat mir sein Lastenfahrrad geliehen, um mobil zu sein.«

So unsympathisch ich diesen Tom bereits jetzt fand, so sehr bewunderte ich sein Talent, sich Idioten gefügig zu machen. Da hielt sich ein finanziell abgesicherter Millionenerbe für einen Hungerlohn ein Rudel Menschen ohne jede Berufserfahrung als kriminelle Hofnarren. Flog dann, wie jetzt, ein Verbrechen auf, entzog sich der Millionärssohn mit dem Flieger in Richtung Malediven dem Verhaftungsrisiko. Der Idiot durfte sich beim Lastenfahrradfahren abstrampeln. Der reiche Gönner galt weiterhin als selbstlos. Der arme Idiot bekam dafür den Einlauf seines Lebens. Schon genial, dieser Tom. Aber vor allem: nicht ungefährlich. Er beherrschte Propaganda. Er war dazu in der Lage, eine seit Anbeginn der Menschheit völlig normale Tätigkeit wie Nutztierhaltung auf einmal zu einem Verbrechen gegen die Menschheit umzudeuten. Er vermochte das Feuer der Panik durch das Verbrennen der Normalität zu schüren. Und dadurch andere Menschen zu Verbrechen anzustiften. Das gefiel mir gar nicht. Vielleicht war ich

aber auch einfach nur neidisch auf ihn, weil ich selbst beim Bemalen der Problemeisberge beim Jour fixe so kläglich versagt hatte.
Doch was würde Tom mit seinem demagogischen Talent erst machen, wenn er den Beweis eines tatsächlichen Verbrechens zu seinem Vorteil nutzen könnte? Zum Beispiel das Foto einer Marihuanaplantage im Tigergehege. Wir mussten Tom in unsere Finger bekommen, bevor er diese Frage für uns beantworten konnte. Arschbacken zusammenkneifen und ran an die Herausforderung.
Für mich waren das heute ohnehin genügend Einläufe für einen Tag gewesen.
Gerd, Walter und ich beschlossen, uns aufzuteilen. Walter würde versuchen, mit seinen Mitteln und Kontakten mehr über diesen Tom herauszufinden. Vor allen Dingen, wo auf den Malediven sich Tom aufhielt. Dazu würde er ganz lokal mit dem Durchsuchen von Toms Wohnung anfangen.
Gerd würde sich im Zoo um die Tiger, um die Pflanzen und um Locke kümmern.
Ich würde meinen heutigen Termin bei Herrn Breitner wahrnehmen.
Ich horchte kurz in mich hinein: Es war wirklich erstaunlich, wie leicht ich mich nach zwei Entlastungstagen und einer kompletten Darmentleerung fühlte. Ich fühlte mich energiegeladen und klar. Und das Beste: Ich hatte überhaupt keinen Hunger.

29 BAUSTEINE

»Nicht die Art der Bausteine bestimmt die Form eines Hauses, sondern die Art, wie der Bauherr sie stapelt.«

JOSCHKA BREITNER,
SCHÖNER WOHNEN IM EIGENEN KÖRPER

ZUM ERSTEN MAL, seit ich zu Herrn Breitner ging, hatte er für unsere Sitzung eine Requisite vorbereitet. Genauer gesagt: drei. Auf dem Beistelltisch im Besprechungszimmer standen nicht nur die Teekanne mit zwei Gläsern, sondern auch drei Schälchen mit verschieden großen Legosteinen. In jedem Schälchen befanden sich Bausteinchen in einer anderen Farbe: Weiß, Braun und Gelb. Herr Breitner hatte mir den lauwarmen grünen Tee eingeschenkt und saß mir jetzt entspannt gegenüber.
»Sie haben heute Ihre erste Einlauferfahrung gemacht?«, begann er das Gespräch.
Ich nickte. Zweimal.
»Wie fühlen Sie sich?«
»Ich habe jetzt schon das Gefühl, als würden sich die Ränder meines Körpers wieder meiner Mitte annähern.«
»Dieses Gefühl wird sich in den nächsten zehn Tagen verstärken. Mit den Rezepten für die Entlastungstage sind Sie gut zurechtgekommen?«
Ich nickte. »Ich habe es mir anfangs nicht vorstellen können, aber ich habe die beiden morgendlichen Schalen Müslijoghurt mit Früchten intensiver genossen als jede Chicken-Nuggets-Box in den letzten Wochen.«
»Diese Erfahrung werden Sie während der nächsten Tage häufig machen. Wenn Sie Ihre Sinne nicht mit Essen betäuben, werden sie geschärft. Sie werden von Tag zu Tag viel intensiver schmecken, riechen, hören, fühlen und sehen können. Die Joghurts, Säfte und Tees, die Sie während des Heilfastens zu sich nehmen dürfen, werden Sie viel intensiver genießen können als jedes Fünf-Gänge-Menü.«

Bei aller Begeisterung über meine Erfahrungen der letzten Tage wollte ich nicht direkt ins Euphorische abgleiten und versuchte Herrn Breitners Aussage relativierend zu hinterfragen.
»So wie ein gefundener Euro ein Vermögen ist, wenn man vorher freiwillig sein Portemonnaie weggeworfen hat …?«
»Ein schöner Vergleich. Weil er völlig unpassend ist. Der Unterschied zwischen Geld und Lebensmitteln ist, dass Geld nur Mittel zum Zweck ist. Das Lebensmittel ist der Zweck. Ein Teelöffel Joghurt, ein Schluck Saft oder das Nippen an einer Tasse Tee erfüllen sofort ihren Zweck. Wo immer Sie gerade sind. Sie essen morgens einen kleinen Joghurt, und Ihr Körper kann seine Muskeln direkt mit Eiweiß versorgen. Wenn Sie mittags ganz bewusst und in kleinen Schlucken ein Glas Fruchtsaft trinken, spüren Sie sofort den Kohlenhydrateschub. Wenn Sie abends einen Gemüsesaft trinken, werden Sie fast spüren, wie die Mineralstoffe und Vitamine durch Ihren Körper kribbeln. Und wenn Sie dann den Tag vor dem Zubettgehen mit einer Tasse Kräutertee aus Zitronenmelisse, Johanniskraut oder Lavendel beschließen, werden Sie merken, wie die entspannende Wirkung der ätherischen Öle Ihren Körper beruhigen. Und obendrein strukturieren Ihnen diese kleinen, aber klar definierten Mahlzeiten wunderbar jeden einzelnen Fastentag. Nahrung bewirkt so viel mehr als Sättigung.«
Wenn mir jemand etwas als ausschließlich positiv verkaufte, ohne auf mögliche Nebenwirkungen einzugehen, wurde ich immer skeptisch. So auch jetzt.
»Sie wollen mir doch nicht erzählen, dass Fasten ausschließlich ein Genuss ist?«
»Das habe ich nicht. Und das werde ich nicht. Ihr Körper wird auf die verschiedensten Arten auf das Fasten reagieren. Sie können sich in den nächsten zehn Tagen auf ungeahnte Energieschübe und unvermutete Kreislaufprobleme einstellen. Aber all das sind Anzeichen dafür, dass Ihr Fasten wirkt. Dass Ihr Körper sein Energieprogramm umgestellt hat, wird sich sehr schnell an Ihrer Zunge bemerkbar machen.«
»Positiv oder negativ?«

»Wertungsfrei. Mit dem heutigen Tag, mit der vollständigen Darmentleerung, haben Sie den Energieschalter von *Energie durch Essen* auf *Energie durch Reserven* umgelegt. Ihr gesamter Stoffwechsel ändert sich. Ihr Körper baut alte Schadstoffe ab. Die werden in der Regel verbrannt. Die Rückstände von der Verbrennung müssen irgendwie wieder raus aus Ihrem Körper. Das läuft über Körperflüssigkeiten: Speichel, Urin, Schweiß transportieren diese Rückstände ab. Das werden Sie diesen Flüssigkeiten anmerken. Durch eine höhere Konzentration an Abbaustoffen im Speichel wird Ihre Zunge schneller belegt sein, Ihr Atem könnte ein wenig müffeln. Ihr Schweiß wird anders riechen. Die höheren Harnsäurewerte könnten zu Kopfschmerzen führen. Gegen all das hilft vor allem: viel trinken und liebevolle Körperpflege.«

»Sie meinen den Gestank übertünchen?«

»Putzen Sie sich einfach öfter mal die Zähne, beißen Sie auf eine Scheibe Zitrone und akzeptieren Sie die Veränderungen rund um Ihren Körper. Was den Schweiß angeht: Gehen Sie ganz bewusst in die Sauna. Schwitzen Sie die Schadstoffe aus. Und trinken Sie danach viel.«

Ich nahm bewusst einen großen Schluck Tee, um zu demonstrieren, dass ich mich bereits intensiv mit dem Vieltrinken beschäftigte. Dabei kam mir das Gespräch mit Locke in den Sinn.

»Wo Sie das vorhin mit dem Joghurt und dem Eiweiß erwähnt haben: Ich hatte heute Vormittag eine kleine Unterhaltung über Fleisch und Insekten als Eiweißlieferanten. Sie haben vorhin Joghurt in Zusammenhang mit Eiweiß erwähnt. Wofür genau brauche ich Eiweiß eigentlich?«

Herr Breitner nahm nun ebenfalls einen Schluck Tee und zog die dadurch entstehende Pause ein wenig in die Länge. Ich kannte diese Geste. Sie unterstrich, dass nun etwas Bedeutendes folgen würde. Er stellte seine Tasse ab, zog nacheinander die drei Schälchen mit den Legosteinen zu sich und zeigte darauf.

»Sie kennen die drei Bausteine unserer Nahrung?«, fragte er.

»Vorspeise, Hauptgang, Nachspeise?«, fragte ich.

»Nein. Viel einfacher: Proteine, Kohlenhydrate, Fette.«
»Das sind mir jetzt schon zu viele Fremdwörter.«
»Dann übersetze ich Ihnen das gerne. Proteine sind Eiweiße. Kohlenhydrate sind Zuckermoleküle – in ganz unterschiedlichen Formen. Und Fett ist Fett. Der Einfachheit halber können wir also umgangssprachlich sagen: Die drei Bausteine unserer Ernährung sind Eiweiße, Zucker und Fette.«
Herr Breitner zeigte bei dem Wort *Eiweiße* auf das Schälchen mit den weißen Legosteinen, bei *Zucker* auf das mit den gelben, bei *Fette* auf das dritte Schälchen mit den braunen Steinen.
»Jedes Lebensmittel, alles, was wir essen, vom *Caesar Salad* über Ihre Chicken-Nuggets bis hin zum Salzkaramell-Eis oder Fruchtsalat, besteht im Wesentlichen immer nur aus einer Kombination dieser drei Bausteine: aus Fetten, Zucker und Eiweißen.«
»Massenerhaltungssatz …«, murmelte ich vor mich hin.
»Bitte?«, fragte Herr Breitner.
»Die Anzahl der Ernährungsbausteine bleibt weltweit gleich – egal ob sie in einer Kuh, drei Zentnern Grillfleisch oder einem dicken Menschen gestapelt sind.«
»Das ist nicht ganz falsch. Der entscheidende Faktor bei Bausteinen ist, wie Sie sie anordnen: Sie können aus der gleichen Anzahl Bausteine einen Ball oder einen Turm bauen. Wie Ihr Körper aussieht, hängt also nicht allein davon ab, wie viel Sie von welchen Bausteinen essen, sondern vor allem davon, in welcher Form Sie die Bausteine in Ihren Mahlzeiten zusammensetzen.«
»Und Sie geben mir den Bauplan?«
»Wie gesagt: Ich werde Ihnen keinen irgendwie gearteten Bau- oder Diätplan geben. Ich gebe Ihnen das Wissen über die Bausteine. Wie Sie die Bausteine in Ihrer zukünftigen Ernährung platzieren, ist Ihrer Kreativität überlassen. Alles, was Sie dazu brauchen, ist ein wenig Kenntnis über die Eigenschaften dieser drei Bausteine.«
Ich befürchtete das Schlimmste. »Kommt jetzt ein chemisches Seminar, das mir das Essen entzaubert? Ich meine: Ich würde mein Essen

auch in Zukunft gerne mit meinen Sinnen genießen – und nicht vorher mit meinem Verstand bis zur Geschmacklosigkeit analysieren«, merkte ich an.

»Das ist genau die richtige, achtsame Einstellung«, lobte Herr Breitner. »Sie sollen Essen mit allen Sinnen genießen, ohne dabei den Verstand zu verlieren. Deshalb werde ich Sie lediglich mit dem notwendigen Grundwissen über den Zweck von Eiweißen, Zucker und Fetten versorgen. Damit Sinne und Verstand in Zukunft auch das Gleiche essen.«

»Ist das denn derzeit nicht der Fall?«

»Nein. Und darin liegt im Grunde auch schon das ganze Problem der heutigen Ernährung: *Moderne* Lebensmittel täuschen Ihre Sinne permanent. Essen schmeckt nicht mehr nach dem, was tatsächlich drin ist. Moderne Lebensmittel täuschen durch künstlichen Geschmack einen natürlichen Inhalt vor, der gar nicht drin ist. Um dieser Täuschung in Zukunft einen Riegel vorzuschieben, sollten Sie zunächst einmal wissen, was die drei Lebensmittelbausteine in natürlicher Form bewirken würden, wenn sie im Essen wären.«

»Okay. Ich bin ganz Ohr.«

Herr Breitner zeigte auf seine drei Schälchen.

»Jede dieser Bausteingruppen hat ihre eigene Funktion.« Herr Breitner schob die weißen Eiweißbausteine nach vorne. »Eiweiß ist notwendig für den Körperbau und steuert das Sättigungsgefühl.« Er zog die gelben Kohlenhydrate nach vorne. »Zucker, also Kohlenhydrate, stellen dem Körper schnell Energie zur Verfügung und sind verantwortlich für Heißhungerattacken.« Zuletzt schob Herr Breitner das Schälchen mit den braunen Bausteinen nach vorne. »Fette sind die Hauptenergiereserven, sie schützen die Organe und die Zellmembrane. Sie lösen Vitamine aus der Nahrung und sind gute Geschmacksträger, die das Essen erst richtig lecker machen. So weit verstanden?«

»Bis jetzt schon.«

»Gut, schauen wir uns die einzelnen Bausteine jetzt mal genauer an. Beginnen wir mit den Proteinen, den Eiweißen.«

30 EIWEISSE

»Alles, was Sie über Eiweiße wissen müssen,
erfahren Sie von der Gottesanbeterin.
Sie ist nach wenigen Bissen satt, weil sie den Kopf
ihres Männchens nicht erst in Panade frittiert,
bevor sie ihn abbeißt.«

JOSCHKA BREITNER,
SCHÖNER WOHNEN IM EIGENEN KÖRPER

HERR BREITNER KIPPTE das Schälchen mit den weißen Legosteinen um. Eine Reihe von Bausteinen in unterschiedlicher Größe und entsprechend variierender Anzahl von Noppen kullerte auf den Tisch. Am Boden des Schälchens befand sich die Zeichnung eines grazilen Tierchens, das ich als bulimische Schwester von Flip dem Grashüpfer aus *Biene Maja* identifiziert hätte. Herr Breitner holte die Zeichnung heraus und legte sie vor die Eiweißbausteine.

»Alles, was es über das Thema Eiweiße und Ernährung zu wissen gibt, erfahren wir aus dem Verhalten der Gottesanbeterin.«

»Das Insekt, das seine Männchen frisst?«

»Genau das. Wissen Sie, warum die Gottesanbeterin ihren Partner nach dem Sex frisst?«

»Ich habe keine Ahnung ...«

»Weil er vor dem Sex noch gebraucht wird und nach dem Sex der optimale Eiweißlieferant für das dann schwangere Weibchen ist. Daraus lassen sich dreierlei elementare Erkenntnisse ableiten. Erstens: Sex ist wichtiger als Nahrung. Im Tierreich wird ausschließlich deshalb gegessen, um die Fortpflanzung zu sichern. Zweitens: Eiweiß ist für Fortpflanzung und Wachstum der wichtigste Baustoff. Knochen, Muskeln, Organe brauchen Eiweiß zum Zellwachstum. Drittens: Bei einer natürlichen Ernährung steuert Eiweiß das Hungergefühl. Ist der Eiweißbedarf gedeckt, hört das Hungergefühl auf. Insekten fressen nur so lange, wie Eiweißbedarf besteht. Deshalb beißt die Gottesanbeterin ihrem Männchen in der Regel auch nur den Kopf ab. Danach ist sie satt.«

»Sie wollen mir doch jetzt nicht erzählen, wir Menschen wären alle Ernährungsprobleme los, wenn die Weibchen nach dem Sex den Männchen den Kopf abbeißen?«

»Viele Weibchen wären eine Menge Probleme los, wenn sie bereits vor der Paarung mal nachschauen würden, was im Kopf des Männchens überhaupt drin ist. Wir befriedigen unseren Eiweißbedarf allerdings nicht durch den Verzehr von Sexualpartnern, sondern durch tierische und pflanzliche Eiweiße. Tierische Eiweißlieferanten sind zum Beispiel Fleisch, Fisch und Milchprodukte. Pflanzliches Eiweiß ist in Nüssen, Getreide oder Hülsenfrüchten wie Soja, Linsen oder Erbsen enthalten.«

»Dann ess ich ab jetzt nur noch Eiweiß, bis ich satt bin.«

»Das ist im Grunde das, was Ihr Körper tut. Ihr Hungergefühl endet, sobald der Eiweißbedarf gedeckt ist. Aber kein natürliches Lebensmittel enthält ausschließlich Eiweiß. Und industrielle Lebensmittel enthalten in der Regel absichtlich noch weniger Eiweiß.«

»Warum?«

»Moderne Lebensmittel spielen unseren Sinnen absichtlich einen Streich, damit wir mehr davon essen, als wir eigentlich bräuchten. Viele Dinge schmecken wie ein natürlicher Eiweißlieferant, enthalten aber kaum welches. Das Eiweiß ist industriell verdünnt worden. Ihre Augen, Nase und Mund sagen Ihnen: Es sieht aus wie Eiweiß, riecht wie Eiweiß, schmeckt nach Eiweiß. Ihr Hungergefühl sagt: Es ist aber nicht genug Eiweiß.«

»Und was soll mir mein Verstand sagen?«

»Ihr Verstand soll Ihnen ab heute sagen, dass Sie von einem künstlichen Lebensmittel, das nur noch halb so viel Eiweiß enthält wie ein natürliches Produkt, selbstverständlich doppelt so viel essen müssen, bis der Körper das Signal gibt, dass sein Eiweißbedarf gedeckt ist.«

»Konkretes Beispiel?«

»Nehmen wir die von Ihnen geliebten Chicken-Nuggets. Schmecken wie Hühnchenbrust, riechen wie Hühnchenbrust, sehen innen ohne Brille sogar aus wie Hühnchenbrust. Bestehen aber nur zur Hälfte aus

Hühnchenbrust. Und das auch nur in Form von Hühnchenbrustpampe. Die andere Hälfte besteht aus Wasser, Panade, Frittierfett und Gewürzen, die wie Hühnchenbrust schmecken. Im Vergleich zu einer natürlichen Hühnchenbrust vom Biobauern sind die tierischen Eiweiße in Chicken-Nuggets um die Hälfte verdünnt. Ihre Sinne sagen Ihrem Körper: *Achtung, lecker – jetzt kommt tierisches Eiweiß*. Ihr Körper vertraut auf Ihre Sinne und meldet: *Super, davon esse ich jetzt, bis ich meinen Eiweißbedarf gedeckt habe*. Sie müssen aber im Vergleich zur Biohühnchenbrust doppelt so viele Chicken-Nuggets essen, bis der vom Körper erwartete Eiweißbedarf gedeckt ist. Dabei schaufeln Sie sich – für den Körper völlig überflüssigerweise – noch mal die gleiche Menge an Panade und Frittierfett in den Bauch. Und damit wissen Sie jetzt auch, warum Gottesanbeterinnen so schlank sind.«

Ich wusste es nicht. »Warum?«

»Weil sie die Köpfe ihrer Männchen nicht in Panade frittieren, bevor sie sie fressen. Mit einer bewussten Ernährung – Hähnchenbrust statt Chicken-Nuggets – können Sie bereits nach der Hälfte dessen, was Sie an Junkfood essen, satt sein. Ganz einfach, indem Sie vor dem Lebensmittelkauf den Verstand kurz gegenchecken lassen, ob Sie beim Essen Ihren Sinnen trauen können.«

»Ich muss also bei jedem Lebensmittel erst mal die Packungsbeilage lesen, was drin ist?«

»Nein, ganz im Gegenteil. Kaufen Sie einfach nur noch Lebensmittel, die keine Packungsbeilage haben. Kaufen Sie frische Lebensmittel. Kochen Sie selber. Essen Sie mit Sinn und Verstand.«

»Und warum konzentrieren wir Menschen uns dann bei unserer Ernährung nicht vorwiegend auf die Eiweißbausteine?«

»Weil es die Work-Life-Balance auch beim Essen gibt. Es ist kein Selbstzweck, satt zu sein, Ihr Körper muss vorher das bekommen, was er braucht. Und dazu gehören eben auch Kohlenhydrate und Fette. Essen Sie ausgewogen. Viele Eiweißbausteine machen Sinn, solange Ihre Körperzellen sie zum Wachstum brauchen. Deshalb trinken Kinder und Kälber Milch. Wenn sie ausgewachsen sind, brauchen ihre

Zellen immer noch Eiweiß für Schönheitsreparaturen oder Muskelaufbau, allerdings nicht mehr so viel wie ein Kleinkind. Überschüssige Kohlenhydrate und überschüssiges Fett kann der Körper speichern. Dazu kommen wir gleich. Überschüssiges Eiweiß nicht. Das führt zu zwei Konsequenzen: Essen Sie zu wenig Eiweiß, kann der Körper diesen Mangel nicht durch gespeicherte Reserven ausgleichen. Deshalb sollten Sie beim Heilfasten auch täglich ein wenig Joghurt essen, um den Eiweißbedarf zu decken.«

»Warum nicht ein Glas Milch trinken?«

»Um keine chemische Vorlesung zu halten, die einfache Erklärung: Echte Milch – also Kuhmilch – ist energetisch wie ein Grillanzünder. Ein hochkonzentrierter Cocktail aus tierischem Eiweiß, Fett und Milchzucker. Um das Feuer des Wachstums zu entfachen super. Aber wenn der Grill einmal an ist, wäre es geradezu bescheuert, Ihre Steaks weiter darauf zu braten. Im Gegensatz zu Latte-macchiato-Mamas wissen Kühe das und trinken, sobald sie keine Kälber mehr sind, keine Milch mehr.«

»Sie wollen doch jetzt nicht Mütter mit Kühen vergleichen.«

»Nein, ich wollte nur darauf hinweisen, dass das ernährungstechnisch Ungesundeste im Latte macchiato nicht der Espresso ist.«

»Und warum ist Joghurt besser als Milch?«

»Die Bakterien im Joghurt haben bereits Vorarbeit geleistet und aus dem Wachstumsbooster Milch den Stoffwechselförderer Joghurt gemacht. Joghurt ist für einen erwachsenen Menschen einfach gesünder als Milch, er macht nicht nur nicht dick, sondern hilft sogar beim Abnehmen.«

»Also kein Glas Milch für den kleinen Hunger zwischendurch.«

»So handhabe ich das jedenfalls. Wenn ich zwischendurch mal Hunger habe und den Hunger mit einem Eiweißsnack stillen möchte, esse ich gerne Nüsse. Die haben viel pflanzliches Eiweiß und machen mich schnell satt.«

»Also ein *Snickers* ohne Spaß.«

Jetzt guckte Herr Breitner fragend. Ich erklärte: »Ein paar Nüsse als

Snack sind wie ein *Snickers*, bei dem man alles Leckere vorher weggekratzt hat. Da bleiben halt nur die Nüsse übrig.«

»Auch bei der bewussten Ernährung liegt der Trick in der Achtsamkeit. Sie essen das, was Sie essen. Nichts anderes. Natürlich können Sie sich selbst den Spaß beim Essen verderben, wenn Sie das, was Sie essen, mit etwas anderem vergleichen, was Sie gerade nicht essen. Ein paar Nüsse als Snack sind ein paar Nüsse als Snack. Und eben nicht ein *Snickers* ohne Karamell. Wenn Sie Lust haben, bewusst Ihren Hunger zu stillen, essen Sie Nüsse. Wenn Sie Lust auf ein *Snickers* haben, essen Sie ein *Snickers.* Tun Sie bitte auch das mit Freude. Aber wundern Sie sich nicht, wenn Sie danach schneller wieder Hunger haben als nach den Nüssen.«

»Wegen des verdünnten Eiweißes?«

»Wegen des im Karamell enthaltenen Industriezuckers.«

»Zucker macht hungrig?«

»Zucker ist toll. Es kommt halt nur darauf an, wann Sie welchen Zucker essen.«

31 KOHLENHYDRATE

»Es kommt bei der bewussten Ernährung nicht darauf an, was Sie alles nicht essen. Es kommt darauf an, was Sie wann essen.«

JOSCHKA BREITNER,
SCHÖNER WOHNEN IM EIGENEN KÖRPER

HERR BREITNER KIPPTE das zweite Schälchen um. Das mit den gelben Bausteinen. Auffälligerweise enthielt es ausschließlich die kleinsten Bausteine mit nur einem Noppen. Einige dieser kleinen Bausteine waren zu verschieden langen Stäben aufeinandergesteckt.

»Damit kommen wir zum zweiten Baustein der Ernährung: die Kohlenhydrate. Oder vereinfacht: Zucker. Weil ganz grob betrachtet – und dabei belassen wir es dann auch – alle Kohlenhydrate aus Zuckermolekülen bestehen. Getreidemehl zum Beispiel besteht aus langen Ketten von Zuckermolekülen, die im Körper erst noch aufgespalten werden.«

Herr Breitner erbrachte mir den Beweis, indem er einen Stab aus vier Bausteinen in vier einzelne Steine zerlegte. Vor meinen Augen verwandelte sich ein erfundenes Spielzeugmehl in erfundenen Spielzeugzucker. Aber das Prinzip wurde mir klar.

»Zucker führt Ihrem Körper sofort Energie zu, sowohl in Form eines Industriezuckerwürfels als auch in Form eines Brötchens, dessen Mehl Ihr Körper in Zucker umwandelt. Bleiben wir der Einfachheit halber aber mal beim weißen Haushaltszucker, der aus Zuckerrüben hergestellt wird. Dieser Zucker ist im Grunde ein siamesisches Zwillingspärchen.« Herr Breitner nahm eine kleine Zweierbausteinstange in die Hand und fuhr fort: »Weißer Haushaltszucker besteht aus je einem Teil Fructose, das ist Fruchtzucker, und einem Teil Glucose, das ist Traubenzucker. Beide gelangen gemeinsam über den Magen zum Dünndarm und werden dort getrennt.«

Herr Breitner teilte das Stäbchen aus zwei Bausteinen in zwei einzelne Steinchen.

»Gemeinsam wandern sie noch nebeneinanderher über die Darmwand zur Pfortader und zur Leber. Ab hier trennen sich die Lebenswege der einstmals zusammengewachsenen Zwillinge Glucose und Fructose. Denn ab hier machen sie entsprechend ihrer unterschiedlichen Begabungen Karriere. Die Glucose, der Traubenzucker, geht auf Wanderschaft durch die Blutbahn, die Fructose ist eher häuslich veranlagt und bleibt bei der Leber. Was die Glucose angeht, nimmt sich die Leber von ihr, was sie selbst an Glucose braucht. Der Rest Glucose fließt über das Blut zu den Zellen, zu den Organen und zum Gehirn. Glucose, also Traubenzucker, kann von jeder Körperzelle sofort als Energielieferant genutzt werden. Die Fructose hingegen wird von der Leber aufgesogen wie ein Schwamm. Was die Leber nicht an Fruchtzucker für sich selbst braucht, wandelt sie in Fett um.«

»Aus Fruchtzucker wird Fett?«, wunderte ich mich.

»Alles ändert immer wieder die Form und bleibt doch Teil eines immer wiederkehrenden Kreislaufs. Aus einem Samen wird eine Blume, aus einer Raupe ein Schmetterling, aus Eiweiß wird Knochen, aus Fruchtzucker wird Körperfett...«

Da war er wieder: der Massenerhaltungssatz.

»Gut«, sagte ich. »Aber warum muss ich das alles wissen mit den Zwillingen und den Unterschieden? Reicht es nicht, mir zu merken, dass Zucker lecker ist, Energie gibt und dick macht?«

»Klar reicht das – wenn Sie sich den Spaß am Zucker verderben wollen. Wenn Sie allerdings wissen, wie genau Zucker dick macht, wissen Sie auch, wie er nicht dick macht. Und dann wissen Sie, wann, wie und welchen Zucker Sie ohne schlechtes Gewissen essen können.«

»Ich bin ganz Ohr.«

»Betrachten wir kurz die Glucose, die an der Leber vorbei durch den Körper wandert. Stellen Sie sich die Glucose als lauter kleine Schafe vor, die über die Weide Ihres Körpers hoppeln und in die Gatter Ihrer Zellen sollen. Je mehr Zuckerschafe im Blut, desto höher der sogenannte Blutzuckerspiegel. Wenn der Blutzuckerspiegel steigt, weiß der Körper: Jetzt gibt es leckere Energie – ich sollte langsam mal die

Gatter, die Zellen, darauf vorbereiten, sich zu öffnen, damit sie den Zucker aufnehmen. Dafür produziert der Körper einen eigenen Stoff: das Insulin. Um im Bild zu bleiben: Das Insulin ist der Schäferhund, der die Zuckerschafe in die Zellengatter treibt. Mehr Glucose im Körper führt zu mehr Insulinausschüttung. Je mehr Schafe, desto mehr Schäferhunde, die sie in die Gatter treiben sollen. Das Insulin ist das Signal für die Zellen, sich zu öffnen, um den Zucker aufzunehmen, damit der Blutzuckerspiegel wieder sinkt. Sind die Schafe in den Zellen, suchen die Schäferhunde das Weite. Das Insulin baut sich langsam wieder ab.«

»Ein gutes System.«

»Wenn Sie sich bewusst ernähren. Wenn Sie Kohlenhydrate zu sich nehmen, bei denen Ihr Körper den Zucker erst noch herausfiltern muss, dann pendelt sich das System von Zucker und Insulin von selber ein. Vollkornbrot oder Müsli zum Beispiel sind voller Kohlenhydrate, aber es sind sogenannte langsame Kohlenhydrate. Sie sind gebunden in langen Ketten. Ihr Verdauungsapparat nimmt sich die Zeit, diese Ketten erst einmal zu kleinen Schafen aufzuspalten. Die Insulin-Schäferhunde können ganz gemütlich auf der Bildfläche erscheinen, einzelne Schafe in die Zellengatter treiben und dann wieder verschwinden. Etwas anderes ist es, wenn Sie Süßigkeiten mit viel Industriezucker essen. Wenn Sie sich zügellos innerhalb kürzester Zeit den ganzen Becher Salzkaramell-Eis oder irgendwelche Karamell-Schokoriegel reinpfeifen, passiert Folgendes: Mit jedem Löffel Eis, mit jedem Bissen vom Schokoriegel nehmen Sie Unmengen an schnellen Kohlenhydraten in Form von reinem Industriezucker zu sich. Da muss nicht mehr viel aufgespalten werden. Die Zuckerschafe fluten die Blutbahn sofort. Der Blutzuckerspiegel steigt innerhalb kürzester Zeit rasant an. Der Körper reagiert panisch: *Achtung – das sind jede Menge Schafe – ich brauche jede Menge Schäferhunde, um sie in die Gatter zu treiben!* Der Körper produziert sehr schnell sehr viel Insulin. Ein großes Rudel Insulin-Schäferhunde erscheint und treibt die Zuckerschafe pflichtbewusst vor sich her in die Zellen. Irgendwann sind die Schafe aus ihrem

Industriezucker alle aus der Blutbahn raus. Der Blutzuckerspiegel sinkt. Genauso schnell, wie er vorher gestiegen ist. Er sinkt aber leider vor allem schneller als die Menge an Insulin, die der Körper gerade eben erst ausgeschüttet hatte.«

»Also die Schafe sind in den Gattern, aber die Schäferhunde drängeln sich noch auf der Weide rum und langweilen sich jetzt?«

»Exakt. Der Zucker ist in den Zellen, das Insulin ist aber noch da. Jetzt ist der Blutzuckerspiegel in Bezug zum Überschuss an Insulin auf einmal zu niedrig. Es sind nicht mehr zu viele Schafe da, sondern zu viele Hunde. Die Gatter sind noch offen – aber es sind keine Schafe mehr zum Reintreiben da. Jetzt ist es nicht mehr der Körper, der aufgrund der vielen Schafe nach mehr Schäferhunden ruft. Jetzt sind es die Schäferhunde, die nach mehr Schafen schreien. Ein paar Stunden nach dem Salzkaramell-Becher bekommen Sie auf einmal wieder Heißhunger auf etwas Süßes. Weil Ihr Blutzuckerspiegel erst schnell rauf- und dann schnell runtergeschossen ist.«

»Und was ist bei Kohlenhydraten aus Vollkornprodukten anders?«

»Mit den Kohlenhydraten ist das ein wenig wie mit Menschen: Je schneller ihr Gegenüber blankzieht, desto schneller ist der Spaß vorbei.«

»Bitte?«

»Bei langsamen Kohlenhydraten aus Vollkornprodukten müssen sich die Kohlenhydrate quasi erst noch im Körper entkleiden. Das dauert ein wenig, hat aber den längerfristig positiven Effekt einer gesunden Beziehung. Schnelle Kohlenhydrate aus Industriezucker oder Weißmehl zum Abendbrot sind der Grund, weshalb Sie nachts noch mal aufstehen und unbedingt noch ein paar Hände voll Gummibärchen essen müssen, obwohl Sie von der Fressorgie vorher noch pappsatt sein müssten.«

»Ich stehe nachts auf, um die Schäferhunde zu füttern?«

»Sie haben vor dem Schlafengehen die Schäferhunde geweckt. Und in der Nacht rächt sich das nun.«

»Das Salzkaramell-Eis vor dem Schlafengehen macht also doppelt dick: einmal wegen des Eises selber und dann noch mal, weil ich wegen der nachfolgenden Heißhungerattacke nachts noch mal aufstehe und weiterfresse.«

»Um Sie noch mehr zu frustrieren: Der Zuckerschub vor dem Einschlafen macht nicht nur doppelt, sondern dreifach dick.«

»Wie das?«

»Solange Ihr Insulinspiegel erhöht ist, verbrennt Ihr Körper kein Fett. Warum sollte er? Das Insulin ist ja nur deshalb ausgeschüttet worden, weil es in großen Mengen sofortige Energie aus Zucker für den Körper gibt. Erst wenn der Zucker verbraucht und das Insulin wieder verschwunden ist, besteht überhaupt wieder die Notwendigkeit, auf Reserven zurückzugreifen. Das Fett aus der Tüte Chips, die Sie vor dem Eisbecher gegessen haben, wird nicht verbraucht, sondern gespeichert. Und auch die Fettreserven, die Ihre Leber aus der Fructose im Karamell-Eis gebastelt und eingelagert hat, bleiben unangetastet.«

»Fett und Kohlenhydrate gleichzeitig zu essen, ist also für die Figur taktisch eher unklug ...«

»Es gibt Diättheorien, die aus diesem Grund empfehlen, Kohlenhydrate und Fette nicht gleichzeitig zu essen.«

»Sahniges Salzkaramell-Eis ist also unter diesen Gesichtspunkten immer schlecht für meine Ernährung.«

»So pauschal stimmt das nicht. Es kommt auf die Menge und auf den Zeitpunkt an. Ein Becher Salzkaramell-Eis vor dem Einschlafen ist schlecht für Ihren Körper. Zwei Kugeln zum Nachtisch beim Mittagessen haben nachts zumindest keinen Einfluss mehr auf Ihren Stoffwechsel. Weniger Glucose am Abend gleich weniger Insulin in der Nacht.«

»Und ich kann mangels Heißhungers durchschlafen? Also ... bis die Reflux-Attacke kommt?«

»Auch die Reflux-Attacke hat mit dem Zucker zu tun. Um den Zucker abzubauen, produziert Ihr Magen extrem viel Säure. Gleichzeitig erschlafft bei der Verarbeitung des Zuckers der Schließmuskel der Speiseröhre. Vermeiden Sie Kohlenhydratattacken am Abend, dann

vermeiden Sie nicht nur den Heißhunger in der Nacht, sondern auch Ihre Reflux-Attacken. Ihr Körper hat dann endlich die Chance, im Schlaf sogar Fettreserven abzubauen. So viel zur Glucose.«
Herr Breitner nahm noch einmal die beiden getrennten Zwillingsschwestern in die Hand, legte ein Steinchen zur Seite und stellte das andere auf den Tisch.
»Schauen wir uns die Fructose an. Für sie gilt das Gleiche wie für das Eiweiß: Durch unser modernes Essverhalten täuschen wir unsere Sinne und aktivieren ein jahrtausendealtes Reaktionsmuster.«
»Was für ein jahrtausendealtes Muster soll das sein?«, fragte ich ungläubig.
»Wann und wo bekommen Sie Obst?«, wollte Herr Breitner von mir wissen. Aufgrund meiner Einkäufe für die Entlastungstage wusste ich die Antwort aus der Praxis.
»Jederzeit im Supermarkt.«
»Richtig. Das war jahrtausendelang anders. Erst seit ein paar, auf die Dauer der Menschheitsgeschichte bezogen lächerlichen, Jahrzehnten bekommen Sie jedes Obst zu jeder Jahreszeit im Supermarkt. Jahrtausendelang davor gab es Obst ausschließlich im Herbst an den Bäumen und Sträuchern oder eben auf dem Markt. Süßes Obst und der darin enthaltene Fruchtzucker waren seit Menschengedenken vor allem ein Signal für den Körper: *Es ist Herbst! Zurzeit gibt es Nahrung im Überfluss. Aber bald kommt der Winter. Da gibt es nichts. Leg dir Vorräte an!* Deshalb hat die Leber die sinnvolle Fähigkeit, aus Fruchtzucker Fettreserven entstehen zu lassen. Der Körper war bis zur Einführung der globalisierten Supermärkte gut beraten, im Herbst so viele Fettreserven wie möglich anzulegen. Im Herbst so viele süße Früchte wie möglich zu essen und über die Leber die Fructose in Fett umzuwandeln, machte Sinn. Weil der Winter ohne Nahrung vor der Tür stand. Jetzt gibt es das ganze Jahr über jede Form von Nahrung. Im Frühjahr jeden Tag ein Glas Apfelsaft zu trinken, mit der Fructose der darin enthaltenen zehn Äpfel, macht vor dem Hintergrund, Reserven anzulegen, keinen Sinn. Trotzdem nutzt Ihr Körper aus jahrtausendealter

Tradition die Fructose aus dem Apfelsaft, um sich daraus einen Fettvorrat anzulegen für einen Winter, der gar nicht vor der Tür steht.«

»Sie wollen mir doch nicht etwa erzählen, Obst mache dick?«

»Es kommt auch hier auf die Form und die Menge an. Hier gilt das Gleiche wie für das Eiweiß: Kaufen Sie alle Lebensmittel, auch Obst, in der natürlichen Form. Essen Sie einzelnes Obst, wann immer Sie wollen. Das ist gesund. Die darin enthaltende Fructose muss Ihr Körper nach dem Kauen ohnehin erst mal in Ruhe aus dem Apfel herauslösen, aber lassen Sie Fruchtsäfte und das ganze Smoothie-Gedöns bitte im Supermarktregal stehen. Das ist konzentrierter, flüssiger Fruchtzucker aus einer Menge von Obst, die Sie so niemals verzehren würden. Fruchtzucker, den unsere Neandertaler-Leber in Fettreserven umwandelt.«

»Einzelne Früchte machen nicht dick, Fruchtsäfte schon?«

»Wegen der Menge an Früchten, die für den Saft nötig sind. Am Ende des Tages ist es, was den Zuckergehalt angeht, ziemlich egal, ob Sie eine Flasche Apfelsaft oder eine Flasche Cola trinken. Es gibt allerdings nicht nur Früchte, sondern auch ein Gemüse, für das in puncto Kohlenhydrate das Gleiche gilt ...«

»Welches?«

»Die Kartoffel. Kartoffeln enthalten für ein Gemüse relativ viele Kohlenhydrate, die obendrein sehr leicht löslich sind. Und dabei noch nicht einmal süß schmecken. Ein Teller Bratkartoffeln ist der Kohlenhydrate-Booster schlechthin. Schmeckt deftig und fettig, lässt aber erst einmal den Blutzuckerspiegel hochschießen, weckt damit die Insulin-Schäferhunde und vermeidet damit den Fettabbau von Speck und Bratfett.«

»Das Problem an Bratkartoffeln mit Speck sind nicht das Bratfett und der Speck, sondern die Kartoffeln?«

»Unter dem Gesichtspunkt der Kohlenhydrate: ja. Also: Bratkartoffeln und Apfelsaft meiden, wenn Sie auf eine Insulin-Achterbahn mit all ihren Folgen verzichten wollen. Das steht aber alles auch noch mal zusammengefasst in meinem Buch. So weit klar?«

Ich nickte. Herr Breitner nahm das Kohlenhydrateschälchen, hielt es unter die Tischkante und schob die Kohlenhydratesteinchen wieder hinein.

»Dann kommen wir damit zu den Fetten.«

32 FETTE

»Gesättigte Fette sind unbeweglich.«

JOSCHKA BREITNER,
SCHÖNER WOHNEN IM EIGENEN KÖRPER

ER SCHOB DIE Schale mit den braunen Steinchen nach vorne. Mir graute vor der Fette-Erklärung. Herr Breitner bemerkte das.

»Warum gucken Sie so irritiert?«, wollte er wissen.

»Weil jetzt garantiert doch ein ernährungswissenschaftliches Proseminar kommt. Über geschmacklose Begriffe wie gesättigte und ungesättigte Fettsäuren, über Omega 3 und so Dinge«, erklärte ich meinen Gesichtsausdruck. Herr Breitner musste lachen.

»Nichts davon wird jetzt passieren. Fett ist ein toller Geschmacksträger und löst lebenswichtige Vitamine aus dem Essen. Der Körper braucht Fett, um die Zellwände zu bauen. Fett ist also per se etwas Gutes. Aber auch Gutes gibt es in guter und in lausiger Qualität.«

»Und woran erkenne ich die Qualität von Fett?«

»An der Konsistenz bei Zimmertemperatur. Je flüssiger ein Fett bei Zimmertemperatur ist, desto besser. Genauso, wie ein gutes Massageöl Ihren Körper von außen geschmeidig macht, macht ein gutes Olivenöl Ihren Körper von innen geschmeidig. Je beweglicher, je flüssiger ein Fett ist, desto gesünder ist es in Bezug auf die Ernährung.«

»Geschmackvoll erklärt …«

»Die von Ihnen erwähnten geschmacklosen Begriffe erklären das Gleiche, halt nur anders. Welche Menschen sind am unbeweglichsten?«

Die Frage überraschte mich.

»Dicke Menschen?«

»Satte Menschen. Wer gesättigt ist, bewegt sich ungern. Und das Gleiche gilt für die Fette. Gesättigte Fette sind unbewegliche Fette wie zum Beispiel Butter. Ungesättigte Fette sind bewegliche Fette wie zum Beispiel Olivenöl.«

»Warum ist das so?«

»Das hat in der Tat mit der chemischen Zusammensetzung zu tun. Gesättigte Fettsäuren sind starre Kohlenstoffverbindungen. Verbindungen wie zum Beispiel in der Butter.«

Herr Breitner nahm neun Bausteine und steckte sie zu einem starren Turm aufeinander.

»Butter besteht aus vielen dieser fehlerlosen Reihen von Kohlenstoffketten. Ohne Knicke. Deshalb ist Butter im Vergleich zu Ölen bei Raumtemperatur fest, also unbeweglich. Gesättigte Fettsäuren gibt es häufig in tierischen Produkten.«

Herr Breitner nahm den Turm, holte eine Rolle *Tesafilm* aus der Tasche seiner Strickjacke und klebte einen Streifen an einem Rand des Turms entlang. Dann brach er den Turm nach jeweils drei Steinen auseinander. Es entstand eine bewegliche Kette mit drei am Klebefilm baumelnden Gliedern aus je drei Steinen.

»Ungesättigte Fettsäuren sind bewegliche Fettverbindungen, wie eben zum Beispiel in Olivenöl. Die Kohlenstoffketten dieser Verbindungen haben Knicke. Manche sogar mehrere, sie sind also *mehrfach* ungesättigt. Dadurch sind diese mehrfach ungesättigten Fettketten beweglich und geschmeidig. Bewegliche Fette sind besser für den Körper. Innen wie außen. Wenn Sie den Unterschied zwischen den beiden in der Praxis spüren wollen, dann reiben Sie Ihren rechten Arm mal mit einem Stück Butter ein und Ihren linken mit Olivenöl.«

»Okay, habe ich verstanden. Und wo Sie schon mal dabei sind, dann erzählen Sie mir doch auch gleich, was es mit Omega-3-Fettsäuren auf sich hat.«

»Das ist lediglich eine Bezeichnung dafür, an welcher Stelle in den Kohlenstoffketten eines Fettes der Knick ist.« Herr Breitner zeigte auf die Knicke in seinem *Tesafilm*-Bausteineturm: »Omega ist der letzte Buchstabe im Alphabet. Hat die Kohlenstoffkette eines Fettes den ersten Knick nach dem dritten Kohlenstoffmolekül, vom Ende her betrachtet, dann handelt es sich um eine mehrfach ungesättigte Omega-3-Fettsäure. Klingt technisch, ist aber gesund.«

»Und in welchen Lebensmitteln gibt es diese gesunden Fette?«

»Mehrfach ungesättigte Omega-3-Fettsäuren kommen zum Beispiel in Fischen vor, die Pflanzen gefressen haben, die mehrfach gesättigte Omega-3-Fettsäuren enthielten. Wenn Sie gesunde Fette zu sich nehmen wollen, dann können Sie also entweder das essen, was die Fische essen, oder die Fische selbst.«

Schon wieder der Massenerhaltungssatz.

»Wenn ich gesunde Fette essen möchte, gehe ich also in den Supermarkt und sage: *Ich hätte gerne etwas mit mehrfach ungesättigten Omega-3-Fettsäuren*?«

»Wenn Sie wollen, dass Sie die Frau hinter der Theke für einen geschwollen sprechenden Menschen mit einem ungesunden Verhältnis zu Lebensmitteln hält, dann tun Sie das. Hinter allem Gerede über mehrfach ungesättigte Omega-3-Fettsäuren stecken übersetzt drei einfache Weisheiten über Fett:

Öle sind besser als festes Fett.
Pflanzliches Fett ist besser als tierisches Fett.
Fettige Fische sind besser als fettiges Fleisch.

Wenn Sie sich wie ein bewusst essender Mensch mit Freude am Essen verhalten wollen, dann gehen Sie einfach an die Gemüsetheke und fragen nach einem guten Olivenöl, nach Spinat, Avocado oder Rosenkohl. Oder Sie fragen an der Fischtheke nach einem Stück Lachs.«

»Das war's schon?«

»Ein Grundsatz noch: Seien Sie beim Essen bitte transphob.«

»Bitte?«

»Die mit Abstand ungesundesten Fette sind sogenannte Transfette. Das sind rein industriell verarbeitete und künstlich gehärtete Fette. Die wurden früher gerne in Margarinen verwendet, für Chips, fettige Backwaren oder zum Frittieren. Diese künstlich starren Fette verhärten unsere Zellen von innen. Die Industrie hat zwar mittlerweile erkannt, was sie da für einen Unsinn erfunden hat. Aber ich halte mich weiterhin von allen industriellen Kuchenbackwaren, Chips und allem in Restaurants Frittierten fern, um diese Transfette zu vermeiden. Noch Fragen zu den Fetten?«

»Erst mal nicht ...«

Herr Breitner schob alle drei Schälchen zu einer Reihe auf dem Beistelltisch zusammen.

»Gut. Sie wissen jetzt also, welcher Nahrungsbaustein welche Funktion hat. Eiweiß ist notwendig für den Körperbau und steuert das Sättigungsgefühl. Kohlenhydrate stellen dem Körper schnell Energie zur Verfügung und sind verantwortlich für Heißhungerattacken. Fette sind die Hauptenergiereserven, sind gute Geschmacksträger und notwendig, um Vitamine aus dem Essen zu lösen.«

Herr Breitner schaute mich an, ob ich das bis dahin verstanden hätte. Ich schaute verstehend zurück.

»Bei den Eiweißen«, fuhr Herr Breitner fort, »besteht das Problem der Eiweißverdünnung. Bei den Kohlenhydraten besteht das Problem, den Körper zu schnell mit Zucker zu überschwemmen, und bei den Fetten sind die industriell hergestellten Fette die schädlichsten.«

Irgendetwas fehlte mir bei dieser Zusammenfassung. Mir kam Lockes Weigerung in den Sinn, tierisches Eiweiß in Form von Joghurt oder Frischkäse zu essen. Das Bild von den veganen Gerichten auf der Speisekarte des *Recyclinghof* kam in mir hoch. Mir fiel meine Frage wieder ein, die Herr Breitner als Einstieg in seinen Lebensmittel-Bausteine-Basiswissen-Kurs genutzt hatte.

»Um auf meine Ausgangsfrage zurückzukommen: Wenn mir ein Veganer erzählt, ich könnte tierisches Eiweiß komplett durch pflanzliches Eiweiß ersetzen – hat er dann recht?«

33 FLEISCH

»Wozu man mich nicht zwingen kann,
das muss mir auch nicht verboten werden.«

JOSCHKA BREITNER,
SCHÖNER WOHNEN IM EIGENEN KÖRPER

UNSYMPATHISCHEN MENSCHEN RECHT zu geben, fällt leichter, wenn man sie nie gesehen hat. Deswegen ist Justitia blind. Herr Breitner, der über volle Sehkraft verfügte, aber Locke nie zu Gesicht bekommen hatte, schlug sich zu meinem größten Bedauern zunächst argumentativ auf dessen Seite.

»Ob Sie tierische Eiweiße durch pflanzliche Eiweiße ersetzen können? Im Grunde ja«, erklärte er mir. »Ihren Bedarf an Eiweißen und Fetten können Sie sowohl mit pflanzlicher als auch mit tierischer Nahrung decken. Für den Bedarf an Kohlenhydraten spielt Fleisch ohnehin keine Rolle. Fleisch hat so gut wie keine.«

»Ich kann also bezüglich aller drei Ernährungsbausteine auf Fleisch verzichten?«

»Grundsätzlich ja. Wenn Sie bewusst mehr pflanzliche Eiweiße und Fette zu sich nehmen.«

»Was spräche unter dem Gesichtspunkt der bewussten Ernährung dafür, auf Fleisch zu verzichten?«

»Mit dem Fleisch ist es wie mit dem Eiweiß, dem Zucker und dem Fett in allen Industrieprodukten: je industrieller hergestellt, desto weiter entfernt vom natürlichen Zustand. Über Fleisch nehmen Sie alles zu sich, was das Tier zu fressen bekommen hat. Bei der Massentierhaltung bedeutet das: alle Medikamente, alle Kraftfutter, alle Nahrungsergänzungen. Wurstwaren aus dem Supermarktregal sind zudem angereichert mit Geschmacksverstärkern, Farbstoffen und extra Fetten. Halten Sie es beim Fleisch einfach wie mit allen anderen Lebensmitteln in Zukunft auch: Kaufen Sie alles frisch, kaufen Sie gerade Fleisch am besten vom Biobauern.«

Ich dachte zurück an die Diskussion mit Locke.

»Wäre es dann nicht ernährungstechnisch sinnvoll, Massentierhaltung zu verbieten, damit wir alle gesünder leben?«, wollte ich von Herrn Breitner wissen.

»Klar. Genauso sinnvoll wie ein partnerschaftstechnisches Verbot, verbiesterte Menschen zu heiraten, ein erotiktechnisches Verbot, schlechten Sex zu haben, oder ein unfalltechnisches Verbot, die eigene Wohnung zu verlassen.«

Mit fehlte die logische Verbindung zwischen diesen Aussagen. Herr Breitner sah mir das offensichtlich an.

»Ich habe bezüglich allem im Leben eine sehr liberale Sichtweise: Wozu man mich nicht zwingen kann, muss mir auch nicht verboten werden. Ein verbiesterter Partner, schlechter Sex und ein Unfall außerhalb der Wohnung beeinflussen die Lebensqualität oftmals intensiver als ein Schnitzel aus Massentierhaltung. Trotzdem ist es das Recht jedes einzelnen Menschen, einen verbiesterten Menschen zu lieben, sich beim Sex auszuprobieren, das Risiko einzugehen, sich außerhalb der eigenen Wände zu bewegen. Und eben auch völligen Unfug zu essen. Was jemand anderer isst, geht mich genauso wenig an wie die Frage, wen jemand anderer liebt. Ich treffe für mich ganz alleine die höchstpersönliche Entscheidung, was ich brauche, um glücklich zu sein. Für mich persönlich ist die Qualität eines Lebensmittels entscheidend.«

»Also sind teure Lebensmittel die gesünderen?«

Herr Breitner wurde auf einmal sehr ernst. »Ich habe einige Jahre in Indien gelebt. Ich habe gesehen, wie Kinder auf der Straße verhungern. In einem Land zu leben, in dem in jedem Discounter alle Lebensmittel für jeden Kunden zu bezahlbaren Preisen zur Verfügung stehen, ist ein in der Menschheitsgeschichte einzigartiger zivilisatorischer Segen. Nur jemand, der dank industrieller Massenproduktion genügend Distanz zum reinen Hunger aufgebaut hat, kann sich überhaupt den Luxus leisten, darüber zu philosophieren, ob nicht nur er selbst, sondern obendrein auch noch alle anderen *das Richtige* essen. So wie

wir beide gerade. Und wenn uns dann hier oben an der Spitze der Nahrungskette immer noch langweilig ist, können wir uns gerne darüber unterhalten, ob das Richtige auch teuer genug ist. Ganz oben auf dem Gipfel des Wohlstands können wir uns satt darüber austauschen, was der einzelne Mensch zu welchem Preis essen möchte. *Möchte* – nicht *sollte*. Menschen gegen ihren Willen Nahrung vorzuenthalten, halte ich schlichtweg für … wie formuliere ich es achtsam … pervers.«
In dieser Heftigkeit hatte ich Herrn Breitner noch nie argumentieren hören. Im Gegensatz zu Herrn Breitner hatte ich allerdings auch noch nie Kinder verhungern sehen. Ein Moment des Schweigens entstand, den ich schließlich mit einer Frage zu beenden wagte.
»Und wie halten Sie es für sich persönlich?«
»Womit?«, fragte Herr Breitner wieder mit sanfter Stimme.
»Mit der Auswahl Ihrer Lebensmittel. Mit Fleisch.«
»Ich persönlich kann mir teure Lebensmittel leisten. Ich persönlich esse kaum Fleisch.«
»Kaum Fleisch … also ist das die Wahrheit, die hinter dem Geheimnis Ihres asketischen Äußeren steckt …«, murmelte ich vor mich hin. Jetzt musste Herr Breitner wieder lachen.
»Wieso lachen Sie?«, wollte ich wissen.
»Weil Sie immer noch glauben, beim Essen gäbe es eine absolute Wahrheit. Es gibt in Bezug auf Nahrungsmittel grundsätzliche Mechanismen und individuelle Reaktionen. Die Behauptung, Fleisch mache dick, ist genauso wenig eine Wahrheit wie die, Fleisch mache schlank.«
»Wer behauptet denn, Fleisch würde schlank machen?«
»Eine ganze Reihe von Diäten. Alle Low-Carb-Ansätze, also Ernährung mit wenig Kohlenhydraten, basieren auf einem nachvollziehbaren Prinzip: Fleisch hat so gut wie keine Kohlenhydrate, aber jede Menge Eiweiß und einen guten Anteil Fett. Wenn Sie komplett auf Zucker verzichten und bei Nudeln und Brot ausschließlich auf Vollkorn setzen und anstelle dessen, wann immer Sie Lust haben, Fleisch essen, dann passiert Folgendes …«
Ich versuchte mein neu erworbenes Wissen selber anzuwenden.

»Ohne Kohlenhydrate keine Zuckerschäfchen, also keine Insulin-Schäferhunde. Ich bekomme keine Heißhungerattacken, und der Körper wird nicht daran gehindert, Fett abzubauen. Obendrein fühle ich mich durch das im Fleisch enthaltene Eiweiß stetig satt.«

Herr Breitner war sichtlich stolz auf mich. »Sie haben den generellen Mechanismus verstanden.«

»Wenn ich statt Kohlenhydraten Fleisch esse, nehme ich also ab?«

»Es gibt Menschen, bei denen das ganz individuell so funktioniert.«

»Und warum ernährt sich dann nicht jeder so?«

»Weil grundsätzlich jeder Körper durch die Ablagerungen von zu viel Eiweiß und zu viel Fett innerlich eben auch verschmutzen kann. Der eine individuell mehr, der andere individuell weniger. Ich persönlich verzichte sowohl auf die schnellen Kohlenhydrate in Form von Industriezucker und Weißmehl als auch weitestgehend auf Fleisch. Ich persönlich fühle mich dabei körperlich und seelisch wohl. Aber das heißt nicht, dass das auch für Sie gilt. Bewusste Ernährung bedeutet nicht Verzicht um des Verzichtens willen. Es geht darum, ganz persönlich für sich selbst herauszufinden, welche Ernährung Ihrem Körper und Ihrer Seele gemeinsam guttun. Was haben Sie davon, körperlich gertenschlank, aber seelisch kreuzunglücklich wegen eines schwer zu ertragenden Verzichts zu sein?«

Ich persönlich konnte mir nicht vorstellen, auf Fleisch zu verzichten. Schon gar nicht, indem ich Fleisch durch irgendein Soja-Tofu-Eiweiß-Gemisch wie auf der Speisekarte des *Recyclinghof* ersetzte. Aber vielleicht war das bei Herrn Breitner ja anders.

»Essen Sie Fleischersatz-Dinger?«, fragte ich ihn.

»Was für Dinger?«

»Na, halt Fleisch aus Gemüse. Tofuwürstchen, Sojaburger oder Proteingehacktes.«

Herr Breitner musste wieder lachen.

»Über das Bild, dass Nahrungsmittel Freunde sind, haben wir ja schon gesprochen. Lassen wir die Freundschaft ein wenig intensiver werden. Tun wir mal so, als ob es bei einigen Lebensmitteln wie mit der Liebe wäre«, erklärte er mir. »Eine neue Beziehung wird nie eine Chance haben, wenn Sie den neuen Partner immer nur als Ersatz für den alten ansehen, der Ihnen nicht gutgetan hat. Warum sollte ich Sojawurst essen, wenn ich zu der persönlichen Ansicht gelangt bin, dass mir Fleisch nicht guttut? Sie bitten Ihre neue dunkelhaarige Freundin ja auch nicht, beim Sex eine blonde Perücke zu tragen, weil Ihre toxische Beziehung davor blond war. Ich esse keinen Ersatz. Ich esse immer das Original. Egal ob vegetarisch oder Fleisch. Ich esse durchaus gerne Sojasprossen und denke dabei nicht an Wurst. Und ab und an bin ich so ehrlich und gönne mir eine richtige Bratwurst vom Biometzger. Im Gegensatz zu dunkelhaarigen Freundinnen sind Sojasprossen nicht eifersüchtig, wenn ich mich aus Lebensfreude ab und an mal mit dem Original vergnüge.«

So frivol kannte ich Herrn Breitner gar nicht. Aus ihm schien die Freude eines Menschen zu sprechen, dem Essen in der Tat Spaß machte. Trotzdem war meine Frage noch nicht ganz beantwortet.

»Ist eine vegetarische oder sogar eine vegane Ernährung denn jetzt gesünder, als Fleisch zu essen? Oder gibt es diesbezüglich auch keine Wahrheit?«, wollte ich wissen.

»Kartoffelchips ohne Milchpulver und Cherry-Coke sind eine rein vegane Ernährung. Reicht das als Antwort?«

Mein irritierter Blick ließ sich als ein Nein deuten.

»Auch einen Veganer können Sie mit Cherry-Coke und Kartoffelchips zu Tode mästen. Es kommt bei der veganen wie bei der vegetarischen und auch bei der fleischhaltigen Ernährung nicht darauf an, was Sie nicht essen, sondern einzig und allein darauf, was Sie essen: Kaufen Sie Lebensmittel frisch ein. Von Erzeugern, die Sie kennen. Oder im Supermarkt mit verlässlichem Biosiegel. Kochen Sie selbst. Damit vermeiden Sie Eiweißverdünnung, Zuckerschübe und Industriefette und sind ernährungstechnisch weitgehend auf der sicheren Seite.«

Ich hatte plötzlich eine Idee und machte mir eine mentale Notiz für die zukünftige Ernährung von Locke. Herr Breitner sah auf die Uhr.

»Ich denke, das waren erst einmal genügend theoretische Informationen bezüglich einer Ernährungsumstellung, die Sie praktisch ohnehin erst in zehn Tagen in Angriff nehmen werden. Nach dem Fastenbrechen«, schloss er.

»Fastenbrechen?«

»Genauso, wie Sie sich mit den Entlastungstagen auf das Fasten vorbereitet haben, werden Sie sich mit dem Fastenbrechen ganz bewusst wieder dem Essen zuwenden. Wenn Sie den Schalter wieder auf *Energie durch Nahrung* umstellen. Lassen Sie das alles mal ein bisschen sacken, während Sie durch das Fasten Ihren Körper renovieren. Umso selbstverständlicher erscheint Ihnen dann später die Neuausrichtung Ihrer Ernährung.«

Wir beide standen auf. Herr Breitner gab mir die Hand.

»Heute ist Tag eins Ihres Fastens. Genießen Sie ihn. Und jeden weiteren. An Tag drei machen Sie einen weiteren Einlauf. Wann immer Sie Probleme bekommen sollten – wovon ich nicht ausgehe –, rufen Sie mich an. Ansonsten: Haben Sie eine schöne Fastenzeit. Gönnen Sie sich schöne Dinge. Gehen Sie viel raus. Gehen Sie in die Sauna und schwitzen Sie die Reste der Schadstoffe aus, die Ihr Körper bei seiner Sanierung verbrennt. Und vor dem Fastenbrechen sehen wir uns wieder.«

34 SAUNA

»Der beste Weg, die Scham über die eigene Nacktheit zu überwinden, ist der Anblick anderer nackter Menschen.«

JOSCHKA BREITNER,
SCHÖNER WOHNEN IM EIGENEN KÖRPER

DAS HEILFASTEN BEREITETE mir keinerlei Probleme. Ganz im Gegenteil: Es stellte sich in der Tat als das perfekte Hobby heraus, das mich aus dem Käfig der selbst gewählten Ereignislosigkeit führte. Ich fühlte mich plötzlich energiegeladen und bereit, die beiden vor den Stäben meines weit geöffneten Käfigs liegenden Aufgaben zu lösen: unbewusst Körperfett verlieren und bewusst Tom finden. Und es war erstaunlich, wie harmonisch sich beides miteinander kombinieren ließ.

Meine Fastenmahlzeiten strukturierten mir meinen Tag. Morgens einen Becher Joghurt. Mittags ein Glas Apfelsaft. Abends ein Glas Tomatensaft. Über den ganzen Tag verteilt trank ich bewusst jede Menge Wasser und genoss mit allen Sinnen mehrere Tassen Kräutertee. Die letzte vor dem Schlafengehen. Mangels Heißhungerattacken musste ich nachts nicht mehr zum Süßigkeitenschrank. Dafür aber aufgrund meines gestiegenen Flüssigkeitskonsums mehrfach auf die Toilette. Ich wachte morgens wesentlich früher auf als gewöhnlich. Dafür aber ausgeruht und energiegeladen.

Und auch über Lockes Ernährung hatte ich mir nach meinem ausführlichen Gespräch mit Joschka Breitner Gedanken gemacht. Ich hatte kein Recht, meine Lebensfreude durch meine Art der Ernährung zu steigern, während ich Locke die gewünschte vegane Nahrung verweigerte. Wie hatte es mein Coach so schön auf den Punkt gebracht: Menschen gegen ihren Willen ihre Nahrung vorzuenthalten, wäre schlicht pervers. Ab sofort hatte Locke immer eine Tüte Erdnussflips ohne Milchpulver und eine Flasche Cherry-Coke griffbereit. Und nach dem ersten dümmlichen Blick machte er von beidem regen Gebrauch.

Seit ich mich nicht mehr mit Nahrung betäubte, spürte ich eine große Lust, mich zu bewegen. Eine erste Gelegenheit dazu, dies sogar beruflich zu tun, bot mir Walter, als er mich am zweiten Fastentag fragte, ob ich mitkommen wolle, um Toms Wohnung zu durchsuchen.
Walter hatte am Vortag ein kleines Dossier über Tom anlegen können. Auch seine Vita hätte man locker auf die Rückseite eines *Pixi*-Buches schreiben können. Wenn man sie entsprechend aufplusterte.
Tom war zweiunddreißig Jahre alt, Einzelkind und studierte Jura im 15. Semester. Laut seinen Social-Media-Postings verzichtete er aus Umweltgründen auf Inlandsflüge. Dies mochte seine Vorliebe für die Anzahl gut dokumentierter Fotos von Fernreisen erklären. Schließlich konnte man auch von München über Bangkok nach Frankfurt reisen.
Walters Jungs hatten durch eine 24-Stunden-Observation bestätigen können, dass niemand in Toms Wohnung war. Sie stand uns nach dem Knacken des Türschlosses also für einen Besuch offen.
Toms Dachgeschossloft im Ostviertel hätte locker Platz für drei *Kommune-1*-Belegschaften gehabt. Die Wohnung lag fußläufig zum *Recyclinghof*, hatte eine widerstandslos knackbare Eingangstür und war mit Möbeln ausgestattet, die für viel Geld so aussahen, als hätten sie nichts gekostet. Während Walter und seine Jungs sich aufteilten, um systematisch alle Zimmer zu durchsuchen, schlenderte ich durch die Wohnung.
Entweder hatte Toms Flucht in der Tat sehr spontan stattgefunden. Oder er war der Typ Urlauber, dem es egal war, was der Mülleimer während seiner Abwesenheit so machte, und sich dann wunderte, dass die Wohnung bei seiner Rückkehr nicht nach Strand und Palmen roch: Der Küchenmülleimer war noch voll von halb leer vor sich hin müffelnden Verpackungen veganer Lieferdienste.
Im Schlafzimmer stand ein übervoller Korb mit Schmutzwäsche neben Kisten mit fabrikneuen *Kommune-1*-T-Shirts. Eine Kiste lag aufgerissen auf dem Bett. Schätzungsweise zehn T-Shirts fehlten.
»Im Badezimmer fehlen Zahnbürste, Deo und Reisenecessaire«, rief einer von Walters Mitarbeitern.

»Vor dem Schrank im Flur liegen Koffer auf dem Boden, als hätte sie jemand hastig rausgerissen«, rief ein anderer.

»Im Arbeitszimmer gibt es ein paar Kreditkartenabrechnungen, einen Ordner mit Papieren zu seinem Auto und ein Sammelsurium an Handys. Alle ohne Karte und mit leeren Akkus.«

»Alles mitnehmen«, ordnete Walter an.

»Siehst du irgendwo Unterlagen, die uns das Reiseziel verraten?«, fragte ich ihn.

»Nein. Dieser Tom scheint tatsächlich Hals über Kopf aufgebrochen zu sein«, fasste Walter die Erkenntnisse zusammen. »Nimmt sich einen Koffer, schmeißt seine Hygieneartikel und ein paar neue T-Shirts rein, weil es sonst keine saubere Wäsche mehr gibt, und ist auf und davon.«

»Also ist das hier eine Sackgasse?«, fragte ich.

»Analog ja. Digital nein«, erklärte mir Walter. »Wir haben genug, um die Suche im Netz fortzusetzen.«

Die Zentrale von Walters Sicherheitsfirma lag in einem Gewerbegebiet. Im Erdgeschoss befand sich seine »Nachrichtenzentrale«, ein abgedunkelter Raum voller Bildschirme, Lautsprecher, Regler und blinkender Knöpfe. Hier liefen alle Informationen seiner Patrouillen, seiner Objektbeobachtungen und alle Bilder seiner Überwachungskameras zusammen. Der Raum verfügte zudem über ein Netzwerk leistungsstarker Rechner. In der Atmosphäre dieser Hightech-Zentrale durfte ich lernen, wie sich die Insel ohne Handyempfang, auf der Tom Zuflucht gesucht hatte, um keine digitalen Spuren zu hinterlassen, auch ohne analoge Hinweise problemlos finden ließ. Und zwar durch die digitalen Spuren, die Tom auf dem Weg dorthin haufenweise hinterlassen hatte.

Ein Kontaktmann beim Betreiber des Flughafenparkhauses teilte Walter mit, dass Toms Nummernschild zwei Stunden nach der gescheiterten Entführung gescannt worden war. Eine Mitarbeiterin beim Check-in des Flughafens bestätigte nach einem Blick in den Buchungscomputer unter der Hand, in welchem Flieger nach Malé Tom gesessen hatte. Mit der entsprechenden Software, Toms Kreditkartennummer und ein paar Mausklicks fanden Walters Computerexperten heraus, auf welches Atoll sich Tom dann von Malé aus mit dem Wasserflugzeugshuttle hatte fliegen lassen. Und die Abrechnungsdaten von Toms Smart-Watch zeigten an, auf welche Insel ihn das Zubringerboot von dort aus gebracht hatte. Das kleine, zweitausend Quadratmeter umfassende Inselchen *Petit Lapin* hatte auf *Google Earth* tatsächlich Ähnlichkeit mit einem Hasen. Es war ausschließlich für Gäste des einzigen Hotels der Insel zugänglich. Dass es dort keinen Handyempfang gab, war allerdings gelogen. Laut Hotel-Homepage bestand der Digital-Detox-Urlaubs-Gimmick lediglich darin, den zahlungskräftigen Gästen beim Check-in einen sogenannten Handyschlafsack auszuhändigen, in den sie ihr Mobiltelefon betten sollten, damit es keinen Empfang hatte. Der Schlafsack wurde vom Concierge verplombt und von den Gästen im Zimmersafe gelagert. Erst beim Check-out wurde der Schlafsack wieder geöffnet.

Dieser Schlafsack-Jux war Teil einer reizarmen Wellness-Strategie. Es gab auf der Insel nicht nur keine Handys, sondern auch keine Musik aus Lautsprechern und vor allem: keine Kinder, denn für Familien mit Nachwuchs war das Hotel nicht buchbar. Für einen gescheiterten Kindesentführer, der nicht mit jedem Kinderlachen an sein Versagen erinnert werden wollte, sicherlich der ideale Rückzugsort. Allerdings fragte ich mich, für wen Tom die Welt eigentlich zu einem besseren Ort machen wollte, wenn er die jüngste Generation ganz offensichtlich hasste.

Es war dank der Registrierungssoftware des Hotels noch nicht einmal eine reizvolle Herausforderung, Tom bis auf die Zimmernummer genau zu orten. Die Abrechnungen des Diving Centers informierten zudem ausführlich darüber, dass Tom in den letzten fünf Tagen wesentlich mehr Geld dafür ausgegeben hatte, im Meer zu versinken, als er Locke im Monat dafür zahlte, dass der Rest der Welt dies aufgrund von Kuhfürzen nicht täte.

Innerhalb der nächsten beiden Tage hatte ich sogar Kenntnis über die Abfolge der ayurvedischen Menüs, die der gescheiterte Entführer meiner Tochter abends im Hotelrestaurant auf *Petit Lapin* aß. Nur von einem hatte ich keine Kenntnis: Was brachte mir das? Tom hatte eines der letzten Zimmer auf der Insel ergattert. Das exklusive Resort war ausgebucht. Da nur angemeldete Gäste überhaupt Zutritt zur Insel bekamen, war es keine Option, einfach mal vorbeizufliegen und das Handy zu klauen. Wie kamen wir auf den Malediven an Tom heran, respektive an sein schlummerndes Handy? Die Antwort kam mir ein paar Tage später, dank eines kreativen Schubs beim Fasten. Anlässlich eines Besuchs in der Sauna.

Mein großes Heilfasten-Zwischenhighlight war, dass ich am Abend des Tages meine Hose auszog und mir klar wurde, dass ich den Hosenknopf tagsüber kein einziges Mal geöffnet hatte. Ich hatte mich vor dem Fasten nicht gewogen. Ich wog mich auch währenddessen nicht. Aber der Knopf zeigte mir an, dass sich mein Körper bereits nach wenigen Tagen massiv zum Positiven verändert hatte. Ich würde mich nicht mehr unwohl fühlen, wenn ich ihn anderen Menschen zeigte. Ganz im Gegenteil. Ich war schon am vierten Fastentag stolz auf mich und meinen Körper.

Herrn Breitners Ratschlag, meine fastenbedingten Stoffwechselrückstände einfach auszuschwitzen, kam mir von daher sehr gelegen. Ich ging gerne in die Sauna. Sauna war für mich immer die Kombination aus Schwitzen und Seele-baumeln-Lassen. Also das Ergebnis von Hochleistungssport, ohne die lästige Anstrengung im Vorfeld. Unter Achtsamkeitsgesichtspunkten war für mich Seele-baumeln-Lassen immer die beste Voraussetzung, um ein gedankliches Problem zu lösen. Sich aktiv auf ein Problem zu stürzen, konnte ein Problem verschrecken. Dann war es zwar zunächst einmal weg, aber wenn es wieder zum Vorschein kam, verhielt es sich meist umso aggressiver. Wenn ich das Problem stattdessen einlud, neben meiner Seele zu baumeln, würden Seele und Problem irgendwann von selbst ein Interesse aneinander finden. Irgendwann baumelten sie dann im Takt und produzierten dabei eine harmonisch zwischen beiden baumelnde Lösung.

Ich wusste die gepflegten Saunen in den Wellnessbereichen von Luxushotels immer sehr zu schätzen. Hotelsaunen waren für mich etwas Privates. Aber ich war bestimmt seit fünfzehn Jahren nicht mehr in einer öffentlichen Sauna gewesen. Diese waren für mich so etwas wie ein Hallenbad in nackt. Eine kleine Internetrecherche zeigte mir, dass sich daran in den letzten Jahren so einiges geändert hatte. Öffentliche Saunen hatte ihren Hallenbadcharakter anscheinend vollständig verloren. *Google* zeigte mir im Umkreis von zwanzig Kilometern um meine Wohnung drei Saunaanlagen an. Alle mit durchaus unterschiedlichen, aber jeweils bis zur Vollendung ausgefeilten Konzepten. Die Bandbreite reichte vom Wellnessoktoberfest über den Wellnessvatikan bis hin zum Wellnesstempel. Die größte Anlage, die mich sofort an eine Oktoberfestveranstaltung erinnerte, verfügte laut Homepage über zwölf Themensaunen wie Skihütte, Wiener Caféhaus oder Wikingerzelt. Alle Saunen waren innen entsprechend dekorativ gestaltet: mit Skiern an der Wand und Après-Ski-Musik, mit Caféhaustapeten und *André-Rieu*-Musik oder mit einem offenen Feuer und Trommelklängen vom Tonband. Abgesehen davon, dass ich nicht das geringste Bedürfnis verspürte, bei 85 Grad Raumtemperatur Was-auch-immer neben nackten *André-Rieu*-Fans im Walztertakt baumeln zu lassen, war mir dieses Saunakonzept zu viel Event und zu wenig Seelenfreiraum für einen entspannten Vormittag.
Der Wellnessvatikan hingegen bot mir eine nach einem strengen Katechismus durchorganisierte Pilgerreise mit fünfzehn aufeinanderfolgenden Stationen an. Angefangen mit einer Schwallbrause über Warmluftbäder, Seifenbürstenmassagen, Dampfbäder, klassische Saunagänge und verschiedene Thermalbäder hätte mich dort ein durchchoreografiertes Programm erwartet, das mir gefühlt aber zu wenig Raum zum spontanen Baumeln ließ.
Die dritte Saunalandschaft schien wie geschaffen für meine Bedürfnisse: Sie nannte sich *BeauBali* und war architektonisch an einen asiatischen Tempel angelehnt. Klare Linien mit verspielten Applikationen. Eine Kombination aus Bambus, Buddha und Bademantel. Die Bilder

auf der Homepage ließen mich im *BeauBali* eine Entspannungsinsel fernab des Alltags erwarten. Die Homepage verhieß *Ruhe und Frieden in reizarmem Ambiente*. Also eine Art *Petit Lapin* in ortsnah.
Ich beschloss, im *BeauBali* einen entspannten fünften Fastentag zu verbringen. Der morgendliche Blick in den Badezimmerspiegel erfreute mich bereits. Es war mir fast schon ein Bedürfnis, meinen Körper öffentlich zu präsentieren. Mir war klar, dass es objektiv Unfug war, davon auszugehen, dass ein Körper, den ich vor einer Woche noch nicht leiden konnte, ein paar Tage später ein optisches Highlight sein sollte. Aber subjektiv machte das Sinn. Vielleicht sahen meine Augen im Spiegel nur das, was meine Seele fühlte. Vor einer Woche einen trägen, aufgedunsenen, alten Mann. Heute einen elanvollen, entlüfteten Menschen in der Blüte seines Lebens. Beides waren subjektive Empfindungen, die wahrscheinlich beide über die objektive Wahrheit hinausschossen. Aber die neue Empfindung gefiel mir wesentlich besser als die alte. Fasten sei Dank freute ich mich auf die Sauna.
Meine durch das Fasten geschärften Sinne würden aus der reizarmen Umgebung ein Sinneserlebnis machen. Ich würde meine Seele baumeln lassen können, während ich die Stille im Ruhebereich und während der Aufgüsse genoss und dabei lediglich das Zischen und Klacken des Ofens wahrnahm. Ich würde die dezenten Düfte der Aufgussessenzen herausriechen, den klaren Geschmack eines frischen Fruchtsafts zwischen den Gängen auf der Zunge schmecken, das Gefühl des Schweißes auf der Haut spüren und die Schönheit der klaren architektonischen Linien in mich aufnehmen. Und währenddessen würde meine baumelnde Seele eine Lösung dafür finden, wie ich an Tom auf den Malediven herankommen könnte.
Das war mein Plan.
Der nicht wie geplant funktionieren sollte.

35 PARADIES

»Wenn Sie das Paradies an einem konkreten Ort suchen, werden Sie scheitern. Das Paradies ist kein Ort, sondern ein Gedanke. Somit können Sie sich täglich an der Vorstellung vom Paradies erfreuen, ohne jemals dort gewesen sein zu müssen.«

JOSCHKA BREITNER,
ZU FUSS INS ICH –
PILGERN ALS SELBSTFINDUNG

REIZARMUT IST ETWAS, das man sich in der Regel teuer erkaufen muss. Anscheinend war der gesalzene Eintrittspreis in den Wellnesstempel nicht teuer genug. Das *BeauBali* bot eine Menge. Reizarmut gehörte leider nicht dazu. Wahrscheinlich hätte ich im *BeauBali* ohne meine durch das Fasten geschärften Sinne die einzelnen Parfüms der Frauengruppe in der Trockensauna gar nicht gerochen. Vielleicht hätte ich auch nicht im Restaurant herausgeschmeckt, dass mindestens eine Apfelsine in meinem frisch gepressten Orangensaft das Haltbarkeitsdatum längst überschritten hatte. Als ein Herr den von mir geliehenen Bademantel mit dem von sich geliehenen verwechselt hatte und ich dies erst bemerkte, als er meinen schon anhatte, konnte ich das ekelhafte Gefühl, in etwas Fremdem zu stecken, durch eine Dusche und einen neuen Bademantel beseitigen. Diese Reizungen meiner Nase, meiner Zunge und meiner Haut konnte ich noch verkraften. Aber die Reizüberflutung für Augen und Ohren vermiesten mir mein Seele-baumeln-Lassen gründlich.

Am viertmeisten störte mich, dass ich im *BeauBali* optisch entdecken durfte, was Schamgefühl ist. Nicht Scham wegen der eigenen Nacktheit. Noch nicht einmal Scham wegen der Nacktheit anderer. Wer einmal mit zwanzig wildfremden Menschen zusammen nackt in einer Sauna gesessen hat, der weiß: Gott ist kreativ. Sowohl was den eigenen als auch was den Körper anderer Menschen angeht. Die nackten Körper der Gäste waren in der Tat vollständig reizarm. Fünfzehn Minuten Kräuteraufguss in einer öffentlichen Sauna sind das optisch beste Argument für den Einsatz von Supermodels in der Werbung.

Mein Schamgefühl entstand in Bezug auf das, was andere Besucher außerhalb der Sauna trugen, um ihre Scham zu bedecken. Die offen zur Schau gestellte private Saunamode der meisten Gäste war ein mir viel zu intimer Einblick in das frottierte Grauen, das Menschen vor dem Zubettgehen zu Hause tragen – wenn sie keiner sieht. Besucher mit einem Kuschelponcho, einem FC-Bayern-Handtuch oder in Einhornpantoffeln würden in einen richtigen asiatischen Tempel aus gutem Grund gar nicht erst hineingelassen werden. Ins *BeauBali* schon. In der mit viel innenarchitektonischer Liebe geschaffenen Tempelwelt der Saunalandschaft wirkten die Träger dieser Sanitärmode wie Menschen, die für den *Megapark* in *El Arenal* gekleidet waren, aber den *Wat-Pho-Tempel* in Bangkok besuchten. Mit entspannten Augen meine Seele über diese optischen Reizpunkte hinwegbaumeln zu lassen, war eine Herausforderung.
Am drittmeisten ging mir auf den Zeiger, dass man im *BeauBali* nur die Augen schließen musste, um die Menschen mit den optisch auffälligsten Kleidungsstücken zu finden. Die geschmacklosesten Kleidungsstücke wurden in der Regel von den lautesten Gästen getragen. Die Dame, die im Ruhebereich betont hörbar flüsterte, trug einen schwarzen Frotteebademantel mit goldenen Rändern. Dazu rote Plateauflipflops mit Strasssteinbesatz. Um die Schultern geschwungen lag ihr Saunahandtuch mit dem Motiv eines Glitzer-Yin-Yang-Zeichens in Gold und Silber. Drei optische Verbrechen, die noch nicht einmal Gott an ihrem darunterliegenden Körper begangen hatte.
Der Herr, der selbst durch die geschlossene Saunatür klar und deutlich beim Telefonieren zu verstehen war, trug einen viel zu kurzen Bademantel in blauem Karomuster, Filzpantoffeln und ein *Coca-Cola*-Handtuch über der Schulter.
Und die Menschen, die sich sogar noch in der Sauna lautstark miteinander unterhielten, trugen Saunahüte aus Filz. Ein Trend, der seit meinem letzten Saunabesuch scheinbar völlig an mir vorübergegangen war.
Am zweitmeisten ärgerte ich mich darüber, dass es im *BeauBali* offensichtlich keine Mitarbeiter gab, die zumindest gegen die offensicht-

lichsten Verstöße gegen die auf der Homepage beschriebenen Prinzipien vorgingen, um Ruhe und Frieden in einem reizarmen Ambiente sicherzustellen.

Aber am meisten ärgerte ich mich über mich selbst. Dass ich mich nicht traute, als Kunde diese Kritikpunkte gegenüber dem Personal zu äußern. Weil ich nicht als Spießer gelten wollte. Kurz: Ich schaffte es nicht, in der Sauna zu entspannen und eine Lösung für das Problem zu finden, Tom in seinem Maledivenparadies das Handy abzunehmen. Statt einen Vormittag lang die Seele baumeln zu lassen, checkte ich bereits nach sechzig Minuten wieder aus. Ich fühlte mich ein wenig wie ein aus dem Paradies Vertriebener. Der Mitarbeiter hinter dem Tresen, nach dem Körperbau zu urteilen ein Sportstudent, bemerkte überrascht:

»Sie waren ja gerade mal eine Stunde hier. Hat etwas nicht gestimmt?«

Da ich mich bereits umgezogen hatte, sah ich keinen Sinn mehr darin, mich noch nachträglich zu beschweren und damit nicht nur als Spießer dazustehen, sondern obendrein noch als Spießer, der noch nicht einmal etwas von seiner Beschwerde haben würde, weil er das Etablissement ja offensichtlich bereits schmollend verlassen hatte. Anstatt offen und ehrlich zu kommunizieren, nutzte ich das Gesprächsangebot für eine naturwissenschaftliche Nachfrage.

»Nein, heute ist vielleicht einfach nicht mein Tag. Aber wo Sie schon mal da sind: Ist es nicht ein wenig idiotisch, wenn Menschen in einem über achtzig Grad heißen Raum eine Filzmütze tragen?«

»Ganz im Gegenteil«, war seine freundliche Antwort. »Der Kopf ist der höchstgelegene Körperteil des Menschen. Und heiße Luft steigt nun mal nach oben. Mit dem Saunahut schützen Sie die empfindliche Kopfhaut vor dem direkten Einfluss der heißen Aufgussluft. In Finnland ist so ein Hut gang und gäbe.«

»Aber ist das nicht kulturelle Aneignung? Ein finnischer Filzhut in einer authentisch asiatischen Sauna?«, wollte ich wissen. Der Mitarbeiter schaute mich zunächst an, als wäre ich einer der Idioten mit Mütze. Dann fing er freundlich an zu lachen.

»Authentisch asiatische Sauna? Welche Balinesen sollen denn bitte auf die authentische Idee gekommen sein, bei dreißig Grad Durchschnittstemperatur in Äquatornähe eine Sauna zu errichten?«
Ich zuckte ratlos mit den Schultern.
»Pfff ... ich kenne jetzt privat kaum Balinesen ...«
»Und unter uns: Bali liegt in Indonesien. Was meinen Sie, wie authentisch eine gemischtgeschlechtliche Sauna in einem muslimischen Land ist? Der ganze Asia-Tempel-Paradies-Firlefanz verkauft sich hier gut. Aber das Einzige, was hier in Bezug auf Sauna authentisch ist, sind tatsächlich die finnischen Filzmützen. Alles andere ist frei erfunden.«
»Sie sind hier nicht fest angestellt, richtig?«
»Ich studiere Sport und Erdkunde auf Lehramt. Ich finanziere mir mein Studium hier, indem ich nackten Menschen in die Tasche greife.«
Ich gab dem jungen Herrn ein studienunterstützendes Trinkgeld und ging in Richtung meines *Landrover Defender* auf dem Kundenparkplatz. Irgendetwas von dem, was er mir da gerade erzählt hatte, triggerte etwas in mir.

Ich war also gar nicht aus dem balinesischen Saunaparadies vertrieben worden. Das balinesische Saunaparadies hatte es nie gegeben. Es hatte keinerlei reale Basis, sondern existierte nur in meiner durch die Homepage geprägten Vorstellung. Das *BeauBali* war ein hauchdünner Paradiesfirnis über einer Realität aus fanatischen Sauna-Filzmützen-Fundamentalisten. Vielleicht war ja genau das der Lösungsansatz in Bezug auf das Tom-Problem, den ich eigentlich beim Seele-baumeln-Lassen hatte finden wollen: Auch Tom ging davon aus, im Paradies zu sein. Vielleicht musste ich gar nicht zu Tom in dieses maledivische Paradies gelangen. Vielleicht reichte es völlig, wenn Tom sein vermeintliches Paradies in meine Richtung verließ. Gemeinsam mit seinem Handy. Vielleicht musste ich nur einen Ansatzpunkt finden, Tom die Sinne dafür zu schärfen, dass es sein Paradies auf den Malediven nur an der Oberfläche gab.

Noch bevor ich den Motor startete, googelte ich kurz nach der Realität dieses Paradieses. Ich fand mehr Inspirierendes heraus, als ich erwartet hatte. Die Frage war nun nicht mehr, wie ich Tom auf den Malediven sein Handy abnehmen konnte. Die Frage war jetzt lediglich noch: Wie schwer würde es sein, einen Menschen, der in missionarischer Weise Regenbogen-T-Shirts verteilte, weil er Geschlechter für irrelevant hielt, von einer Trauminsel zu vertreiben, auf der offiziell die Scharia galt?

NACHSPEISE

36 JO-JO-EFFEKT

»Der Zustand der Seele ist entscheidend für die Folgen der Nahrungsaufnahme. Wenn Sie nach einer Fastenkur die Seele vernachlässigen, wird niemand Ihren Körper daran hindern können, dem Zustand der Seele zu folgen.«

JOSCHKA BREITNER,
GODWORK ORANGE – MEINE ZEIT MIT BHAGWAN

MEIN ACHTER FASTENTAG war mein schwierigster. Ich hatte in der vorangegangenen Woche die Erfahrung gemacht, dass mein Schlaf anders verlief als sonst.

Vor dem Fasten waren meine Nächte geprägt gewesen durch ein zunächst komatöses Einschlafen, gefolgt von zahlreichen Unterbrechungen: durch Heißhunger, Reflux oder Toilettengänge. Morgens wachte ich in der Regel gerädert auf.

Während des Fastens schlief ich langsamer ein, musste aufgrund meines höheren Flüssigkeitskonsums häufiger auf Toilette und schlief dazwischen gefühlt nicht ganz so tief. Ich hatte oft unruhige, redundante Träume, die mich vor Langeweile aufwachen ließen. Als verarbeite auch mein Gehirn Reste von längst durchgekaut geglaubten Gedanken. Dennoch wachte ich morgens ausgeruht und in der Regel wesentlich früher auf als vor dem Fasten.

In der Nacht vor meinem achten Fastentag schlief ich extremst unruhig. Zur Langeweile gesellten sich Kopfschmerzen und Kreislaufprobleme. Zwei Dinge, die ich von den Tagen vorher nicht kannte. Bereits um fünf Uhr morgens lag ich wach im Bett. Ich blätterte ein wenig in Herrn Breitners *Schöner Wohnen im eigenen Körper*. Dort fand ich den Tipp, meinem Kreislauf mit ein wenig mehr Honig im Tee wieder auf die Beine zu helfen. Nach dem Aufstehen aß ich meinen Joghurt, trank meinen Tee mit viel Honig und nahm im Bad warm-kalte Wechselduschen. Ich verbrachte den Rest des Vormittages mit viel Trinken und Lesen und startete mittags zu einem langen Waldspaziergang. Anschließend war mein Kreislauf wieder

völlig stabil. Die Kopfschmerzen waren einem diffusen Nebelgefühl gewichen.
Auf dem Rückweg vom Waldspaziergang rief mich Katharina an. Sie wollte mit Emily zusammen ins Café *Meyer-Dennhard* gehen. Das Café befand sich quasi gegenüber von meinem Wohnhaus auf der anderen Seite eines kleinen innerstädtischen Parks.
»Emily würde sich freuen, dich zu sehen«, teilte mir Katharina mit.
»Und du?«, fragte ich zurück.
»Ich würde dir gerne dabei zusehen, wie du uns dabei zusiehst, wie wir Kuchen essen.«
Den Wunsch meiner Tochter zu erfüllen, hätte mir bereits als Motivation gereicht. Zudem mochte ich das *Meyer-Dennhard.* Es war ein aus der Zeit gefallenes Café. Die letzte Modernisierung hatte Anfang der Achtzigerjahre stattgefunden. Statt kostenlosem WLAN gab es elektrische Fliegenfänger in den Steckdosen unter den Bänken. Entsprechend frei von hektischem Rumgesumme war der Gastraum. Einzig die Hauskatze der Betreiber schnurrte einem dann und wann um die Beine.

Auf den Tischen gab es keinen QR-Code-Aufkleber zum Hochladen einer Speisekarte aufs Smartphone, sondern ein kleines foliertes Büchlein, das über das überschaubare Angebot informierte. Der Begriff *vegan* tauchte nirgendwo auf, und das Personal schien gegenüber allem tolerant zu sein, inklusive Laktose.
Nach meinem Ernährungskurs bei Joschka Breitner las ich die Speisekarte vom *Meyer-Dennhard* dennoch mit völlig anderen Augen. Ich sah nicht mehr das geordnete Angebot von Caféspezialitäten, Kuchen und Frühstücken, sondern eine Auflistung von Zucker, Eiweißen und Fetten. Katharina entschied sich für einen Espresso mit einem aufgeschäumten Grillanzünder aus tierischen Eiweißen, Fetten und Milchzucker. Ich bat um ein heißes Wasser mit frischer Minze. Emily wollte ein Kohlenhydrate-Weißmehlbrötchen mit tierischen Butterfetten und gekochtem Schinken haben.

»Du weißt, dass Schinken Schweinefleisch ist?«, fragte ich meine Tochter.
»Ja. Aber du weißt nicht, dass der Schinken nicht für mich ist, sondern für die Katze«, klärte mich meine Tochter auf.
»Und was isst du?«
»Eine Waffel mit heißen Kirschen und Sahne.«
Als unsere Getränke sowie das Brötchen für die Katze und Emilys Kohlenhydrat-Fructose-Milchzucker-Snack da waren, machte sich unsere Tochter mit der Scheibe Schinken in der Hand auf die Suche nach dem Haustiger.
»Das Fasten scheint dir gutzutun. Du siehst vitaler aus. Und klarer«, machte mir Katharina eines ihrer seltenen uneingeschränkt positiven Komplimente. »Und deine Hose ist zu.«
»Vielen Dank. Ich fühle mich auch gut. Nur heute Morgen hatte ich mal einen kleinen Durchhänger.«
»Übertreib das Ganze bitte nicht. Wie lange willst du das Fasten noch durchziehen?«
»Insgesamt zehn Tage. Heute ist Tag acht.«
»Hast du keine Angst, dass du nach dem Fasten wieder zunimmst?«
»Eigentlich nicht. Ich möchte ja nach dem Fasten meine Ernährung neu aufbauen.«
»Mach das ja vorsichtig, sonst kommst du nur vom Regen in die Traufe.«
»Wie meinst du das?«, fragte ich sie.
»Jo-Jo-Effekt. Das ist *die* tragische Falle bei Frauenkörpern.«
»Drei Kilo abnehmen und danach wieder drei Kilo zunehmen ist sicherlich demotivierend. Aber was soll daran tragisch sein? Vor allem: Warum an Frauenkörpern?«
»Wenn eine Frau drei Kilo abnimmt, dann nimmt sie davon zwei Kilo am Busen und ein Kilo am Po ab. Wenn sie nach der Diät wieder drei Kilo zunimmt, dann landet davon nur ein Kilo wieder am Busen und die beiden anderen am Po.«
»Mit anderen Worten: Bei Frauen ist die Figur nach der Diät am Arsch?«

Katharina fand das weniger witzig als ich. »Gut, dass bei Männern die Problemzone nicht *Brust* oder *Po* heißt.«

»Sondern?«

»*Körper*.«

Seitdem mir Katharina klargemacht hatte, dass ihre gute Figur nicht auf gutem Bindegewebe und fünf Litern Wasser pro Tag beruhte, interessierten mich ihre Warnungen. Und über diesen Jo-Jo-Effekt wollte ich mehr von ihr wissen.

»Mal ernsthaft: Was hat es mit diesem Jo-Jo-Effekt auf sich?«

»Stell dir vor, dein Körper wäre bislang ein Ein-Euro-Ramschladen gewesen.«

»Vielen Dank!«

»Ich habe ja den Konjunktiv verwendet. Also, während des Fastens bist du all den Ramsch losgeworden. Der Laden ist leer. Was macht ein normal denkender Ramschladenbetreiber, also dein Körper, dessen Laden abends leer gekauft ist?«

»Er stellt neue Ware ins Regal.«

»Falsch. Das macht der dumme Ramschladenbetreiber. Der normal denkende Ramschladenbetreiber stellt doppelt so viel Ware ins Regal wie vorher, um auf den nächsten Kundenansturm vorbereitet zu sein.«

»Was willst du mir damit sagen?«

»Dein Körper ist durch das Fasten alle Reserven losgeworden. Wenn du das gleiche Geschäftsmodell wie vor dem Fasten weiterbetreibst, wird sich dein Körper automatisch neue Reserven anlegen. Und zwar mehr als vorher. Der Begriff Jo-Jo-Effekt ist von daher ein wenig irreführend. Ein Jo-Jo schwingt maximal auf seine ursprüngliche Ausgangshöhe zurück und eigentlich nicht darüber hinaus.«

»Und wie vermeide ich diesen Effekt?«

»Indem du auf deine Ernährung achtest: Iss in Zukunft weniger Ramsch. Richte deinen Körper einfach hochwertiger ein. Stell dir vor, dein Körper wäre eine Designerboutique. Da haben wir alle mehr von.«

»Wir alle?«

»Du, weil du drin wohnst. Ich, weil ich deine offene Hose nicht mehr sehen muss. Und unsere Tochter, weil sie mit einem vitaleren Papa hoffentlich wesentlich mehr unternehmen kann.«

Ich sah auf unsere Tochter, wie sie sich gedankenversunken Kirschen, Sahne und Waffel auf die Gabel packte und in Richtung ihres bereits großzügig beschmierten Mundes balancierte. Trotz ihrer acht Jahre sah ich in ihr immer noch die Zweijährige mit Lätzchen durchscheinen. Vor nicht einmal zwei Wochen hätte mein Ramschkörper beinahe ihre Entführung ermöglicht. Dieser Locke und dieser Tom hätten Emilys Kindheit von einem Moment auf den anderen zunichtegemacht. Zwei Menschen, die bereits in Panik verfielen, wenn andere Menschen das falsche Schnitzel auf dem Teller hatten. Ich wollte mir gar nicht ausmalen, wie irrational hysterisch die beiden reagiert hätten, wenn ihnen aufgefallen wäre, das komplett falsche Kind im Lastenfahrrad zu haben. Wut kam in mir auf. Wut auf Menschen, die keinerlei Hemmungen hatten, Kinder zu ihren ideologischen Zwecken zu instrumentalisieren. Aber es gelang mir, meine innere Wut unbemerkt in den Griff zu bekommen. Ich konzentrierte mich auf drei schöne Dinge: den Duft meines frischen Minztees. Den Anblick meiner Tochter. Die Gegenwart meiner mir in Freundschaft verbundenen Ex-Frau, mein neues Körpergefühl und die Aussicht darauf, mit ein wenig Glück bald auch diesen Tom in die Finger zu bekommen. Fünf von drei Gründen, die meine Wut in Luft auflösten.

Gegen Abend waren meine körperlichen Beschwerden vollständig verschwunden. Ein Anruf von Walter bescherte mir dann vor dem Einschlafen noch ein kleines Stimmungshoch.

»Tom ist in der Maschine«, eröffnete er das Gespräch.

»In welcher?«, wollte ich wissen.

»Von Malé in die Emirate und dann zu uns. Kommt morgen Mittag hier an.«

»Dann scheint der Plan funktioniert zu haben?«

»Oder er wollte eh wieder zurück. In jedem Fall holen wir ihn morgen am Flughafen ab. Willst du mit?«
»Nein, ich denke, ich treffe ihn dann im Zoo.«
Wir beendeten das Gespräch. In der folgenden Nacht schlief ich tief und entspannt.

Urlauber, die in ihrem Heimatland an einem Flughafen verweilen, haben in der Regel Fernweh. Entweder weil sie im Abflugbereich auf das Boarding warten und unbedingt wegwollen oder weil sie gerade angekommen sind, auf ihr Gepäck warten und ihnen spätestens hier klar wird, dass all die Gründe für ihre vormalige Abreise hinter dem Zoll freudig auf sie warten. Entsprechend melancholisch ist in der Regel die Stimmung am Gepäckband. Je größer die Distanz zum Abflugort, desto bedrückter die Stimmung.
Toms Stimmung nach seiner Ankunft aus Malé steigerte sich auch dann nicht, als ihn Mitarbeiter des Security-Unternehmens des Flughafenbetreibers am Gepäckband freundlich baten, sie in ihr Büro zu begleiten. Dass alle drei Herren Walter auf finanzieller Basis freundschaftlich verbunden waren, wusste Tom nicht. Da er Walter nicht kannte. Noch nicht. Die Skepsis in Toms Blick steigerte sich, als ihn zwei der Security-Mitarbeiter im Büro an Armen und Beinen fixierten und ihm ein dritter Mitarbeiter Panzertape über den Mund klebte. Der skeptische Blick verschwand erst, als einer der drei Herren Tom einen schwarzen Sack über den Kopf stülpte. Zumindest war er danach nicht mehr zu sehen.
Er tauchte erst wieder auf, als Locke ihm den Sack im Tigerkäfig wieder abnahm.

37 VERTREIBUNG

»Es gibt eine einfache Erkenntnis, die verhindert,
dass Sie glauben, Ihnen stünden andere Menschen im Weg:
Dort, wo diese Menschen stehen, ist einfach nicht Ihr Weg.«

JOSCHKA BREITNER,
ZU FUSS INS ICH – PILGERN ALS SELBSTFINDUNG

DA ES AUCH für den gefesselten Tom schwierig war, die Strickleiter hinunterzuklettern, mussten wir ihn, wie zuvor auch Locke, nach Schließung des Zoos durch Gerds Garten und das Innengehege in unsere kleine Plantage hineinlassen. Von der Nähe zu den Tigern bekam er nichts mit. Ayur und Veda warteten in fünfzig Metern Entfernung geduldig im Außenbereich.

Auch Locke konnte wegen des blickdichten Sacks auf Toms Kopf zunächst nicht erkennen, um wen es sich bei seinem neuen Mitbewohner handelte. Die Tatsache, dass Tom eines seiner *Kommune-1*-T-Shirts trug, ließ aber darauf schließen, dass es sich bei der Person, die gerade unsanft in den Käfig geworfen worden war, um einen ideologischen Freund handeln musste. Erst nach Minuten des Zögerns kam Locke auf die Idee, Tom den Sack einfach mal abzunehmen.

»Tom? Was machst du denn hier? Ich dachte, du bist auf den Malediven?«, entfuhr es Locke verwundert, während ihm vegane Erdnussflipskrümel aus dem Mund purzelten.

»Locke?« Tom war nicht weniger verwundert. Aber weniger erfreut. »Was soll der Scheiß hier? Du steckst also tatsächlich hinter dem ganzen Kram?«

»Was für Kram?«, wollte Locke wissen.

»Die E-Mail. Der Rausschmiss aus dem Hotel. Meine Entführung.«

»Was für eine E-Mail? Was für ein Rausschm…«

»Die E-Mail, die du Vollidiot an die Polizeistation auf den Malediven geschickt hast.« Tom wühlte mit den hinter seinem Rücken gefesselten Händen in seiner Gesäßtasche herum und holte einen gefalteten,

farbigen DIN-A4-Ausdruck hervor. »Das hier kam von deiner E-Mail-Adresse.«
Locke nahm den Ausdruck und las ihn. Walter, Gerd und ich hatten uns in den Nebenraum zurückgezogen und lauschten dem Gespräch durch das geöffnete Rolltor. Ich musste das Papier nicht sehen. Ich wusste, was darauf stand. Ich hatte diese E-Mail schließlich selbst geschrieben und von Lockes Handy abgeschickt. Sie war adressiert an das Polizeirevier, das auf den Malediven für das Atoll von *Petit Lapin* zuständig war. Es befand sich zwanzig Bootsminuten entfernt auf einer Nachbarinsel. Der Inhalt der E-Mail lautete wie folgt:

Sehr geehrte Damen und Herren,
mein Freund und Lebensgefährte Tom Borken urlaubt derzeit im Petit-Lapin-Spa-Resort. Da dort eine strikte Digital-Detox-Philosophie herrscht, kann ich ihn leider nicht erreichen. Ich möchte ihm aber gerne mitteilen, dass er als Botschafter für einen christlichen Preis für sexuelle, kulturelle und religiöse Toleranz nominiert wurde.

Würden Sie mir den Gefallen tun, beigefügten Anhang auszudrucken und bei Ihrer nächsten Patrouille nach Petit Lapin an der Rezeption abzugeben?

Ich danke Ihnen von Herzen, Ihr Nils – Locke – Breese

Ich hatte mir erhofft, dass die Worte *Lebensgefährte, christlich* sowie *sexuelle, kulturelle und religiöse Toleranz* bei einer der Scharia verpflichteten lokalen Polizeibehörde kostenlos einen ähnlich starken Emotionsschub hervorrufen würden wie bei den von Tom dafür bezahlten Mitarbeitern. Nur mit anderem Vorzeichen. Zumindest triggerte die Mail offensichtlich eine ausreichende Neugierde bei den religiösen Polizisten, um den Anhang zu öffnen. Es handelte sich dabei um die PDF-Datei einer von mir selbst gebastelten Nominierungsurkunde. Im oberen Teil der Urkunde hatte ich einen schönen Briefkopf arrangiert. Dort prangte ein Kreuz in Regenbogenfarben und der erfundene Name einer christlichen Kirche. Dazu die Überschrift:

»FBSKRTA
Froher-Botschafter-für-sexuelle-kulturelle-und-religiöse-Toleranz-Award«

In der Mitte des Blattes war ein Foto des abgewandelten *Kommune-1*-T-Shirts zu sehen.
Im unteren Drittel der Urkunde stand:

Tom Borken ist für den Entwurf seines Sex-is-a-social-construct-T-Shirts in der Kategorie Bekleidung zum frohen Botschafter für sexuelle, kulturelle und religiöse Toleranz nominiert. Sein T-Shirt ist eine gelungene Kombination aus Humor und Haltung und erleichtert es, die Welt zu einem toleranteren Ort zu missionieren.

Anscheinend hatte die Nominierungsurkunde nicht lediglich das Interesse der Atollpolizei geweckt, Tom einmal kennenzulernen. Sondern auch gleich den Entschluss reifen lassen, seine Missionierungsarbeit zu unterbinden.
»Dank deiner E-Mail standen auf einmal drei Vertreter der Religionspolizei vor meiner Poolliege, zeigten empört auf mein T-Shirt und baten mich ziemlich unmissverständlich, die Insel sofort zu verlassen«, empörte sich Tom bei Locke. »Und ich solle mir vorher gefälligst noch ein Hemd über das T-Shirt ziehen. Jegliche Form von religiöser Missionierung oder offener Zurschaustellung sexueller Inhalte sei vollständig unerwünscht.«
In mir ertönte ein freudiges *Yeah*! Mein Plan hatte funktioniert. Die maledivische Religionspolizei hatte an Toms Toleranz appelliert, ihre eigene Intoleranz bitte zu tolerieren. Jemand hatte von außen sehr heftig an das Glas seiner Schneekugel geklopft. So wie meine Illusion vom *BeauBali* war seine Version von einer toleranten Wellnesswelt auf den Malediven zerplatzt. Meine Filzhutfetischisten waren seine Religions-

polizisten: das einzig Reale in einem eingebildeten Paradies. Und jetzt saß er da, der gescheiterte Kindesentführer und Paradiesflüchtling: in der Realität des Tigerkäfigs. Und machte empört jemand anderen für das Zerplatzen seiner Fantasien verantwortlich.

»Warum verschickst du so einen Blödsinn an Behörden?«, griff er Locke an. »Ist das die Rache dafür, dass du die Entführung von Malte vergeigt hast?«

»Wieso ich? *Du* hast Malte völlig falsch beschrieben, wir hätten beinahe ein Mädchen entführt.«

»Wieso Mädchen? Ich weiß doch wohl noch, wie mein verblödeter Cousin aussieht. Dein Versagen ist kein Grund, mir den Urlaub mit solchen E-Mails zu versauen.«

»Ich habe diese E-Mail nicht verschickt. Ich …«

»Und dann diese SMS mit dem Bild von den Kifferidioten mit dem Tiger im Hintergrund. Was sollte das denn?«

»Moment, Freundchen …!«, empörte sich Walter aus dem Hintergrund.

Ich sah den Moment gekommen, den Gesprächskreis um Walter, Gerd und mich zu erweitern. Zu dritt traten wir aus dem Dunkel des Nebenraumes und näherten uns dem Käfig. Als Tom uns bemerkte, wurde er auf einmal ganz unsouverän.

»Bleibt stehen! Wer seid ihr?«, forderte und fragte Tom, als ob er noch etwas zu fordern und zu fragen hätte. Wir blieben nicht stehen. Aus Höflichkeit stellte ich mich allerdings vor.

»Ich bin der Vater des Kindes, das du Arschloch beinahe entführt hättest.«

»Du … bist nicht mein Onkel!«, fiel es endlich auch Tom auf.

»Richtig. Von deinem Weltenretter auf 400-Euro-Basis hier wissen wir inzwischen, dass ihr nur aus Versehen die Kindheit meiner Tochter beenden wolltet. Eigentlich wolltest du deinen eigenen Cousin entführen. Was euch moralisch nicht besser, intellektuell aber noch ein wenig fragwürdiger erscheinen lässt.«

»Was hast du Hirni schon wieder falsch gemacht?«, fuhr Tom Locke

an, um den Gedanken, selber fehlbar zu sein, gar nicht erst aufkommen zu lassen.
»Nun«, erklärte ich statt Locke, »wenn Kindesentführung nicht schon falsch genug wäre, dann ist das falsche Kind zu entführen in der Tat noch ein wenig falscher.«
»Und am falschesten ist es, sich dabei mit den falschen Leuten anzulegen: uns«, ergänzte Walter.
Ich zeigte auf Walter. »Das ist der Kifferidiot von dem Foto, der dich ausfindig gemacht hat.« Ich zeigte auf Gerd. »Und dieser Kifferidiot hier hat uns seinen Käfig für euch zur Verfügung gestellt. Gemeinsam sind wir im Übrigen keine gewöhnlichen Kifferidioten, sondern Betreiber einer nachhaltigen Biomarihuanaplantage. Was dich sicherlich freut«, ergänzte ich nicht ganz ohne Stolz. »Gesunde Ernährung ist ja wohl auch irgendwie dein Thema.«
»Was soll das alles?«, fragte Tom, während er von einem zum anderen blickte.
»Wenn ich das richtig verstanden habe«, versuchte ich wertungsfrei und liebevoll zu erklären, »dann willst du die Menschheit retten, indem du auf gewisse Fragestellungen in Bezug auf die Ernährung hinweisen möchtest. Im Gegensatz zu uns allerdings nicht auf Basis der Freiwilligkeit aller Beteiligten.«
»Ich will den Planeten retten, bevor die verblödete Masse sich CO_2-intensiv zu Tode frisst!«, empörte sich Tom. »Das kannst du ja wohl kaum mit eurem Drogenkram vergleichen.«
»Richtig. Im Gegensatz zu dir lassen wir Kinder aus unserem Geschäftsmodell raus«, bestätigte ich.
»Aber zwei Erwachsene einzusperren ist die feine Art, oder was?«, fragte Tom und schlug gegen die Gitter des Tigerkäfigs.
»Du bist emotional bei der Sache. Das weiß ich zu schätzen«, versuchte ich die Wogen zu glätten. »Was euer Ziel ist, hat uns der andere *WOBA* hier schon erzählt. Aber …«
»Was ist ein *WOBA*?«, fragte Tom irritiert.
»Schau in deine Vita«, klärte Walter kurz auf.

»... aber jetzt erklär du mir bitte eins: Warum die Eile?«, fragte ich aufrichtig interessiert.

»Welche Eile?«, fragte Tom gehetzt.

»Die Erde gibt es seit 4,5 Milliarden Jahren. Seit zwei Millionen Jahren wuseln Menschen darauf herum und essen Tiere. In spätestens zwanzig Jahren wirst du das Fleisch-Imperium deines Vaters erben. Ich frage mich also: Warum musstest du ausgerechnet vorletzten Mittwoch deinen Cousin entführen, um die Welt zu retten?«

»Was hätte ich denn sonst tun sollen?«, fragte Tom, verwundert, dass es eine Alternative hätte geben können.

»Wenn du die Menschheit durch Verzicht auf Fleischkonsum retten willst, dann müsstest du doch nur noch die paar Jahrzehnte abwarten, bis dein Vater stirbt. Danach könntest du als Erbe von *Deutschfleisch-Süd* sofort all die geerbten Schlachthöfe im Namen einer besseren Welt dichtmachen. Ohne jede Kindesentführung.«

»Wir haben aber keine Zeit, um noch zwanzig Jahre zu warten«, ereiferte sich Tom. »Wir stehen *jetzt* an einem Kipppunkt, was den CO_2-Verbrauch angeht. Wir haben noch maximal sechs Jahre Zeit, um gegenzusteuern.«

»Nach 4,5 Milliarden Jahren nutzlos vor sich hin bummelnder Erdgeschichte schickt uns Gott ausgerechnet sechs Jahre vor dem Kipppunkt einen Messias in Gestalt eines Millionärssohns, um die Welt zu retten. Wow – was für ein Timing!«, freute sich Gerd ohne Hass über diese Hetze.

»Wenn du es so eilig hast, warum tötest du dann nicht einfach deinen Vater, anstatt deinen Cousin zu entführen?«, fragte Walter pragmatisch. Tom tat so, als sei ihm diese Frage noch nie gekommen. Ich formulierte für ihn die Antwort aus.

»Wenn die Betriebe von Toms Vater dichtmachen, ist *die Hälfte* der CO_2-Emissionen von *Deutschfleisch* und das *ganze* Erbe von *Deutschfleisch-Süd* weg. Wenn Maltes Vater seine Betriebe dichtmacht, sind auch erst mal die Hälfte der CO_2-Emissionen weg, aber Toms Erbe würde sich langfristig verdoppeln. Weil Toms Vater mit

seinen Schlachthöfen im Süden die Lücke schließen würde, die Maltes Vater im Norden hinterlässt.«
»Moral und Ökonomie gehen Hand in Hand. Ein hinzunehmender Kollateralbonus für einen gelangweilten Millionärssohn«, stellte Gerd bewundernd fest.
»*Ihr* langweilt mich. Glaubt ihr etwa, ich würde mich des Geldes wegen für eine bessere Welt einsetzen? Ich mache das alles freiwillig und selbstlos. Um meinem Leben einen Sinn zu geben«, intonierte Tom ebenso arrogant wie genervt.
Auch Walter wurde langsam ungeduldig. »Gut – um es für uns alle abzukürzen: Dein Hobby, aus Langeweile die Welt zu retten, geht uns allen hier gehörig auf den Zeiger. Es wäre nett, wenn du es in Zukunft ein wenig diskreter ausüben würdest.«
»Man kann die Welt nicht leise retten«, empörte sich Tom.
»Dann such dir halt ein anderes Hobby gegen deine Langeweile«, bat Gerd.
»Was?«, fragte Tom verwundert. Gut erzogene Menschen hätten wahrscheinlich mit *Bitte?* ihre Verständnisfrage ausgedrückt. Aber so antwortete ich in Bezug auf die Hobby-gegen-Langeweile-Frage eben aus meiner eigenen Lebenserfahrung heraus.
»Ich persönlich habe meine Lebenslangeweile mit Heilfasten und Hanfanbau vertrieben. Sofern du keinen guten Therapeuten hast, iss vielleicht einfach Chicken-Nuggets oder mach irgendwas mit Katzen.«
»Ohne unschuldige Kinder ideologisch zu missbrauchen«, ergänzte Gerd.
»Unschuldige Kinder?«, lachte Tom. »Kinder sind die größten CO_2-Schleudern. Wer Kinder in die Welt setzt, gefährdet die Zukunft.«
»Kinder sind die Zukunft«, stellte ich fest.
»Du scheinst keine zu haben?«, fragte Gerd in Richtung Tom.
»Natürlich nicht«, empörte sich Tom.
»Schade, hättest du Kinder, würdest du das befriedigende Gefühl kennen, dass es jemand Wertvolleren auf der Welt gibt als dich«, bedauerte Gerd.

Tom fuhr unbeirrt fort. »Allein die Menge, die *ich* der Welt an CO_2 einspare, weil ich keine Kinder habe, macht mich wertvoller als irgendwelche spießigen Kleinfamilieneltern. Die Menschheit wird sterben, wenn …«

»Die *Menschlichkeit* wäre längst gestorben, wenn wir den Wert eines Menschen in Kilogramm CO_2-Einsparung messen würden«, unterbrach ich Tom.

»Um wie viel würde dein Wert eigentlich steigen, wenn du tot wärst?«, wollte Walter wissen.

»Habt ihr sie noch alle?«, empörte sich Tom.

»Na, zumindest würde dein finaler CO_2-Ausstoß nach deiner eigenen Argumentation den moralischen Wert deiner Eltern steigern«, stellte Gerd fest.

»Ihr wollt mir mit dem Tod drohen und Angst einjagen, ja? Das ist genau das herabwürdigende, maskuline Gewaltgehabe von Cis-Männern, das einer friedlichen Welt entgegensteht«, ereiferte sich Tom. Ich begann gerade seine Fähigkeit zu bewundern, ohne ein einziges Mal bei *Kroko-Doc* verloren zu haben, die Worthülsenmaschine auf Hochtouren rattern lassen zu können. Aber Walter unterbrach meine Gedanken.

»Wer hat denn mit der ›*Wir-werden-alle-sterben-wenn-ihr-Frikadellen-fresst*‹-Tod-Drohungs-Angst-Nummer angefangen?«, fragte Walter.

»Es geht darum, dass jeder seinen Beitrag leistet, bevor das Problem unlösbar ist«, behauptete Tom.

»Und jeder im Sinne von dir ist in erster Linie jeder andere außer dir, richtig?«, wollte ich wissen.

»Wie meinst du das?«, wunderte sich Tom.

»Wenn *jeder* seinen Beitrag leisten soll, könntest du deinen Anteil am Problem ja sofort mit einem einzigen Strick lösen«, erklärte Walter.

»Das wäre in der Tat vorbildliches Handeln«, begeisterte sich Gerd.

»Damit würdest du dir das ganze Halbtags-Messias-Gedöns sparen.

Dann wärest du mit einem einzigen Ruck ein vollständig CO_2-neutraler Vollzeitweltretter.«

»Bis auf das Ding mit der Verwesung …«, merkte Walter an. »Da tritt natürlich Methan aus.«

»Was nicht durch eine neue Generation aufgenommen wird, da er ja selbst keine Kinder hat«, sinnierte Gerd.

»Selbst nach seinem Tod müssten also wieder andere seine Arbeit erledigen und seine negative CO_2-Verwesungsbilanz nach dem Massenerhaltungssatz wieder positiv vögeln«, stellte Walter fest.

»Selbst tot wärst du also immer noch kein Profi, sondern lediglich ein trittbrettfahrender Amateur«, bedauerte Gerd.

»Leute – lasst uns jetzt bitte mal aufhören, vom Tod zu reden. Wir haben ein gemeinsames Problem: Die gemeinsame Zeit hier im Keller geht uns allen auf den Geist. Wir werden gemeinsam eine Lösung finden.« Ich wandte mich an Tom und Locke. »Mein Vorschlag: Ihr macht in Zukunft euer Ding mit Menschheitsretten, ohne dabei Menschenleben zu gefährden, Kinder zu missbrauchen oder uns auf den Senkel zu gehen. Wir machen unser Ding mit klimaneutralem, ökologischem Marihuanaanbau, ohne von euch dabei gestört zu werden«, lautete mein diplomatischer Vorschlag. »Wir brauchen nur noch eine vertrauensbildende Maßnahme, die klarmacht, dass keiner von dieser Regelung abweicht.«

»Ihr werdet mich nicht davon abhalten, das Richtige zu tun«, erwiderte Tom stur. »Ich würde morgen wieder genauso handeln. Ihr stoppt mich nicht.«

»Wir nicht«, dachte Walter laut vor sich hin. »Aber vielleicht dein Onkel? Wie würde Maltes Vater wohl reagieren, wenn er erfährt, was du mit seinem Sohn vorhattest?«

»Pah. Wem würde der wohl glauben?«, blaffte Tom unbegründet selbstbewusst zurück. »Seinem Lieblingsneffen oder drei Verbrechern und einem Loser, der sich schon mal vor seinem Schlachthof festgeklebt hat?«

»Hm, vielleicht würde er der kleinen Sony glauben«, warf ich ein und

ging einen Schritt zur Seite, damit Tom das rote Licht der Videokamera im Nachbarraum sehen konnte.
»Ich lass euch alle auffliegen«, fauchte Tom. »Wenn ihr mich an meinen Onkel übergebt, dann erzähle ich mit dem ersten Atemzug allen von eurer Plantage. Und wenn es das Letzte ist, was ich tue. Wenn ich das Bild mit dem Tiger richtig deute, ist diese Plantage ja anscheinend irgendwo in der Nähe des Tigergeheges im städtischen Zoo versteckt, oder?« Trotz Toms negativer Energie freute ich mich über die Erkenntnis, dass die Tarnung unserer Plantage offensichtlich perfekt funktionierte. Selbst Tom kam gar nicht auf den Gedanken, dass er sich mitten *im* Tigergehege befand. Erbost fuhr er fort. »Egal was mit mir geschieht: Irgendjemand wird sich die Geschichte merken und weitertratschen. Und sei es aus Machtgeilheit mein Onkel selbst. Und dann könnt ihr hier dichtmachen. Falls es das ist, was du willst: Bitte – ruf meinen Onkel an. Ich sterbe gerne für eine fleischlose Welt. Aber dann geht ihr auch den Bach runter.«
Überall nur Drohungen mit Tod und Verrat. Das war genau das Dilemma, das ich vermeiden wollte. Dabei ging es uns allen doch eigentlich nur um bewusste Ernährung. Den einen mit ohne Fleisch im Essen, den anderen mit ohne Pestizide im Marihuana. Im Gegensatz zu Tom und Locke war ich allerdings kein Freund von Aktivismus. Ich musste mich von keinem Kipppunkt hetzen lassen. Die Stimmung war längst gekippt. Und wenn eine nachhaltige Lösung Zeit brauchte, dann war das eben so. So mussten Tom und Locke eben noch eine Weile neben der gekippten Stimmung im Keller bleiben. Dem derzeit einzigen Ort, an dem sie kein Problem darstellten. Mir aber ein gewisses Grummeln im Magen hervorriefen, das nicht am Fasten lag. Zumindest das Ende von Letzterem war allerdings bereits in Sichtweite.

38 FASTENBRECHEN

»Sie glauben gar nicht, wie einfach es ist, das Richtige zu essen, wenn Sie das Falsche gar nicht erst im Haus haben.«

JOSCHKA BREITNER,
SCHÖNER WOHNEN IM EIGENEN KÖRPER

AM ZEHNTEN FASTENTAG stand ich wieder vor Herrn Breitners Haustür. Meine Hose war mir nicht mehr zu eng. Sie schlackerte. Ich hatte mir sogar den einstmals zu straffen Gürtel während des Fastens um ein Loch enger geschnallt. Auch dieses Loch war inzwischen fast zu weit. Herr Breitner hatte mich darauf hingewiesen, dass die Gewichtsabnahme während der zehn Fastentage enorm seien könnte. Aber da reine Gewichtsabnahme nicht meine Hauptmotivation gewesen war, hatte ich mich kein einziges Mal vor oder während des Fastens gewogen. Mein Ziel war, mich in meinem Körper wieder wohlzufühlen. Und dieses Ziel hatte ich erreicht. Ich mochte meinen Körper wieder. Er war nicht mehr der Käfig, in dem ich gefangen war. Er war das Gefährt, das meine Seele an jeden Punkt der Welt würde bringen können. Er war mein mobiles Zuhause. Der *Schöner-Wohnen*-Vergleich passte hervorragend: Am zehnten Fastentag hatte ich das Gefühl, als wanderte ich mit meiner Seele durch die frisch renovierten Räume meines Körpers. Die Kernsanierung war abgeschlossen. Die Räume waren leer und licht. Alles roch nach frischer Farbe.

Das Fasten lag so gut wie hinter mir. Heute ging es um den nächsten Schritt: die Neueinrichtung. Nach Katharinas Vorstellung sollte ich den geräumten Ein-Euro-Ramschladen nun in eine Designerboutique umgestalten. Ein Plan, gegen den ich mich gar nicht grundsätzlich sträubte. Nur hatte ich keine Ahnung, wie ich ihn umsetzen sollte.

Ich klingelte. Herr Breitner ließ mich herein. Als wir uns bei der ersten Tasse Tee gegenübersaßen, betrachtete er mich freundlich von oben bis unten. Er hatte sich in den zehn Tagen seit unserer letzten Sitzung nicht verändert. Ich anscheinend schon.

»Sie sehen prächtig aus, Herr Diemel. Ihr Blick ist klar und Ihr Knopf ist zu. Das Fasten scheint Ihnen gutgetan zu haben.«

Ich erzählte von meinen positiven Erfahrungen der letzten neun Tage und von meinem bereits nach wenigen Tagen verschwundenen Rilke-Gefühl. Herr Breitner war von alledem weniger überrascht als ich.

»Nach der Bestandsaufnahme mit Ihrem Ernährungstagebuch haben Sie nun auch den zweiten Schritt Ihres *Schöner-Wohnen-im-eigenen-Körper*-Programms abgeschlossen: die Kernsanierung. Ab morgen machen Sie also den dritten und langfristigsten Schritt: die Neueinrichtung.«

»Ich bin gespannt«, antwortete ich in Erwartung einer innenarchitektonischen Beratung, wie ich meinen Körper in Richtung Designerboutique umgestalten könnte. »Was brauche ich?«

»Brauchen Sie denn was?«, stellte Herr Breitner die Gegenfrage.

Ich war irritiert. »Brauche ich nichts?«

»Nun, vor dem Heilfasten verfügte Ihr Körper über Rettungsringe, inneres Bauchfett und Reflux-Attacken. All das sind Sie beim Heilfasten losgeworden. Wollen Sie davon etwas zurück?«

»Nein …«

»Fehlt Ihrem Körper etwas anderes?«

»Vielleicht ein paar Muskeln?«, riet ich zögernd.

»Dann treiben Sie Sport«, antwortete Herr Breitner ebenso knapp wie selbstverständlich.

»Das ist alles, was Sie mir zum Thema Neueinrichtung meines Körpers zu sagen haben?«, wunderte ich mich.

»Ihr Körper hat alles, was er braucht. Ihm fehlt nichts. Sie müssen Ihren Körper nicht einrichten. Sorgen Sie dafür, dass die neuen Freunde, die zu Besuch kommen, die Wohnung nicht verwüsten. Das ist im Grunde genommen alles.«

»Und … worüber reden wir dann heute?«

»Genau darüber. Über Ernährungsumstellung. Wir reden darüber, wie Sie mit Ihren neuen Freunden gemeinsam dafür sorgen, dass Ihr frisch renovierter Körper nicht verunstaltet wird.«

Ich sah an meinem ehemaligen Ein-Euro-Ramschladen hinab. Irgendwie war ich froh, dass ich aus dem kernsanierten Gebäude keine Designerboutique machen würde. Es war mein Körper. So wie er war, war er genau so, wie er sein sollte.

»Ernährungsumstellung? Okay. Wo stelle ich was hin?«

»Zunächst einmal müssen wir dafür sorgen, dass Ihr Körper überhaupt wieder Nahrung verträgt. Sie haben zehn Tage lang von Reserven gelebt und Ihren Verdauungstrakt stillgelegt. Jetzt legen wir den Schalter wieder in die andere Richtung um. Mit dem Fastenbrechen.«

»Das Fastenbrechen, okay«, freute ich mich.

»Das Fastenbrechen ist der biologisch wie mental notwendige Übergang vom Fasten zum Essen. Das Umlegen des Schalters von *Energie durch Reserven* zurück auf *Energie durch Nahrung*. Die Maschine wieder ans Laufen zu bringen, ist allerdings zeitintensiver als die Stilllegung.«

»Inwiefern?«

»Ihr Magen hat vor zehn Tagen die Arbeit eingestellt. Er muss erst mal wieder Verdauungssäfte herstellen. Wenn Sie sich morgen als Erstes im Drive-in eine Zwanzigerbox Chicken-Nuggets mit Barbecuesoße gönnen würden, dann würden Sie spätestens nach dem dritten Nugget mit Magenkrämpfen über dem Lenkrad hängen.«

»Und wie bringe ich die Maschine wieder ans Laufen?«, wollte ich wissen.

»Das geht in ganz kleinen Schritten, mit ganz wenig leicht verdaulicher Nahrung. Um im Bild zu bleiben: Sie laden sich Freunde ein, von denen Sie wissen, dass sie sich in Ihrer frisch sanierten Wohnung benehmen können. Sie fangen morgen früh mit einem viertel Stück Apfel an. Am besten an einer Kartoffelreibe püriert. Essen Sie den Apfel löffelweise. Lassen Sie Ihren Magen ganz langsam wieder hochfahren. Das ist der biologische Aspekt des Fastenbrechens.«

»Und der mentale?«

»Der mentale Aspekt des Fastenbrechens liegt in der Zäsur des Fastens. Es gab eine Ernährung vor dem Fasten, die Ihnen nicht gutgetan hat. Es kann jetzt eine Ernährung nach dem Fasten geben, die Sie beflügelt. Das Fastenbrechen kann also der Beginn von etwas Neuem sein, wenn Sie ein paar Erkenntnisse verinnerlichen.«

»Welche Erkenntnisse?«

»Erkenntnis Nummer eins: Zu einer erfolgreichen Ernährungsumstellung gehören vier Dinge:

Wissen,
Freiheit,
Kreativität und
Disziplin.«

»Wenn Sie mir das bitte kurz erläutern würden …«

»Zunächst einmal brauchen Sie das Wissen darüber, welcher Ernährungsbaustein was bewirkt. Über dieses Wissen verfügen Sie ja nun. Dann brauchen Sie die Freiheit, Zugang zu einer Auswahl an verschiedensten gesunden Lebensmitteln in allen Preisklassen zu haben. Die besitzen Sie glücklicherweise auch. Sie sind völlig frei, was Sie essen. Nutzen Sie diese Freiheit. Allerdings setzt diese Freiheit nicht erst beim Öffnen der Kühlschranktüre ein, sondern bereits vor dem Einkaufen. Sie bestimmen, was Sie essen, nicht der Inhalt Ihrer Vorratsschubladen. Diese Freiheit ermöglicht Ihnen Planung. Sie planen im Voraus, welche Lebensmittel Sie in welcher Menge bei sich zu Hause vorrätig haben wollen.«

»Und die Kreativität?«

»Die Kreativität, aus allen Ihnen zur Verfügung stehenden Lebensmitteln leckere, befriedigende Mahlzeiten herzustellen, liegt ganz bei Ihnen. Sie können sich jederzeit von zahlreichen Rezeptbüchern inspirieren lassen. Sie können Ihre Kreativität mit Ihren Freunden jeden Tag aufs Neue ausleben: beim Einkaufen, beim Kochen, beim Dekorieren, beim Essen selbst.

Was das vermeintlich Schwierigste sein wird, ist, die Disziplin aufzubringen, nicht in alte Automatismen zu verfallen. Aber auch diesem Ziel nähern wir uns gemeinsam. Schritt für Schritt.«
»Haben Sie schon mal ein Beispiel?«
»Disziplinieren Sie sich, sich beim Essen Zeit zu nehmen. Essen Sie nicht nebenbei, sondern bewusst. Essen Sie bereits dieses geriebene Stückchen Apfel beim Fastenbrechen so, wie wir das vor Jahren in einer Ihrer ersten Achtsamkeitsübungen gemacht haben: mit allen Sinnen. Hören Sie, wie die Schale des Apfels am Metall der Reibe entlangratscht. Riechen Sie, wie der aus dem Apfel austretende Saft Ihre Nase stimuliert. Betrachten Sie die Struktur des geriebenen Apfels. Ertasten Sie mit dem Finger die Konsistenz des Muses. Und ganz zuletzt: Genießen Sie den Geschmack des Apfels auf der Zunge. Nehmen Sie mit allen Sinnen den Genuss wahr, den Ihnen allein ein kleines, geriebenes Stück Apfel bereiten kann. Stellen Sie bei jeder Mahlzeit fest, dass Essen Sie beflügeln kann, anstatt Sie zu betäuben. Sie essen, um zu leben. Bewusste Ernährung ist Lebensbejahung. Schon bei jedem kleinen Löffel geriebenen Apfels.«
»Okay … Erkenntnis Nummer eins: Wissen, Freiheit, Kreativität, Disziplin. Was ist die nächste Erkenntnis? Welche Lebensmittel darf ich in Zukunft essen?«
»Erkenntnis Nummer zwei sind drei einfache Regeln bezüglich der Freunde, die Sie in Zukunft in Ihren Körper einladen:

1. Frisch statt fertig.
2. Hände weg vom Zucker.
3. Vollkorn statt Weißmehl.«

»Das ist alles?«
»Wenn Sie auf diese drei Regeln achten, können Sie im Grunde genommen alles essen, was kein einziges Mal in Ihrem bisherigen Ernährungstagebuch steht. Sie haben sich bislang hauptsächlich von Hühnchenpressfleisch, Fertigpizza, Süßigkeiten und Chips ernährt. Sie alle

bestanden im Wesentlichen aus verdünntem Eiweiß, Industriezucker und Transfetten. Das waren alles Industrieprodukte, die durch die erste Regel – *frisch statt fertig* – aus Ihrem Speiseplan rausfallen. Ihr Konsum von Süßigkeiten, vor allem abends, hat zu nächtlichen Fressattacken und Sodbrennen geführt. Beides werden Sie durch *Hände weg vom Zucker* in Zukunft nicht mehr haben. Und durch *Vollkorn statt Weißmehl* nehmen Sie die Kohlenhydrate zu sich, die dem Verdauungstrakt etwas zu tun geben, und bleiben so nachhaltiger satt. Der Zauber der drei gerade erwähnten Regeln liegt darin, in Zukunft so zu essen, dass diese Gier nach Essen gar nicht erst entsteht.«

»Gut – jetzt weiß ich, was ich nicht essen soll. Aber: Was soll ich denn nun in Zukunft essen?«

»Alles andere. Probieren Sie es aus. Ihr Körper fängt nach dem Heilfasten bei null an. Sie haben jetzt die Chance, jedes einzelne Lebensmittel und dessen Wirkung auf Ihren Körper auszuprobieren. Sie könnten mal eine Woche rein vegetarisch essen, die nächste vegan, die übernächste Woche genießen Sie Biofleisch. Am Ende schauen Sie, in welcher Woche Sie sich besser fühlen. So bekommen Sie nach und nach heraus, welche Ernährung Ihrem Typ am besten entspricht.«

»Klingt ein wenig wie ayurvedische Ernährung.«

»Ein wenig – allerdings ohne den ganzen theoretischen Oberbau, sondern einzig basierend auf Ihrer subjektiven Erfahrung. Aber wenn Sie wollen, essen Sie auch eine Zeit lang mal ayurvedisch. Essen soll *Ihr* Hobby sein. Probieren Sie aus, was Ihnen Spaß macht.«

»Gibt es noch mehr Erkenntnisse?«

»Erkenntnis Nummer drei lautet: Achten Sie beim Essen auf die Uhrzeit.«

Ich schaute auf meine Uhr. »Wieso?«, wollte ich wissen.

»Sie erinnern sich an unser Beispiel von dem Salzkaramell-Eis letzte Woche? Ein Becher am Abend ist schlecht, zwei Kugeln als Nachtisch nicht?«

Ich nickte.

»Nun, das hat nicht nur mit der Menge an Eis, sondern auch mit der

Uhrzeit der Einnahme zu tun. Ihr Körper hat einen natürlichen Biorhythmus. Er kann Kohlenhydrate morgens besser verstoffwechseln als abends. Zudem kann er nachts auf Ihre Fettreserven zurückgreifen, wenn Sie ihn abends in puncto Insulin-Ausschüttung in Ruhe lassen. Daraus ergibt sich ein ganz einfaches System: Essen Sie

morgens Kohlenhydrate,
mittags Fette,
abends Eiweiße.
Fasten Sie nachts.

Also als konkretes Beispiel: morgens ein Müsli mit Früchten, mittags ein Lachsfilet, abends Vollkornbrot mit Käse. Wenn Sie vor dem Fernseher dann einen Jieper auf was Süßes haben, essen Sie einen Joghurt mit Honig und Zartbitterschokolade. Wann immer Sie zwischendurch Hunger haben, essen Sie Obst oder Nüsse. Und idealerweise schaffen Sie es, nachts zwölf Stunden lang nichts zu essen und Ihren Körper sich selbst aufräumen zu lassen. Dann wachen Sie morgens voller Lebenshunger auf.«

»Also sollte ich nach dieser Erkenntnis den Löffel Eis lieber gleich zum Frühstück essen und nicht mittags?«

»Mittags macht er aber mehr Spaß. Vergessen Sie die Freude beim Essen nicht.«

»Ganz im Gegenteil. Das ist meine größte Sorge: dass mich die Freude am Essen wieder überkommt und ich nicht aufhören kann.«

»Sie haben früher nicht aus Freude gegessen, sondern aus Gier. Damit sind wir wieder beim Thema Disziplin. Sie glauben gar nicht, wie einfach es ist, das Richtige zu essen, wenn Sie das Falsche gar nicht erst im Haus haben.«

»Ich werde also nie wieder vor mich hin snacken, weil ich nichts zum Snacken im Haus habe?«

»Doch – aber eben das Richtige. Grundsätzlich spricht ja gar nichts dagegen zu snacken. Nach den gleichen Regeln: keine Industrieprodukte,

kein Zucker, kein Weißmehl. Im Grunde gibt es ohnehin nur zwei Sorten von Snacks: süß oder herzhaft. Frisches Obst oder getrocknete Früchte können Sie jederzeit essen, wenn Sie Lust auf etwas Süßes haben. Also rein damit in den Vorratsschrank. Nüsse oder Käse lassen die Gier nach Herzhaftem schneller verschwinden als eine Tüte Erdnussflips. Denn beide enthalten echtes Eiweiß, kein verdünntes. Das bedeutet: Sie stillen Ihren Hunger. Wenn Sie den Mechanismus, dass ein industrieller Snack lediglich Hunger auf mehr Snacks macht, gar nicht erst entstehen lassen, wird auch das Verlangen nach Snacks vergehen.«
Rein logisch hatte ich das alles verstanden. Aber ich hatte Angst vor einem emotionalen Problem.
»Und wenn ich einen Rückfall in alte Gewohnheiten erleide? Wenn ich trotzdem mal einen Cheeseburger essen möchte?«
»Dann essen Sie ihn. Und genießen Sie den Cheeseburger bitte bewusst! Sie müssen ja nicht auf alles verzichten. Sie sollen nur nicht in alte Automatismen verfallen. Ihr alter, ungesunder Mechanismus war, den ersten Cheeseburger als Highlight gegen die Langeweile zu verschlingen und die anderen beiden dann aus Frust zu essen, weil Sie den ersten aus Langeweile gegessen haben. Sie müssen nicht die Disziplin aufbringen, Ihr Leben lang auf Cheeseburger zu verzichten. Sie müssen nur die Disziplin aufbringen, nach dem Verspeisen des ersten Cheeseburgers mit sich im Reinen zu sein. Dann müssen Sie den zweiten Cheeseburger nicht aus Frust über den ersten essen. Genießen Sie die Sünde. Die Sünde macht Spaß, wenn Sie das Highlight ist. Beim Essen wie im Leben. Erst wenn Sünde zur Gewohnheit wird, verliert sie komplett ihren Reiz. Bringen Sie die Disziplin auf, die erste Sünde zu genießen und nicht aus Frust weitere folgen zu lassen. Bewusst beim Essen zu sündigen, ist auch bewusstes Essen. Aus beidem Befriedigung zu ziehen ist gesünder, als sündenfrei unglücklich zu sein.«
Auf dieser Basis freute ich mich darauf, Freundschaft mit Lebensmitteln einzugehen, die mich nicht betäuben und zurück in meinen Rilke-Käfig pressen würden.
»Ich glaube, die Disziplin kann ich aufbringen«, sagte ich motiviert.

39 BEWUSSTE ERNÄHRUNG

»Wenn die Freude des Magens der Ursprung der Freude ist, dann ist bewusste Ernährung die Lösung vieler Probleme.«

JOSCHKA BREITNER,
SCHÖNER WOHNEN IM EIGENEN KÖRPER

DAS FASTENBRECHEN AM nächsten Morgen war ein sehr festliches Ereignis für mich. Ich hatte etwas geschafft, das ich mir vor noch nicht einmal einem Monat im Leben nicht zugetraut hätte: zehn Tage ohne Essen. Dafür voller Freude. Voller Energie. Im völligen Einklang mit meinem Körper. Mein Körper war nicht mehr mein Käfig, sondern mein Zuhause. Das galt es nun zu feiern. Mit einem Festessen: einem geriebenen Stück Apfel. Ich hatte noch nie vorher in meinem Leben etwas gegessen, das mir so dermaßen intensiv das Wasser im Mund zusammenlaufen ließ. Ich spürte, wie ein Zittern durch meinen Körper ging. Wie, wenn eine Maschine wieder anlief. Ich hatte mich zehn Tage lang ganz bewusst auf offener See treiben lassen, um ein ganz neues Verhältnis zu meinem Körper aufzubauen. Nach dieser kleinen persönlichen Heldenreise warf ich nun ganz behutsam den Motor wieder an, um – am Bestehen meiner Aufgabe gewachsen – wieder in den Hafen des Alltags einzulaufen. Ganz langsam würde der Motor meines Magens wieder in Fahrt kommen. Ich fand diese Vorstellung schön. Ich stellte mir vor, wie es wäre, wenn mein Motor ein Viertaktmotor wäre. Mit den vier Takten Wissen, Freiheit, Kreativität und Disziplin.

Ich hatte das Wissen über die Bausteine einer gesunden Ernährung.

Ich hatte die Freiheit, mir aus einem Meer von Möglichkeiten die richtige Nahrung herauszusuchen.

Ich hatte die Kreativität, mir daraus befriedigende Mahlzeiten zu erstellen.

Ich hatte die Disziplin, nicht in alte, ungesunde Essgewohnheiten zurückzufallen.

Wissen, Freiheit, Kreativität und Disziplin würden die Antwort auf alle vor mir liegenden Ernährungsfragen liefern.
Diese Vorstellung entwickelte sich weiter. Ich fragte mich, ob Wissen, Disziplin, Freiheit und Kreativität nicht die Antwort auf alle Fragen geben könnten, die ich mir derzeit stellte. Zum Beispiel auf die Frage, was ich mit Tom und Locke anstellen sollte.
Ich hatte das Wissen, dass es für mich ungesund wäre, die beiden einfach so laufen zu lassen.
Ich hatte die Freiheit, den beiden eine Wahl unter mehreren Lösungsmöglichkeiten zu lassen. Sie könnten mit mir eine Vereinbarung treffen, ich könnte sie Maltes Vater übergeben, ich könnte sie noch weiter im Keller des Zoos verwahren oder am Ende eben, notgedrungen, doch töten.
Ich hatte die Kreativität, mir aus all diesen Alternativen die schmackhafteste Lösung zu basteln.
Vor allem aber hatte ich die Disziplin, die beiden nicht aus alter Gewohnheit direkt zu ermorden.
Und mit dem letzten Bissen des geriebenen Apfelviertels hatte ich im Viertakt dieser Worte die Vision einer Lösung vor mir.

Die Fütterungszeiten von Locke und Tom orientierten sich an denen von Ayur und Veda. Sobald Gerd mit den Katzen fertig war, kümmerte er sich um die Kindesentführer. Locke bekam weiterhin seine Tüte vegane Erdnussflips mit veganer Cherry-Coke in den Käfig gestellt. Tom hatte in Verkennung der Tatsache, dass er sich nicht mehr auf einem maledivischen Atoll befand, auf ayurvedische Ernährung bestanden. Da weder Walter noch Gerd noch ich wussten, welcher *Dosha*-Typ Tom war, gaben wir ihm einfach das zu essen, was die Tiger bekamen. Das war zumindest phonetisch Ayur-und-Veda-Ernährung.
Als ich am Abend nach meinem Fastenbrechen, mit einer silbernen Geflügelschere in der Hand, außerhalb der Fütterungszeiten auf den Tigerkäfig im Keller zuging, bekam Locke große Augen.
»Was soll das? Tom – was will der von uns?«, rief er panisch.

»Keine Sorge, Locke, die Schere will euch nichts tun«, beruhigte ich ihn.
»Wenn sie keine Gefahr für uns ist, warum fuchtelst du dann damit rum?«, regte sich Tom auf.
»Die Schere will *euch* nichts tun – Plural«, konkretisierte ich. »Für dich, lieber Tom, könnte sie durchaus unangenehm werden. Das hängt aber von dir ab. Eine unangenehme Lösung ist manchmal angenehmer als ein ungelöstes Problem.«
Walter und Gerd hatten sich neben mich gestellt. Zu dritt standen wir nun vor dem Käfig, in dem Locke und Tom saßen. Deren Interesse schien nun geweckt. Ich fuhr fort.
»Das Problem ist, dass uns das Schicksal leider zu einem unpassenden Zeitpunkt zusammengeführt hat. Wir drei wollten aus Langeweile die Welt retten. Ihr, indem ihr die Menschen dazu zwingen wollt, kein Fleisch mehr zu essen. Ich, indem ich meine Kunden dazu zwingen wollte, nur noch Biomarihuana zu rauchen. Ihr habt durch den Versuch einer illegalen Kindesentführung Kenntnis von unserer illegalen Plantage erhalten. Ich bin zwischenzeitlich dazu übergegangen, zunächst einmal meinen eigenen Körper zu retten. Die Chance will ich euch auch geben. Es wäre schön, wenn wir all diese Ereignisse irgendwie wieder auf null stellen könnten und alle so heil wie möglich aus der Sache rauskommen.«
»Was bedeutet *so heil wie möglich* …?«, fragte Locke irritiert. Tom schien sich mit solchen Details gar nicht aufhalten zu wollen.
»Du willst, dass wir vergessen, was hier passiert ist? Das kannst *du* vergessen!«
»Deine Reaktion habe ich befürchtet«, seufzte ich. »Deswegen braucht es eine andere Lösung. Leider gab es bei *Amazon* nicht dieses Vergessens-Blitzdings aus *Men in Black* zu bestellen, sondern lediglich diese Geflügelschere.«
»Was soll die können?«, fragte Locke.
»Diese Geflügelschere könnte dafür sorgen, ein gewisses gemeinsames Interesse zwischen uns herzustellen. Ein *Wir-sitzen-alle-im-selben-Boot*-Gefühl. Wenn ich das mal kurz erläutern dürfte?«

Locke nickte, Tom schüttelte nicht mit dem Kopf.
»Folgender Vorschlag: Wir helfen euch bei der Schließung der Schlachthöfe von Toms Vater. Ihr tut nichts, was zur Schließung unserer Plantage führt.«
»Inwiefern sollte uns das verbinden?«, fragte Tom kritisch nach.
»Wir werden ein gemeinsames Verbrechen begehen. Wir erpressen gemeinsam Toms Vater damit, dass wir dich, Tom, umbringen würden, wenn er seine Schlachtbetriebe nicht dichtmacht. Wir haben Mitarbeiter, die über eine gewisse Erfahrung in Bezug auf glaubwürdige Drohungen verfügen.«
Walter nickte bestätigend. Tom schüttelte den Kopf.
»Meinem Vater wäre es im Zweifel egal, wenn ich entführt werde«, sagte er mit einem Hauch von Selbstmitleid in der Stimme.
»Deinem Vater wäre es im Zweifel aber nicht egal, wenn die Medien darüber berichten, dass sein Sohn entführt wurde, ihm das aber egal ist«, versuchte ich Tom aufzumuntern. »Wenn rauskäme, dass ihm die Lebensqualität seines eigenen Fleisches und Blutes egal ist – was glauben die Kunden dann wohl, wie egal ihm erst die Qualität des toten Fleisches sein muss, das er anderen Leuten verkauft?«
»Wie wollt ihr meinem Vater weismachen, ihr hättet mich entführt? Und vor allem: Wie wollt ihr ihm weismachen, ihr würdet euch tatsächlich an die Medien wenden?«, fragte Tom.
»Beides mit dieser Geflügelschere. Locke wird dir einen Finger abschneiden. Den schicken wir mit einem Schreiben an deinen Vater, in dem steht, dass der nächste Finger an eine überregionale Zeitungsredaktion geschickt wird, sofern er unseren Forderungen nicht nachkommt und seine Schlachthöfe binnen einer Woche dichtmacht.«
»Niemand schneidet mir einen Finger ab«, empörte sich Tom.
»Richtig«, konkretisierte ich meinen Plan. »De facto schneidet dir Locke zwei Finger ab. Den einen schicken wir an deinen Vater. Den anderen fotografieren wir und legen das Bild zu dem Brief an deinen Vater. Damit er sieht, dass der Finger für die Zeitung schon bereitliegt.«

»Das kommt überhaupt nicht infrage!«, empörte sich Tom.
»Wieso nicht?«, wunderte ich mich. »Du hättest exakt das, was du mit der Entführung von Malte bezwecken wolltest. Eine Erpressung, mit der du fünfzig Prozent aller *Deutschfleisch*-Schlachtbetriebe schließen könntest.«
»Nur eben eine Runde professioneller aufgezogen und damit ein wenig erfolgversprechender«, bestätigte Walter.
»Und ohne entführtes Kind«, freute sich Gerd.
»Und damit auch ohne verwechseltes Kind«, rief ich noch einmal meine persönliche Betroffenheit in Erinnerung. »Wir machen uns alle schuldig. Wenn wir mit der Nummer auffliegen, landen wir alle im Knast. Damit das nicht geschieht, redet ihr nicht über uns. Wir reden nicht über euch. Ihr rettet die Welt mit eurem Kampf gegen Fleisch. Wir machen die Welt schöner mit unserem klimaneutralen Ökomarihuana. Jeder hat, was er will. Fein für alle?«, fragte ich.
»Nein! Ich verliere zwei Finger!«, maulte Tom.
»Mindestens«, konkretisierte Walter. »Vielleicht brauchen wir ja noch einen für eine andere Zeitung.«
»Manchmal muss man halt den ein oder anderen kleinen Finger reichen, um die ganze Hand des Gegenübers greifen zu können«, philosophierte Gerd.
»Komm schon!«, versuchte ich Tom zu motivieren. »Jeder von uns gibt einen Teil seines Egos an das große *WIR* ab. Ich drücke ein Auge zu, dass du meiner Tochter beinahe das Leben zerstört hättest, du gibst zwei Finger ab«, versuchte ich es für Tom schmackhafter zu formulieren. »Wir beide überwinden unser kleines Ich. Jeder ist auf die Solidarität des anderen angewiesen, nicht verpfiffen zu werden. Und wenn wir alle solidarisch sind, können wir alle in Freiheit leben. Alle zusammen für das große *WIR*!«
»Wer das große *WIR* ist, bestimme immer noch ich«, verteidigte der Autor des Kindertheaterstückes seine kreative Freiheit. »Überhaupt: Was wollt ihr denn tun, wenn wir uns weigern? Uns umbringen?«
Genau auf diese Frage hatte mir meine Vision beim letzten Bissen des

Fastenbrechen-Apfels eine Antwort gegeben. Eine Antwort, die von Toms Verhalten abhing.

»Wir? Wir tun gar nichts. Zum Vertrauen gehört Freiwilligkeit. Wenn ihr euch weigert, auf unseren gemeinsamen Vorschlag einzugehen, lassen wir euch laufen. Aber ihr solltet bei jedem Schritt auf der Hut sein. Ihr habt euch dann mit den Falschen angelegt. Jeder falsche Schritt könnte der letzte sein.«

»Ihr ... lasst uns laufen?« Locke war von der Vorstellung, mit Tom zusammen irgendwohin zu gehen, statt von irgendwem irgendwohin geklebt zu werden, offensichtlich irritiert.

»Ich gebe euch die Schere und den Schlüssel für den Käfig. Überlegt selber, was ihr machen wollt. Sagt uns bei der nächsten Fütterung einfach Bescheid, wie ihr euch entschieden habt.«

Ich legte die Geflügelschere und den Käfigschlüssel durch die Gitterstäbe auf den Boden des Käfigs. Walter, Gerd und ich drehten uns um und gingen zur Strickleiter unter der Tiger-Panzerluke. Nacheinander kletterten wir hoch in Gerds Büro. Bei jeder einzelnen Sprosse war ich begeistert, welche körperlichen Freiheiten mir das Heilfasten beschert hatte.

Zehn Minuten später lehnten Tom, Walter und ich am Geländer der Besucherterrasse des Innengeheges. Wir schauten auf Ayur und Veda, die in der spärlichen Beleuchtung des Nachtlichts unter einer Palme dösten. Der Zoo hatte seit Stunden geschlossen.

»Und, was glaubt ihr, wie die beiden sich entscheiden werden?«, fragte Walter.

»Ich glaube, Locke würde das mit der Geflügelschere schon machen. Aber Tom eher nicht«, schätzte Walter.

»Sind beides erwachsene Menschen. Ihre Entscheidung. Jeder von denen ist für seine eigenen Schritte selber verantwortlich«, meinte ich.

»Ich glaube, die Entscheidung ist gefallen«, sagte Gerd und horchte auf. »Hört ihr das?«

Unter dem Balkon, von unserer Position aus nicht einsehbar, war das

leichte Knarren einer veralteten Türklinke zu hören. Ayur und Veda spitzten die Ohren. Danach erklang das Quietschen von rostigen Angeln einer alten Metalltür. Ayur und Veda hoben die Köpfe.
Toms gedämpfte Stimme erklang.
»Und?«
»Keiner von denen zu sehen …«, flüsterte Locke, wesentlich deutlicher zu hören.
»Dann lass uns abhauen!«, drängte nun auch Toms Stimme nach vorne. Beide verließen anscheinend den Keller. Die Tür wurde mit einem weiteren Quietschen geschlossen.
»Wo sollen wir hin?«, fragte Locke.
»Keine Ahnung – erst mal Abstand vom Haus gewinnen und irgendwo verstecken.«
Die Köpfe der beiden tauchten unterhalb des Balkons auf. Suchend. Sich im Dämmerlicht orientierend.
»Da vorne – erst mal zu der Palme«, entschied Tom.
Schließlich huschten die beiden in Richtung der Palme. Sorgsam darauf achtend, keine falschen Schritte zu machen. Leider verkürzten sie mit der gewählten Richtung ihrer Schritte deren Anzahl.
»Unter der Palme ist was …!«, rief Locke erschrocken.
»Was zum Teufel …?«, rief Tom.
Zwei ausgewachsene Königstiger ohne trennende Panzerglasscheibe vor sich aufstehen zu sehen, muss eine lebensverändernde Erfahrung sein. Soweit ich das von der Besucherterrasse aus im Dämmerlicht begutachten konnte.
Das, was ich von dort unten akustisch wahrnahm, hörte sich nach ziemlich bewusster Ernährung an. Ayur und Veda befolgten ziemlich viele Erkenntnisse von Joschka Breitner. Sie aßen zunächst einmal frisch. Frischer ging schlicht nicht. Sie aßen auch nicht nebenbei, sondern im Hier und Jetzt. Sie nahmen keinerlei Industriezucker zu sich. Sie verzichteten auf jegliches Weißmehl. Nur gegen die zwölfstündige Fastenzeit in der Nacht verstießen sie. Aber was war gegen einen kleinen Proteinsnack schon einzuwenden? Sie würden diszipliniert genug

sein, deswegen kein schlechtes Gewissen zu bekommen. Ich zumindest hatte keines. Ich war den beiden Tigern dankbar. Ayur und Veda lösten durch ihr fast regelkonformes Essverhalten alle meine Probleme: Die beiden erwachsenen Männer, die versucht hatten, meine achtjährige Tochter zu entführen, wurden gerade von zwei Vierjährigen gefressen. Sie büßten damit final für ihr Verhalten. Tom und Locke würden nie wieder ein Kind entführen. Schon gar nicht, indem sie ihm eine Katze versprachen. Ironischerweise wegen des Verhaltens zweier Katzen. Entgegen der Ansicht meiner Ex-Frau konnten Katzen also durchaus die Lösung eines Problems sein. Tom musste sich von Locke auch keine Finger abschneiden lassen. Trotzdem würden die beiden gescheiterten Entführer kein Wort über unsere Plantage verlieren. Weil sie, ohne dass wir sie Maltes Vater übergeben mussten, das Tierschutzengagement seiner Frau als Futterspende unterstützten. Mein schlechtes Gewissen wegen des Todes von Locke und Tom war bereits im Vorfeld von Ayur und Veda verspeist worden.
Zu unseren Füßen spielte sich gerade eine sehr reale Lösung ab. Ohne Handgranaten. Dafür aber mit sehr großen Katzen. Es war wie ein Tanz von Kraft um eine Mitte, in der hellwach mein frischer Wille stand.
Die angebotene Alternative mit der Geflügelschere hätte mir persönlich auch vollständig gereicht. Aber ich hatte Toms und Lockes Entscheidung zu akzeptieren. Rein vorsorglich hatten Gerd, Walter und ich eine Wette darüber abgeschlossen, welcher Art von Ernährung Ayur und Veda wohl den Vorzug geben würden. Wenn ich das im Schummerlicht des Innengeheges richtig interpretierte, hatte sich Ayur für den Veganer entschieden. Veda gab dem ayurvedisch ernährten Tom den Vorzug.
Ich hatte gewonnen.

ENDE

Vielen Dank!